正しい位置が押せる！　しっかりマッサージ!!

ひと目でわかる
ホントによく効く
リンパとツボ

加藤 雅俊

日本文芸社

はじめに

生活が不規則になりがちな現代人の多くは肩こり、頭痛、目の疲れや手足の疲れなど、体に不調をきたしています。また、体型の崩れや肌の衰えなども、年齢を重ねるごとに、多くなることでしょう。これらの悩みを解消するのが、本書で紹介する「リンパマッサージ」と「ツボ押し」です。

リンパは、「体の老廃物を排出する」ことが最近知られつつあるものの、メカニズムについては、まだよく知られていないようです。しかし、体中に張りめぐらされているリンパは、私たちの健康に密接に関係し、大きな役割を果たしています。リンパがどれだけすごいのか、医学的知識に基づいた私ならではのリンパマッサージをぜひ伝授したいと思い、1冊にまとめました。

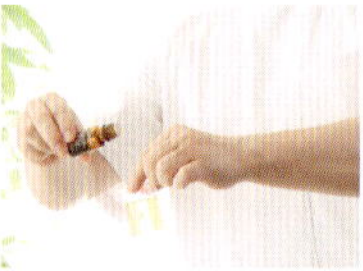

本書では、「なぜ、リンパが免疫機能を高めるのか」「なぜ、リンパが老廃物を排出し〝むくみ〟や〝たるみ〟の解消に効果があるのか」など、リンパの仕組みをしっかり紹介した上で、皆さんの健康や美容にご活用できるマッサージやストレッチを紹介しています。

リンパに働きかける「リンパマッサージ」と「ツボ押し」は、まったく違う施術です。しかし、この2つを合わせると、大きな相乗効果が得られます。どちらとも、自分の〝手〟で手軽にできるハンドケアですので、高価な美容機器やマッサージ器がなくても、最高のセルフケアができるようになります。

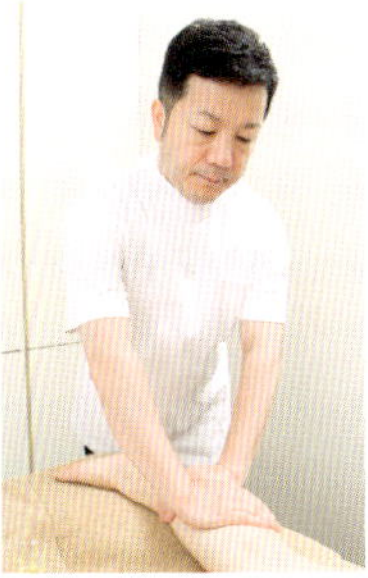

本書では、実際に私がサロンで施術し、最大限の効果を実感していただいているメニューを紹介しています。心と体の健康や美容に、ぜひご活用ください。

加藤 雅俊

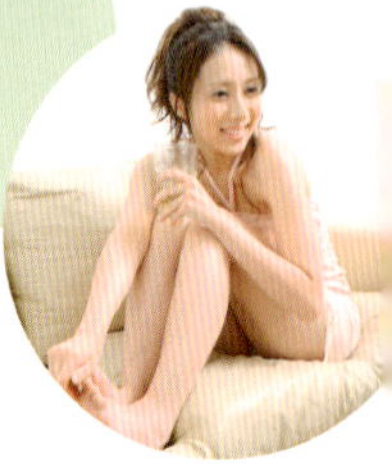

CONTENTS

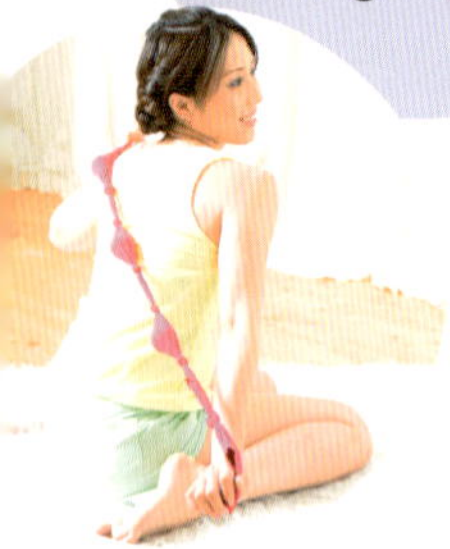

本書は、『ホントによく効くリンパとツボの本』（2010年11月発行）を加筆訂正し、再編集したものです。

まずはここからスタート！

ひと目でわかる リンパ&ツボMAP

―正しい位置と効果を実感！―

わたしたちの全身には、静脈に沿ってリンパ管が網の目のように張りめぐらされ、その途中に、リンパ節が多くあります。その一方、体の中には3000以上のツボがあるといわれます。

ここでは、リンパや代表的なツボの位置を紹介します。正しい位置をしっかり覚えることが、正しいリンパマッサージやツボ押しの第一歩です。

はじめにチェックしよう

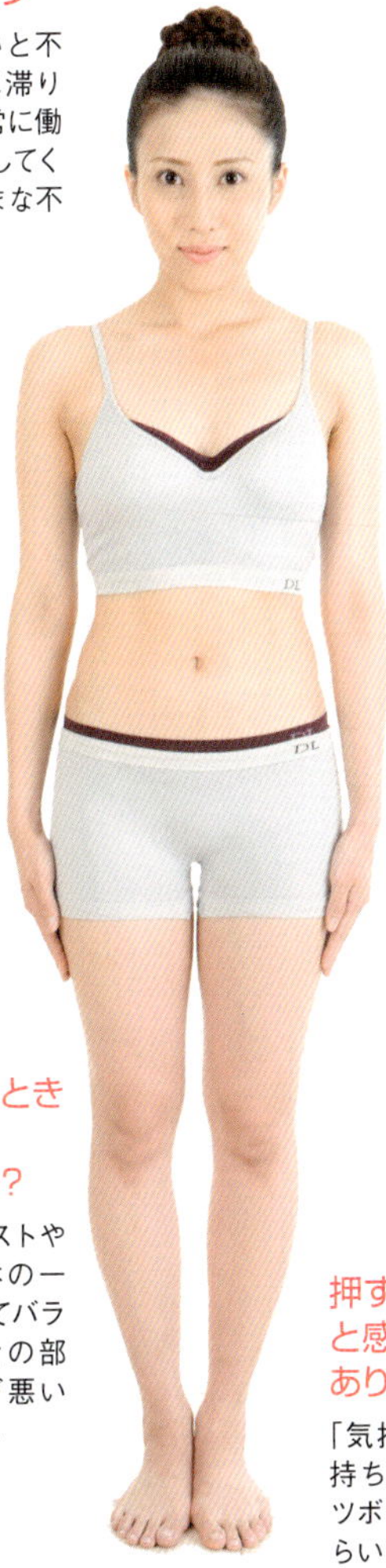

体のだるさや不調はリンパの流れの悪化や免疫力低下のサイン

リンパの流れが悪いと不要な老廃物が体内に滞ります。リンパ球が正常に働かないと異物を撃退してくれないなど、さまざまな不調が体に現れます。

多くのツボは「骨のキワ」にあるのが大原則

神経の集中するポイントにあるツボは、硬い骨に守られているかのように「骨のキワ」にあります。体の表面ではなく、骨の内側に存在するのです。

全身を鏡に写したとき特に気になる部位はありませんか？

「顔がむくむ」「ウエストや脚が太い」など、体の一部分だけが特に太くてバランスが悪い場合、その部分のリンパの流れが悪い可能性が高いのです。

押すと「気持ちがいい」と感じる部分はありませんか？

「気持ちいい」「痛いけど気持ちいい」と感じる部分がツボのある位置です。痛いぐらいに押したり、少し押しただけでも痛い場合は、逆効果になってしまいます。

全身のリンパの流れ

リンパの流れは、皮膚のすぐ下を流れる毛細リンパ管から始まり、合流を繰り返しながら太いリンパ管となり、やがてリンパ本幹となります。

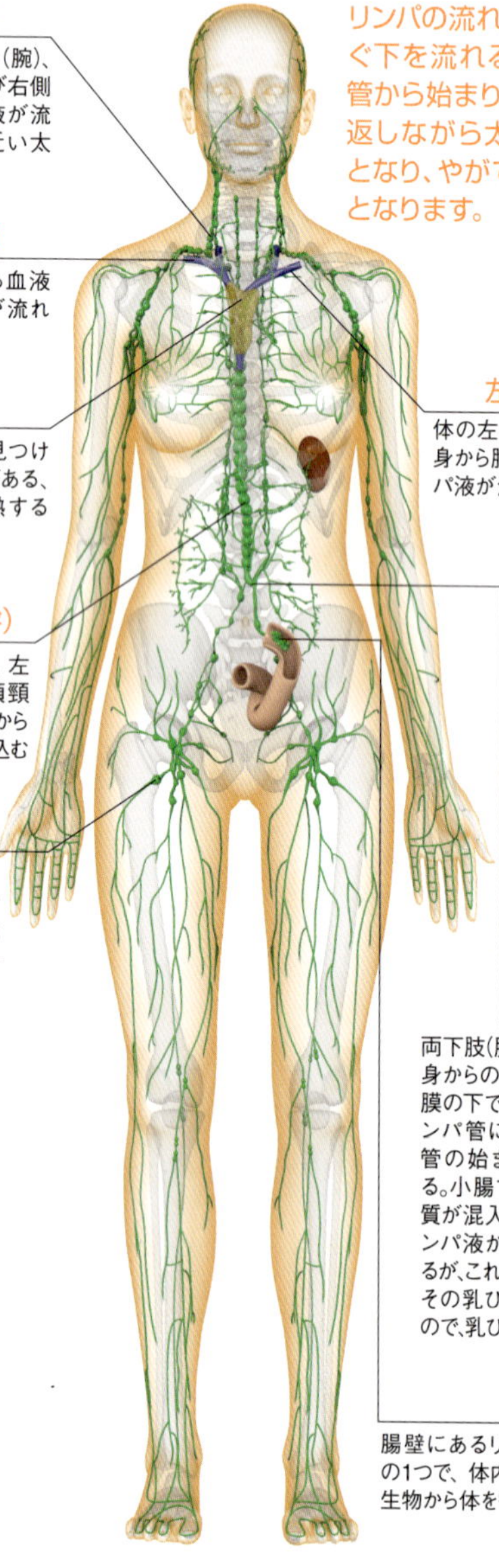

右リンパ本幹

右上半身、右上肢(腕)、右頭頸部、および右側の胸壁のリンパ液が流れ込む。胸管に近い太さのリンパ管。

右鎖骨下静脈

右リンパ本幹から血液の中にリンパ液が流れ込む静脈。

胸腺

感染した細胞を見つけて排除する働きがある、Tリンパ球が成熟する場所。

胸管(左リンパ本幹)

両下肢(脚)、腹部、左上肢(左腕)、左頭頸部、および左胸壁からのリンパ液が流れ込むリンパ管。

リンパ節

老廃物をろ過したり、体内の細菌やウイルスをリンパ球が退治する免疫器官として働く。

左鎖骨下静脈

体の左側、および下半身から胸管に集まるリンパ液が流れ込む静脈。

乳び槽

両下肢(脚)、および下半身からのリンパ液が横隔膜の下で合流し、太いリンパ管になったもの。胸管の始まりの部分になる。小腸で吸収された脂質が混入しているため、リンパ液が白く濁って見えるが、これを「乳び」と呼び、その乳びがたまっているので、乳び槽という。

バイエル板

腸壁にあるリンパ節様組織の1つで、体内に入ってきた微生物から体を守る。

左右のリンパの流れ

リンパ&ツボ MAP

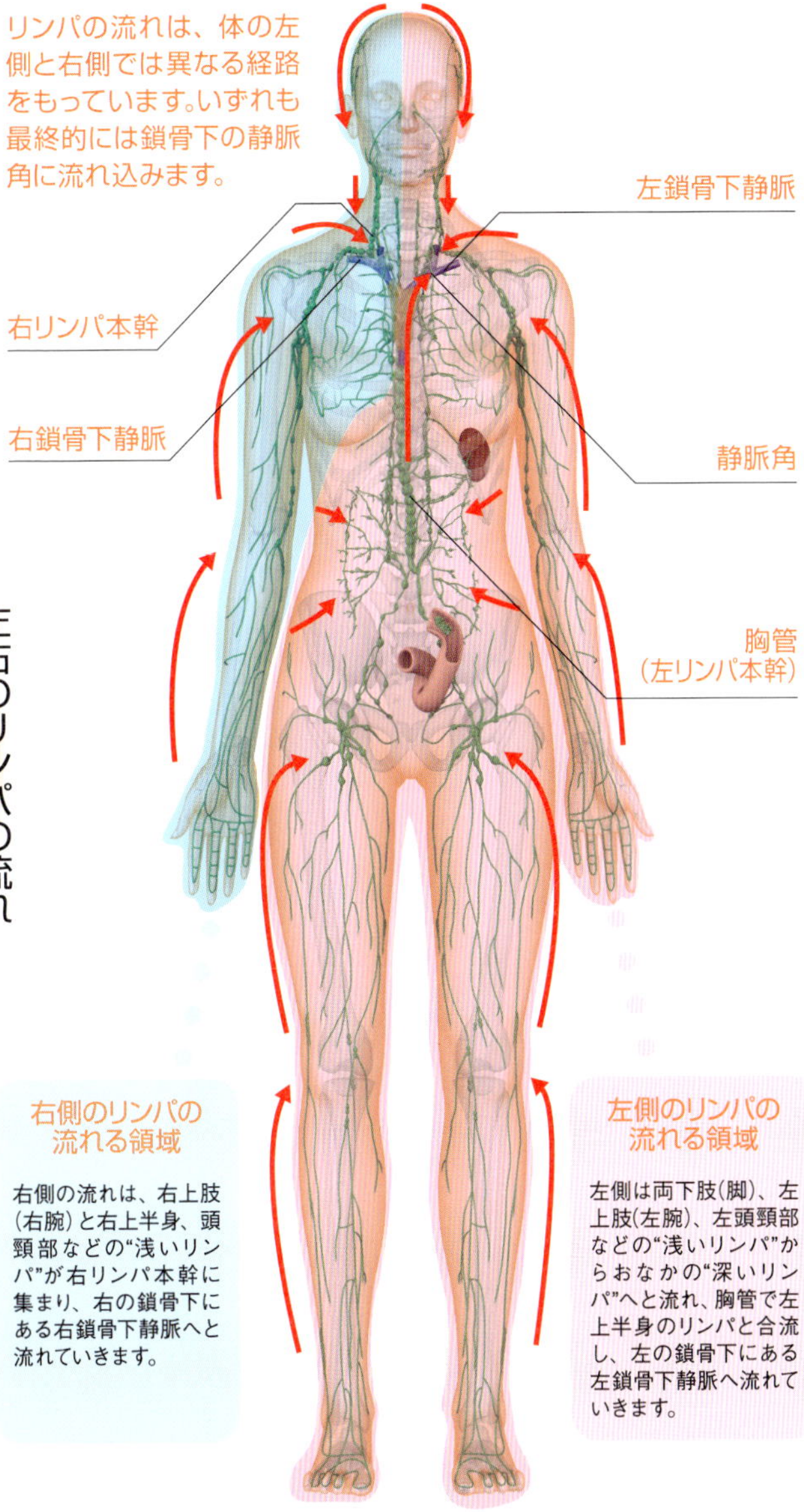

リンパの流れは、体の左側と右側では異なる経路をもっています。いずれも最終的には鎖骨下の静脈角に流れ込みます。

右側のリンパの流れる領域

右側の流れは、右上肢(右腕)と右上半身、頭頸部などの"浅いリンパ"が右リンパ本幹に集まり、右の鎖骨下にある右鎖骨下静脈へと流れていきます。

左側のリンパの流れる領域

左側は両下肢(脚)、左上肢(左腕)、左頭頸部などの"浅いリンパ"からおなかの"深いリンパ"へと流れ、胸管で左上半身のリンパと合流し、左の鎖骨下にある左鎖骨下静脈へ流れていきます。

上半身のリンパの流れ

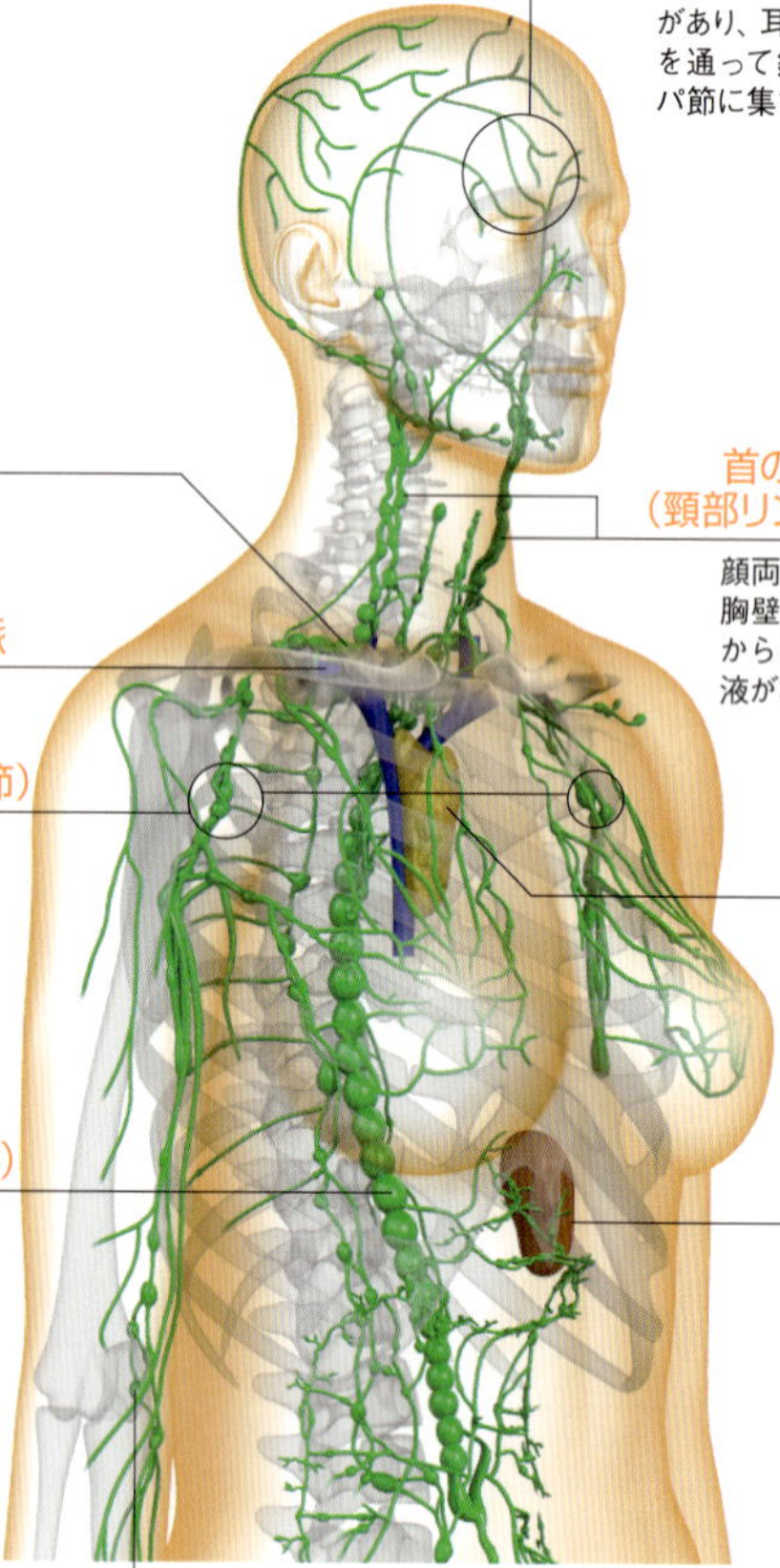
顔のリンパ
おもに毛細リンパ管があり、耳の下から首を通って鎖骨のリンパ節に集まる。
右リンパ本幹
首のリンパ
（頸部リンパ節）
顔両側、頭皮、胸壁、上腹部からのリンパ液が集まる。
右鎖骨下静脈
わきのリンパ
（腋窩リンパ節）
腋窩動静脈の周辺にあり、上肢（腕）や胸壁のリンパが集まる。
胸腺
胸管
（左リンパ本幹）
腕のリンパ
（肘窩リンパ節）
手と前腕からのリンパ液が集まる。
脾臓
リンパ球や血小板の貯蔵のほか、赤血球をリサイクルするなどの働きがある。

下半身のリンパの流れ

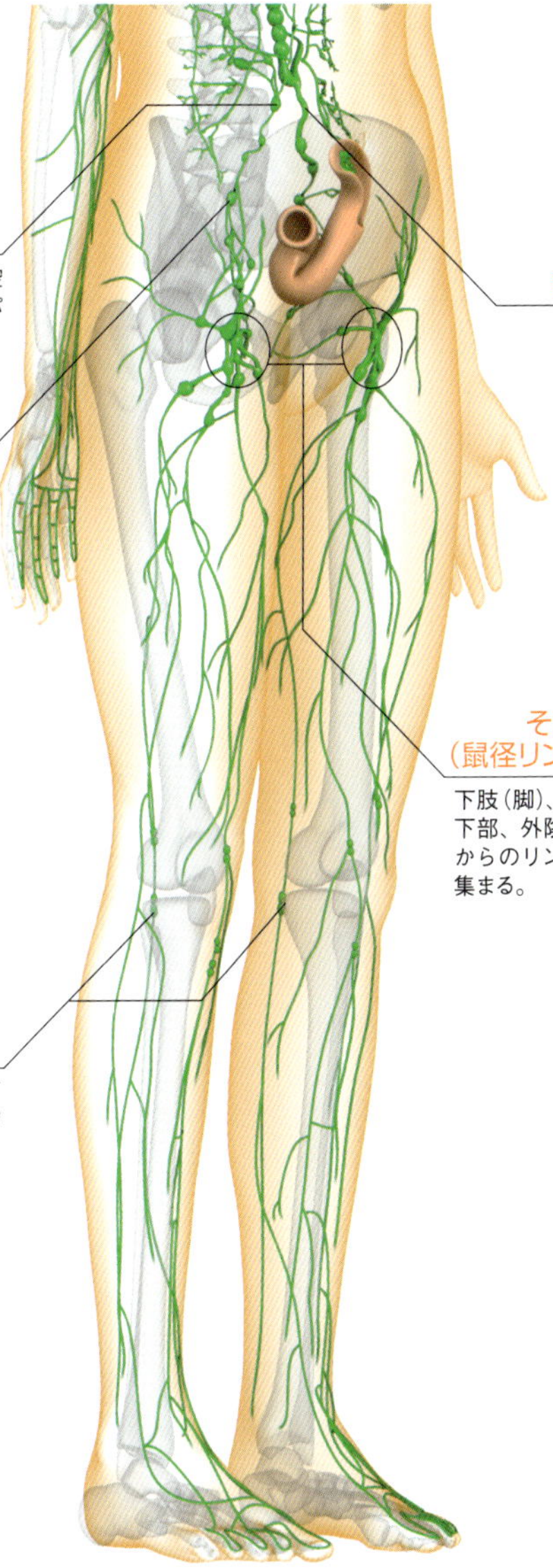

腰のリンパ（腰リンパ節）

胃や肝臓など、腹腔内器官からのリンパ液が集まる。

乳び槽

おなかのリンパ（外腸骨リンパ節）

下腹部の内臓からのリンパ液が集まる。

そけい部（鼠径リンパ節）

下肢（脚）、腹壁の下部、外陰部組織からのリンパ液が集まる。

ひざ裏のリンパ（膝窩リンパ節）

ひざの後ろにあり、下腿と足からのリンパ液が集まる。

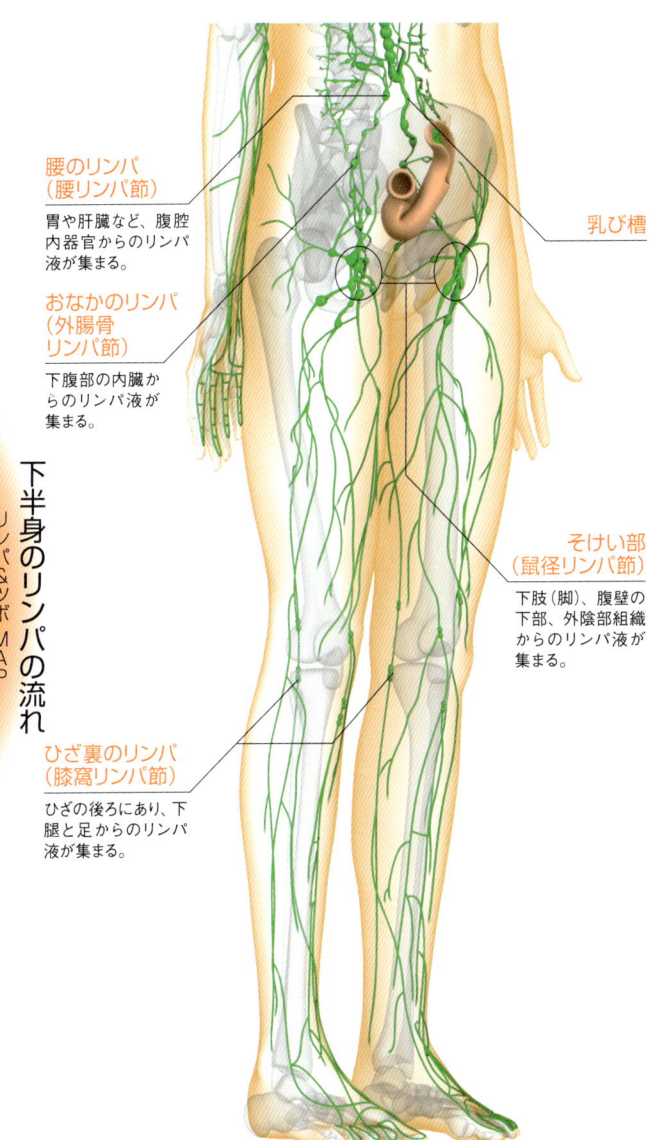

顔のツボ

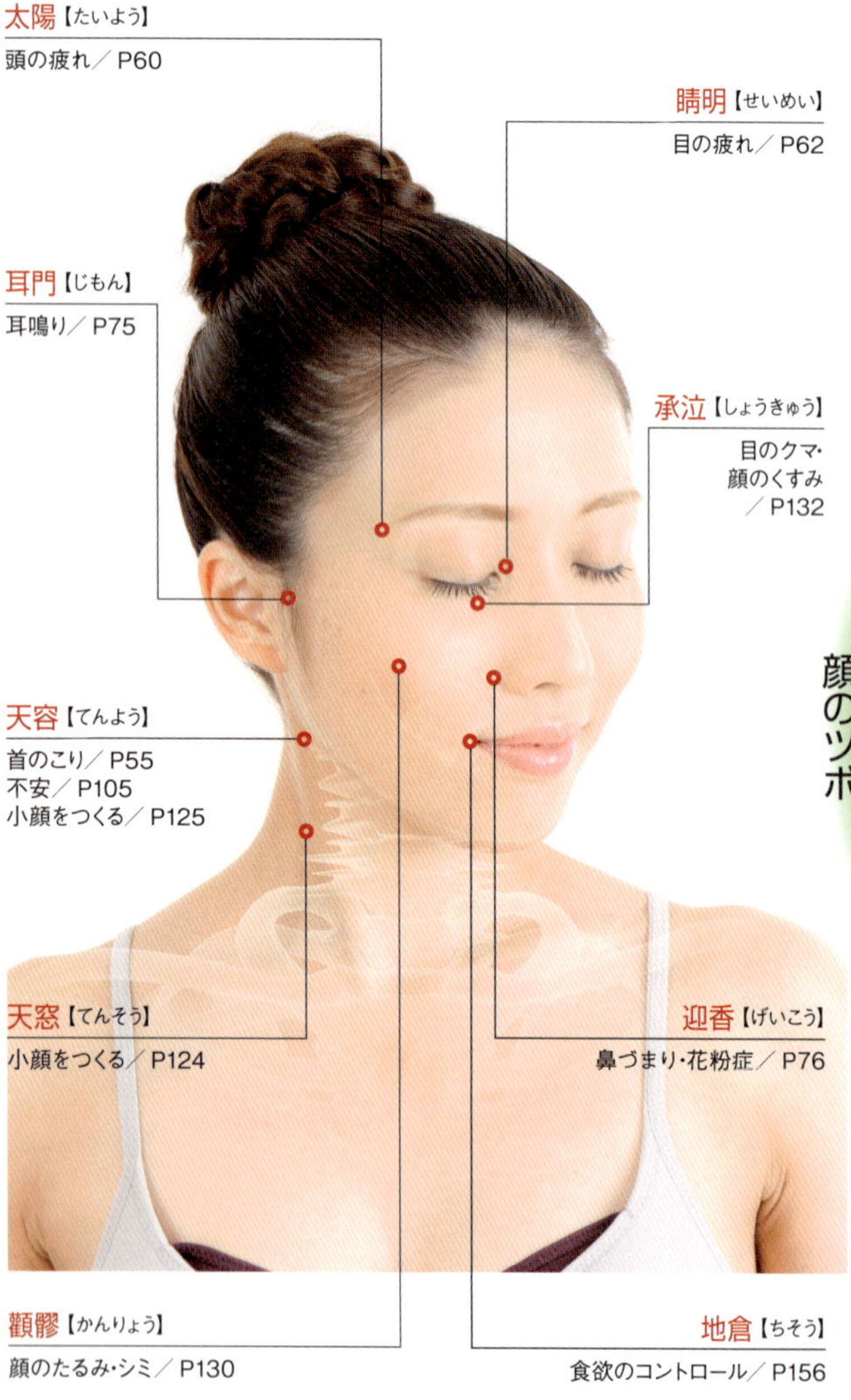
太陽【たいよう】
頭の疲れ／P60
睛明【せいめい】
目の疲れ／P62
耳門【じもん】
耳鳴り／P75
承泣【しょうきゅう】
目のクマ・顔のくすみ／P132
天容【てんよう】
首のこり／P55
不安／P105
小顔をつくる／P125
天窓【てんそう】
小顔をつくる／P124
迎香【げいこう】
鼻づまり・花粉症／P76
顴髎【かんりょう】
顔のたるみ・シミ／P130
地倉【ちそう】
食欲のコントロール／P156

リンパ&ツボMAP

頭のツボ

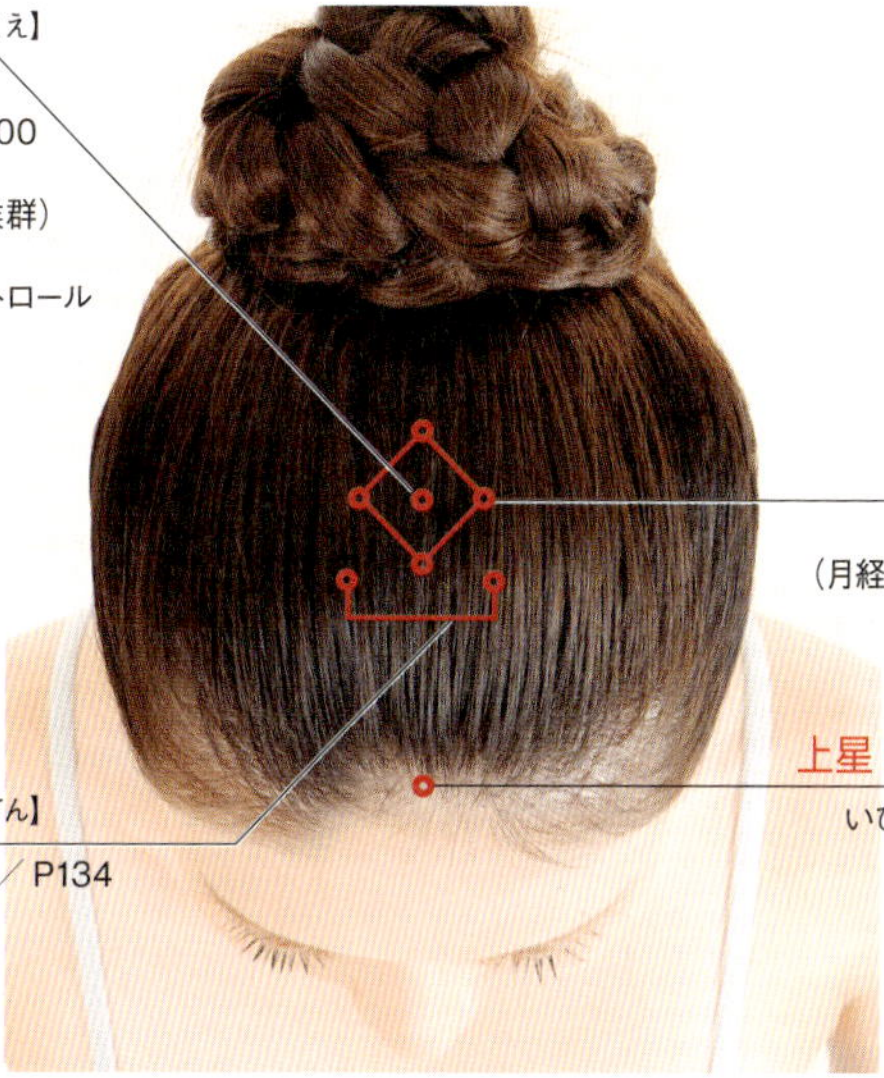

リンパ&ツボMAP

首のツボ

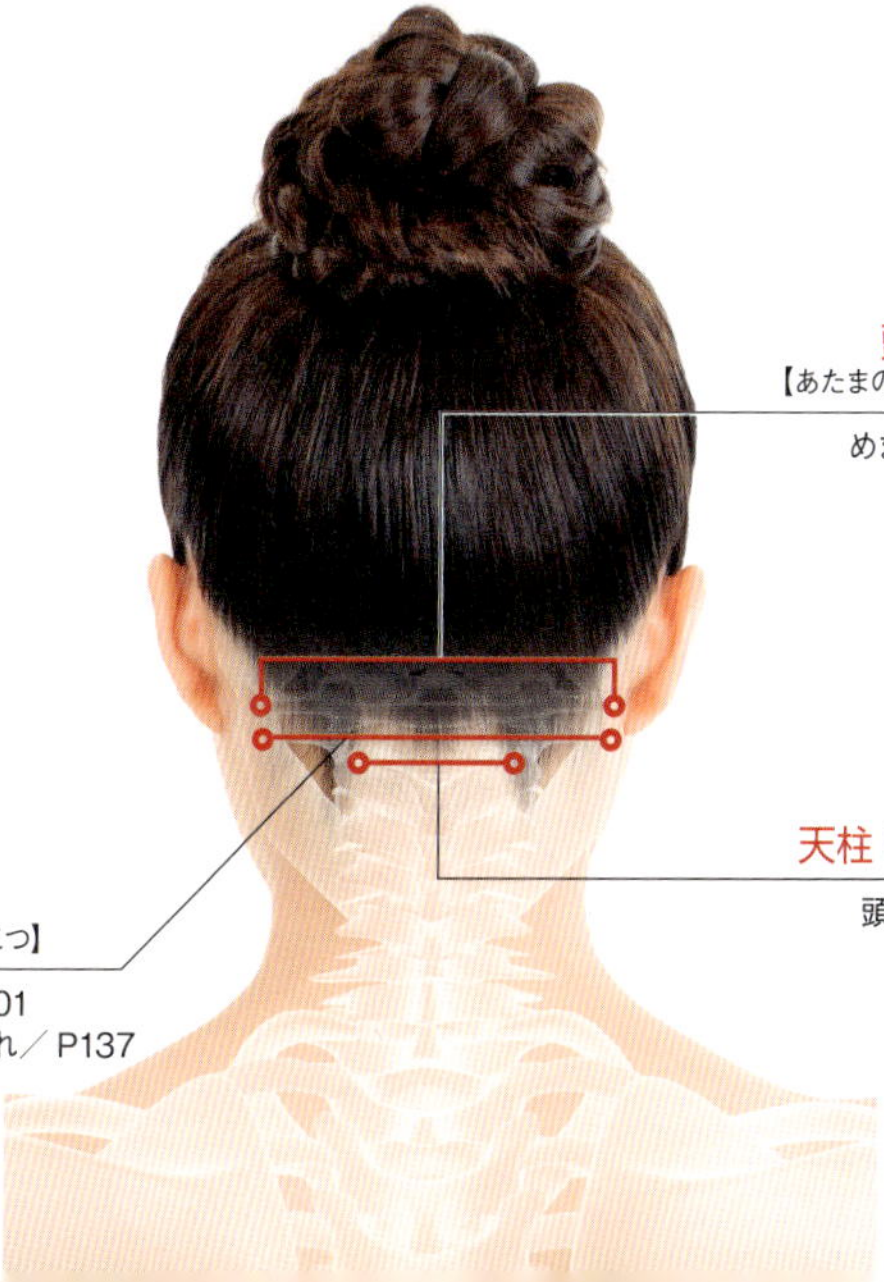

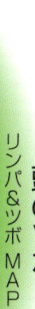

リンパ&ツボMAP

手のツボ

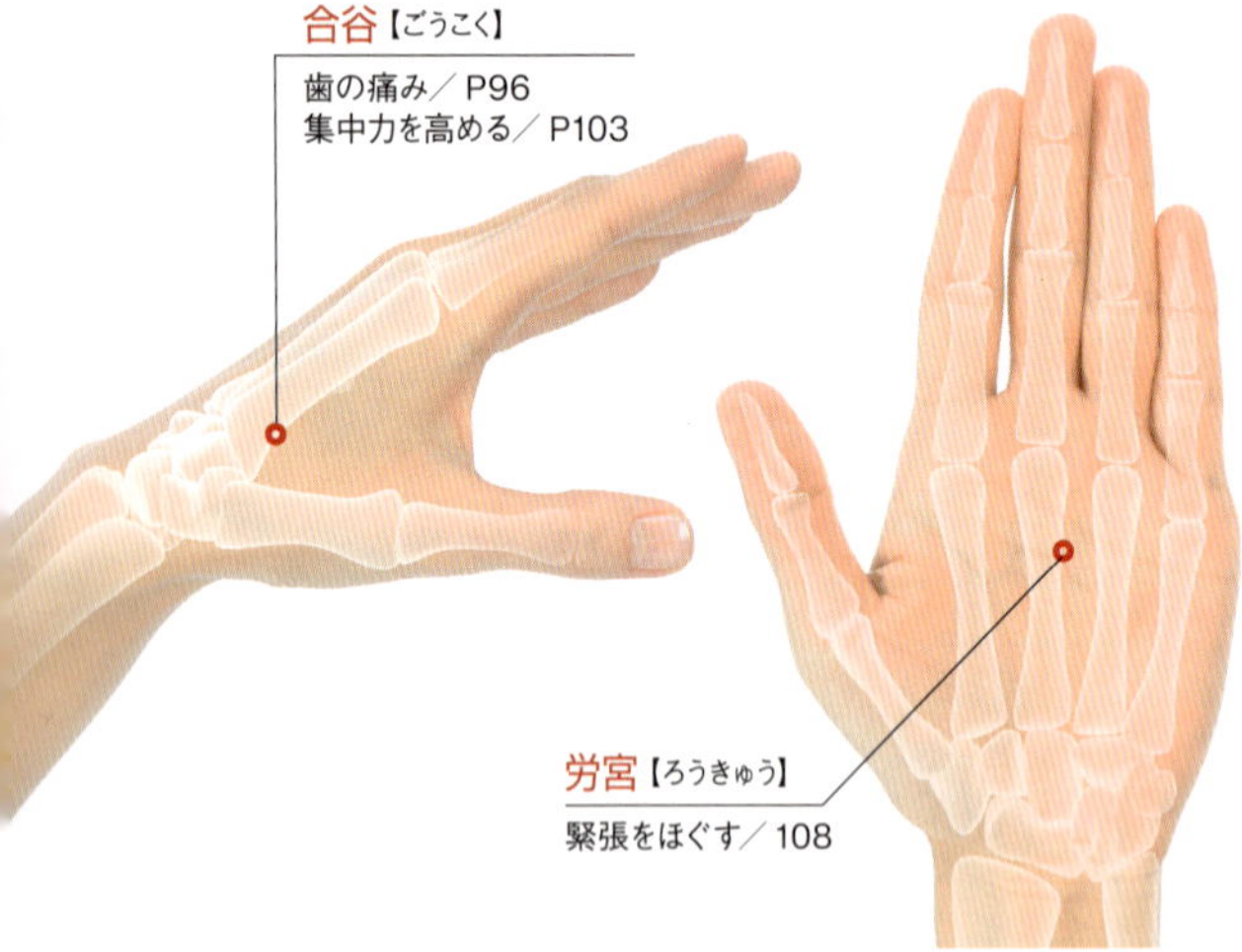

リンパ&ツボMAP

腕のツボ

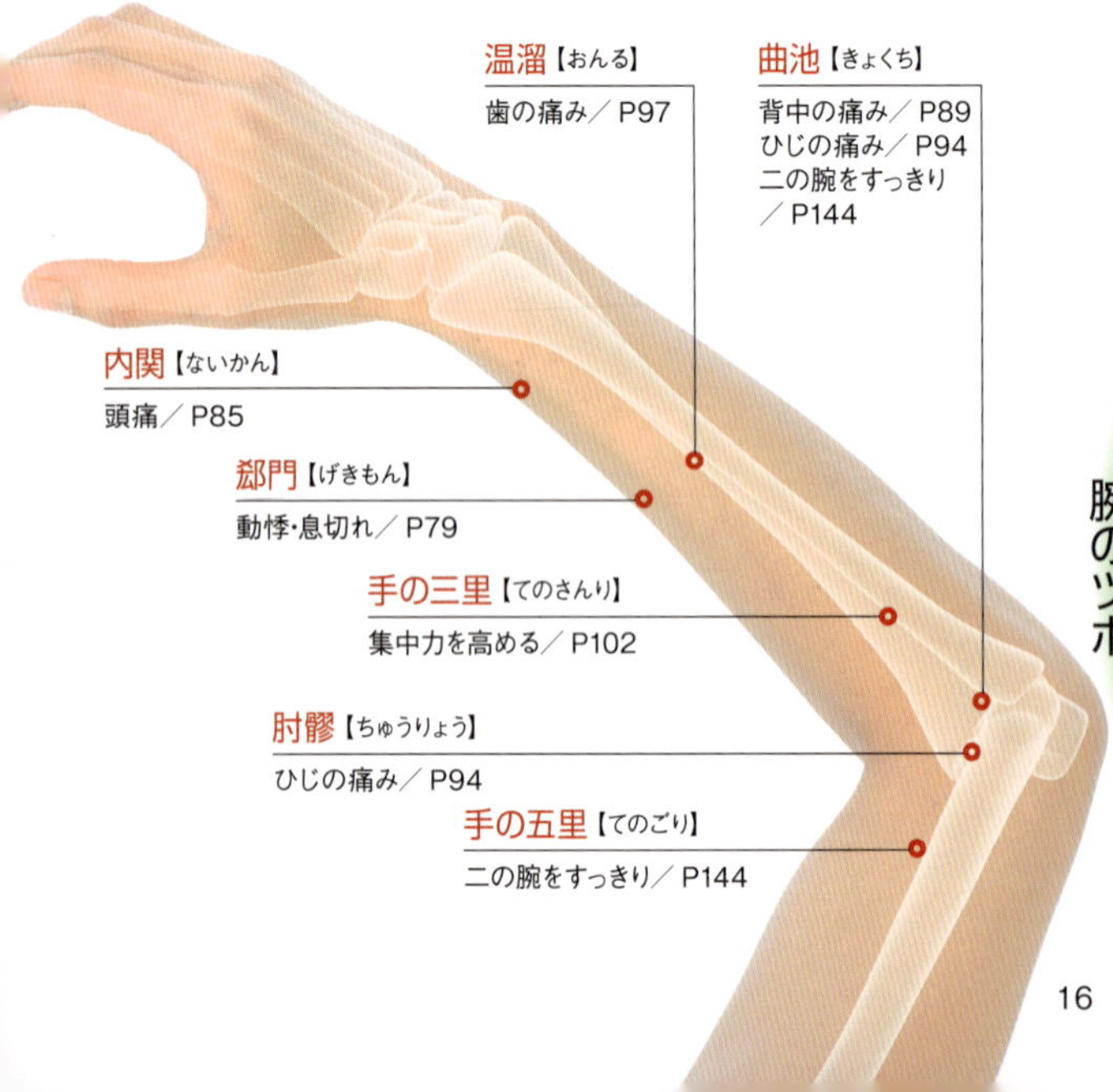

リンパ&ツボMAP

胸・おなかのツボ

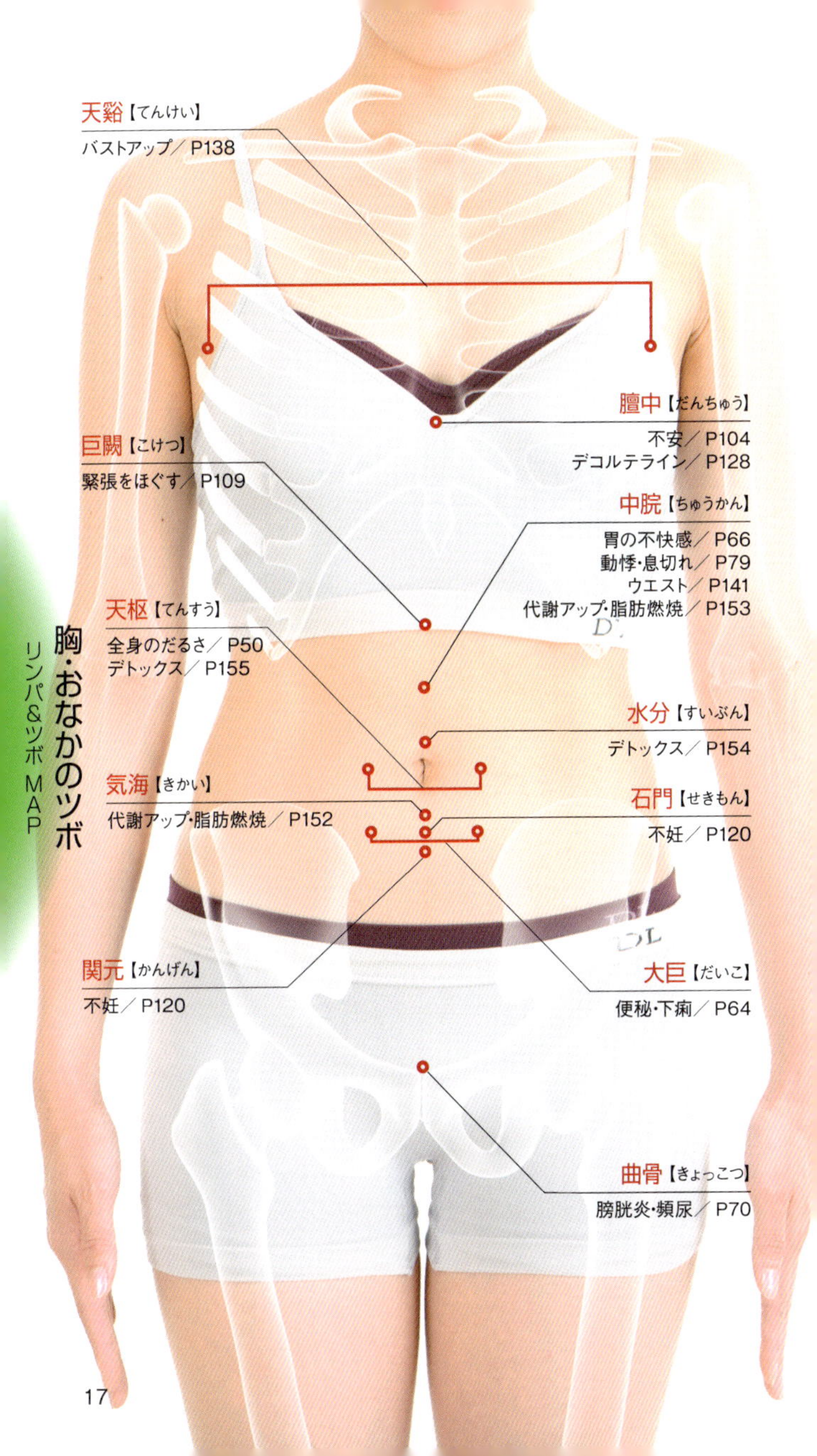

足のツボ

リンパ&ツボMAP

太白【たいはく】
高血圧・低血圧／P68

曲泉【きょくせん】
ひざの痛み／P90

血海【けっかい】
生理痛・生理不順／P114

足の三里【あしのさんり】
更年期障害
／P118

三陰交【さんいんこう】
不眠／P106
冷え性／P112
更年期障害／P118
美脚(ふくらはぎ)
／P151

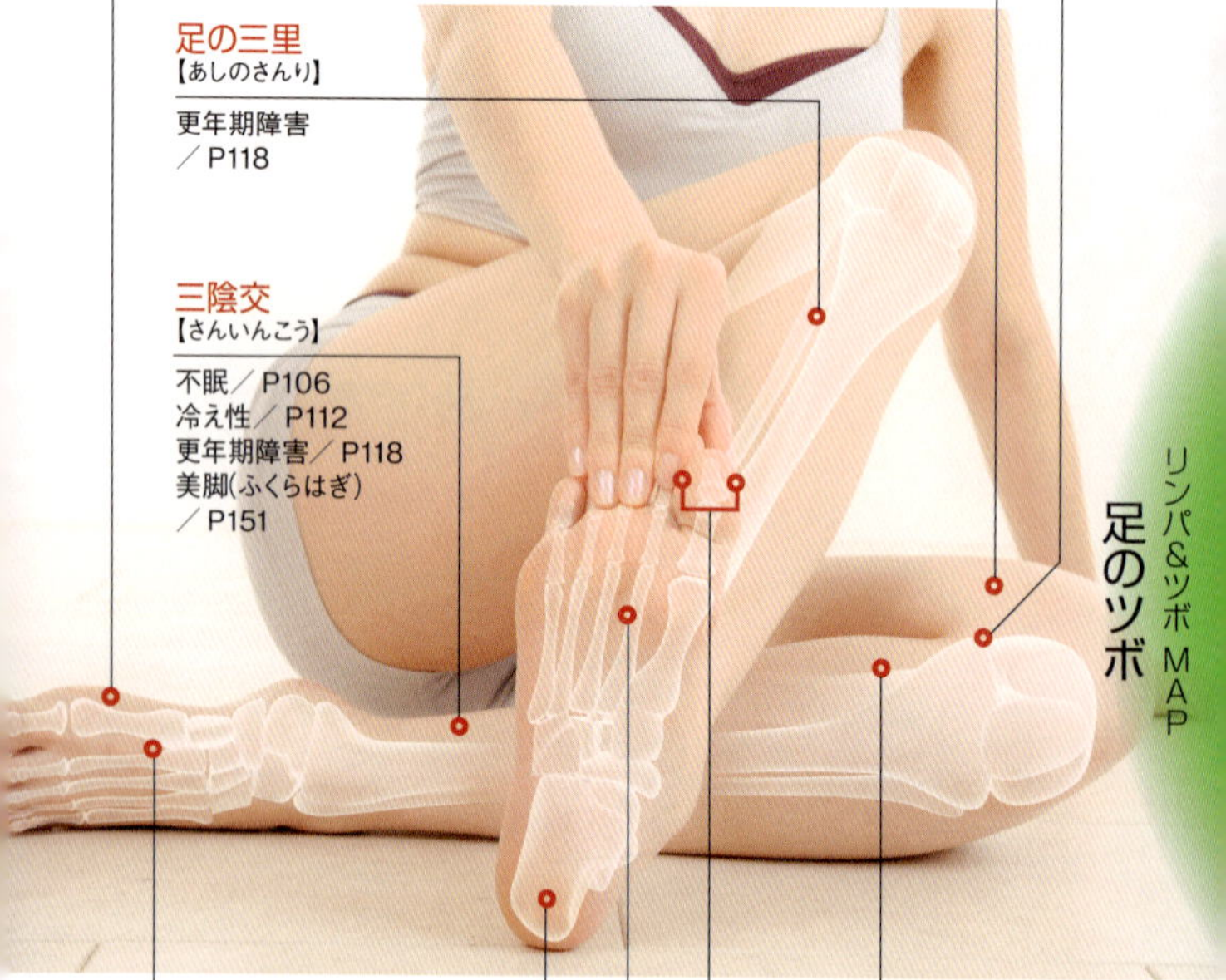

陰陵泉【いんりょうせん】
ひざの痛み／P91

失眠【しつみん】
不眠／P107

足の井穴【あしのせいけつ】
冷え性／P112

太衝【たいしょう】
二日酔い／P78

湧泉【ゆうせん】
足のむくみ／P56

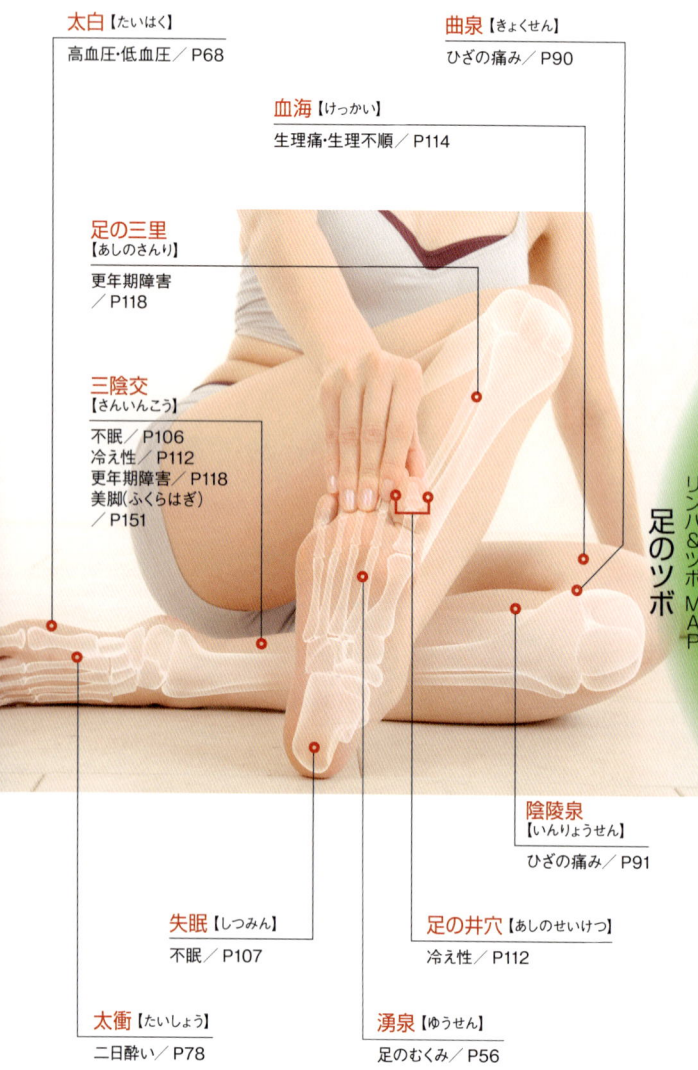

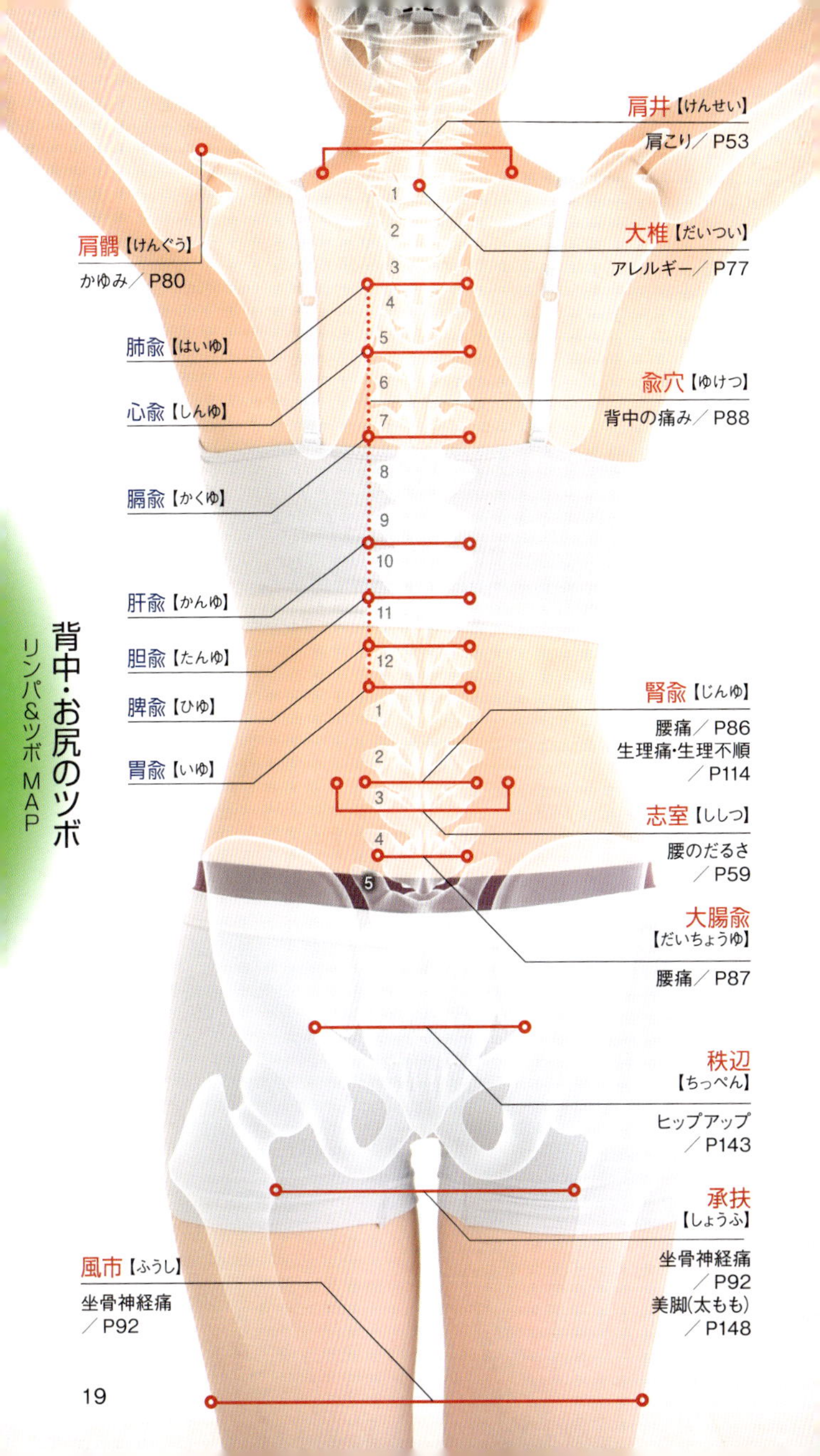
肩井【けんせい】
肩こり／P53
大椎【だいつい】
アレルギー／P77
肩髃【けんぐう】
かゆみ／P80
肺兪【はいゆ】
心兪【しんゆ】
兪穴【ゆけつ】
背中の痛み／P88
膈兪【かくゆ】
肝兪【かんゆ】
胆兪【たんゆ】
脾兪【ひゆ】
胃兪【いゆ】
腎兪【じんゆ】
腰痛／P86
生理痛・生理不順
／P114
志室【ししつ】
腰のだるさ
／P59
大腸兪
【だいちょうゆ】
腰痛／P87
秩辺
【ちっぺん】
ヒップアップ
／P143
承扶
【しょうふ】
坐骨神経痛
／P92
美脚(太もも)
／P148
風市【ふうし】
坐骨神経痛
／P92
1
2
3
4
5
6
7
8
9
10
11
12
1
2
3
4
5

本書の使い方

本書では、症状ごとに活用できる「リンパマッサージ」「リンパストレッチ」と「ツボ押し」を紹介しています。この2つを合わせると大きな相乗効果が得られるので、可能な限りリンパとツボを組み合わせています。

リンパとツボでカテゴライズ
リンパマッサージとリンパストレッチをオレンジ色、ツボ押しを黄緑色にして、はっきりと分類しています。

はっきりわかる回数や時間
「何回やればいいの?」「どのくらいの時間押せばいいの?」と疑問がないよう、目安の回数や時間を明記しています。

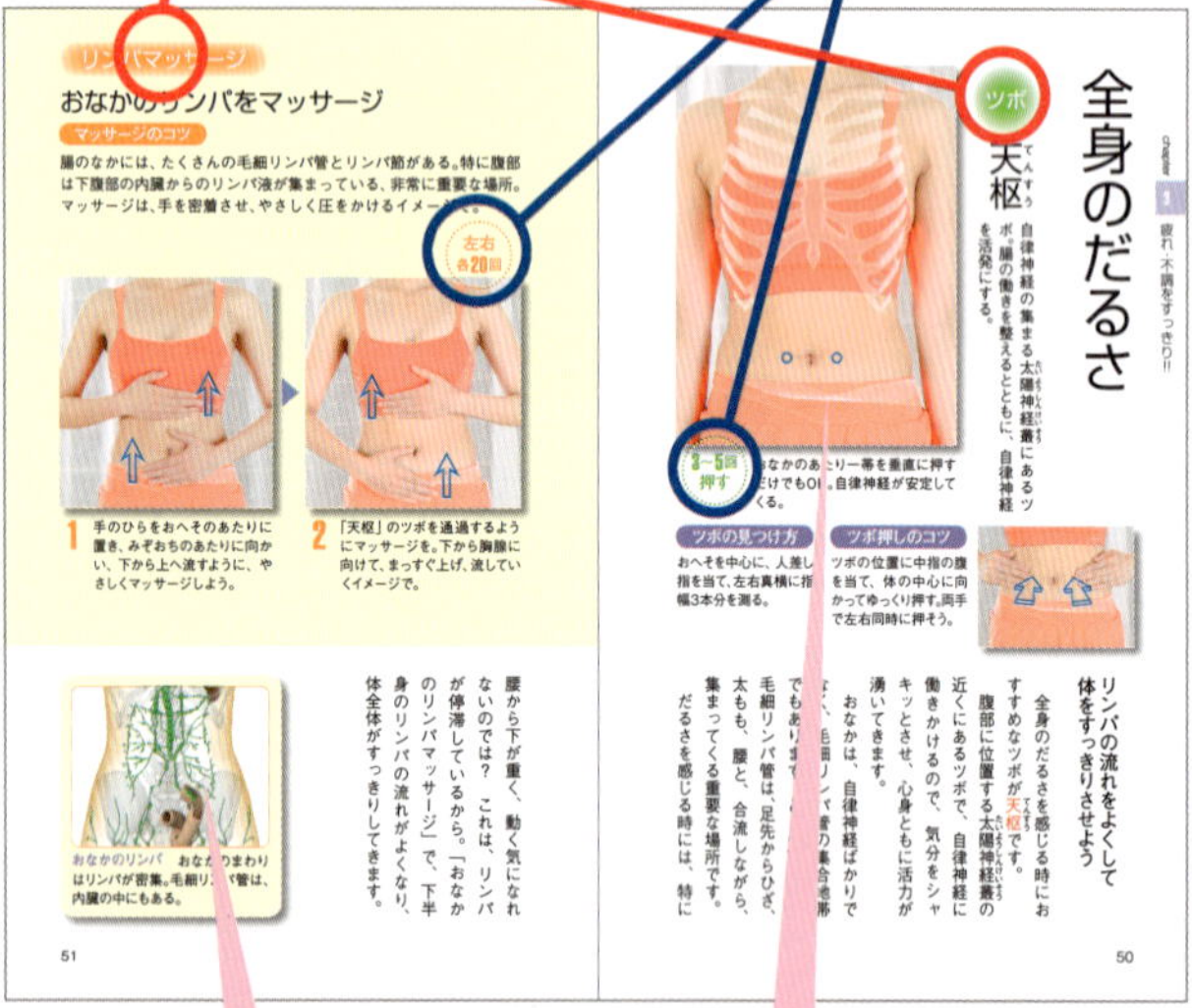

体の部分ごとにリンパのイラスト
より効果的なマッサージやストレッチのために、部位ごとのリンパの流れをイラストで紹介しています。

見つけやすい立体図解
ツボ探しのカギとなる骨の透過イラストを加えた写真を使っているので、ツボの位置が確実にわかります。

※本書のツボの位置は、日本の鍼灸師資格取得試験で定める基準による監修と、著者が中医への師事をはじめ、多くの人の体をケアする中で体得した知識を合わせて、選定しています。

Chapter 1

おさえておきたい！リンパ&ツボの効果

セルフケアを始める前に、
自分の体のことを知っておきましょう。
リンパにはどんな役割があるのか、
ツボはどうして不調を整えてくれるのか、
リンパとツボのメカニズムを知っておくことで、
正しい手当ができるようになります。

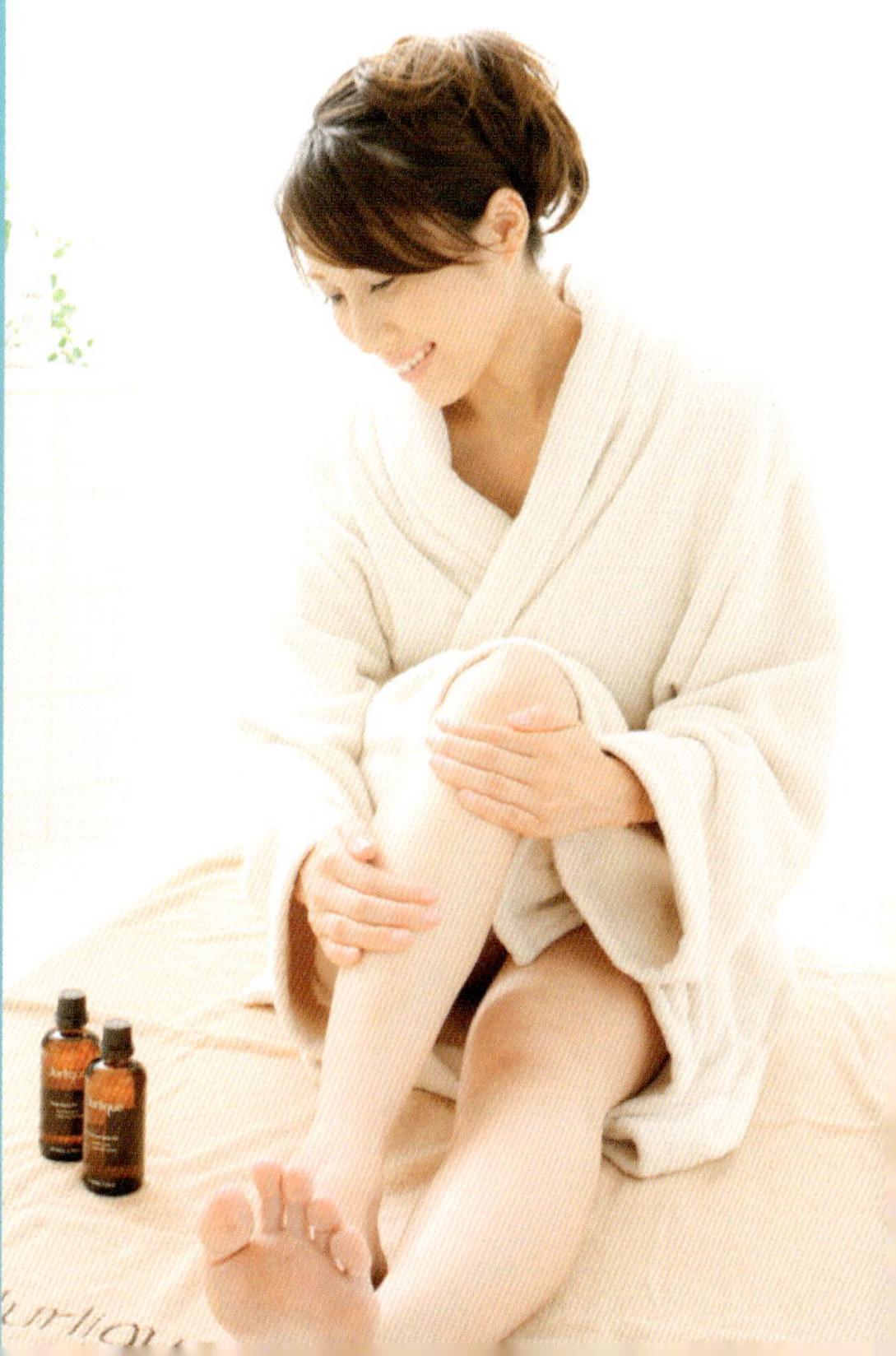

リンパって何だろう？

体の中には「リンパ管」が網の目のように張りめぐらされています。流れているのは「リンパ液」で、リンパ管の中継地点には「リンパ節」があります。

リンパ液とは

人間の体の約60～70％は水分です。この水分というのは体液のことで、血液、リンパ液、組織液からなります。

ケガをした時に、透明な液体が出てきた経験はありませんか？ これは、細胞の周りにある栄養水「組織液」です。採血した後、試験管の中で、半透明な液体が上澄みに出てきます。これが「血漿《けっしょう》」という成分で、この血漿が血管の外にしみ出すと「組織液」となり、リンパ管に回収されると「リンパ液」となります。

リンパの構造

10～13ページの「リンパMAP」を見てください。マップのうち、緑色の管がリンパ系です。実際のリンパ管は、細くて透明な管。その中に流れているリンパ液も、無色透明の液体です。

リンパ液も、血液が血管を流れるのと同じように「リンパ管」を通して、体のさまざまな部分に張りめぐらされています。

リンパ管は、血管からしみ出た組織液を回収する役目がありますが、その際、一緒に細菌や異物も入ってくるので、リンパ管の通り道には必ず「リンパ節」

があり、そのリンパ節は全身に約800個あります。「耳の下」「わきの下」「そけい部（太ももの付け根）」は、特にたくさんのリンパ節が密集する重要拠点です。

　以上のような、リンパのネットワークのことを、「リンパ系」あるいは「リンパ」と呼んでいます。

◎リンパのしくみ

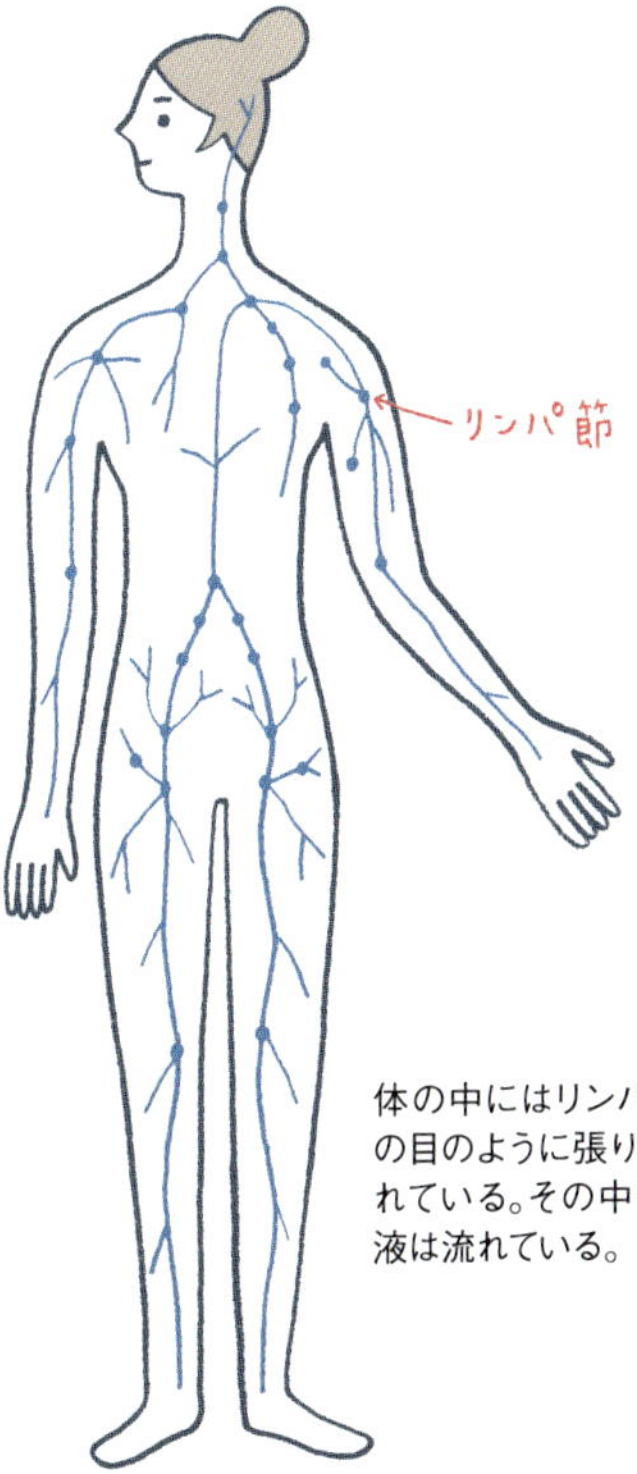

体の中にはリンパ管が網の目のように張りめぐらされている。その中をリンパ液は流れている。

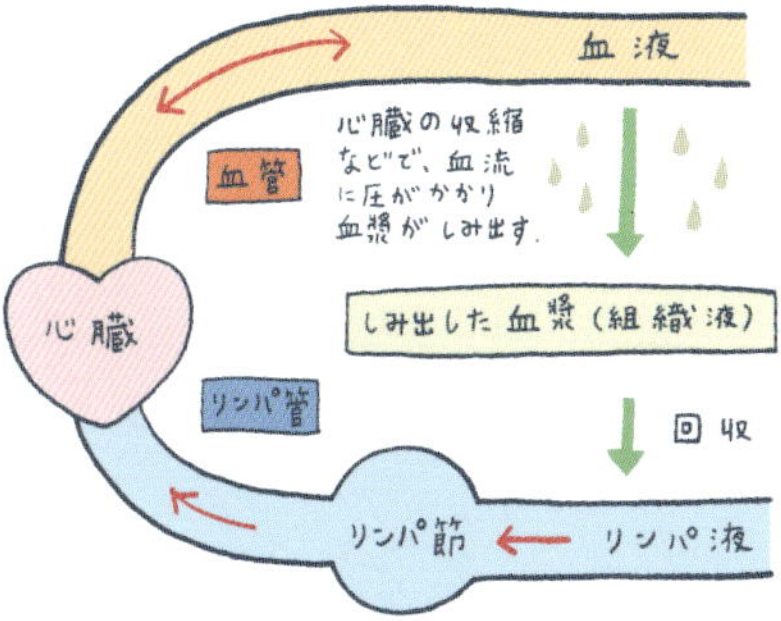

血管からしみ出した血漿は組織液となり、その組織液がリンパ管に回収されると、リンパ液になる。

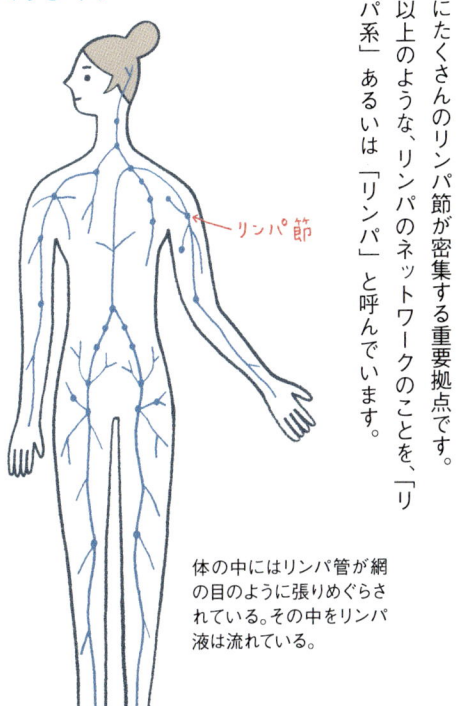

リンパは病気から体を守る

リンパのネットワークが活動していると、免疫機能が高まり、細胞の再生力が向上。リンパは、体内のリンパ液を運び、老廃物を排出します。

病原菌から体を守る防御のシステム

リンパの働きで大きなものは「免疫機能」です。

リンパ節の役割は、菌が体内に侵入してこないように、「関所」の役目をして、最終的に心臓や脳に異物や菌が流れ込まないように、何重にもチェックを行なうのです。その「免役システム」のお陰で、私たちの体は病気にかからないようにできているのです。

体には本来、体内や血液中に細菌やウイルスが侵入すると、体を守る「白血球」が反応し、退治してくれますが、組織液に病原菌がいた場合は、即座にリンパ管に回収され、リンパ節へと運ばれます。そ

◎リンパ球の働き

リンパ節内にいるリンパ球が病原菌を退治するので、ウイルスやバイ菌が全身を回ることを阻止してくれる。

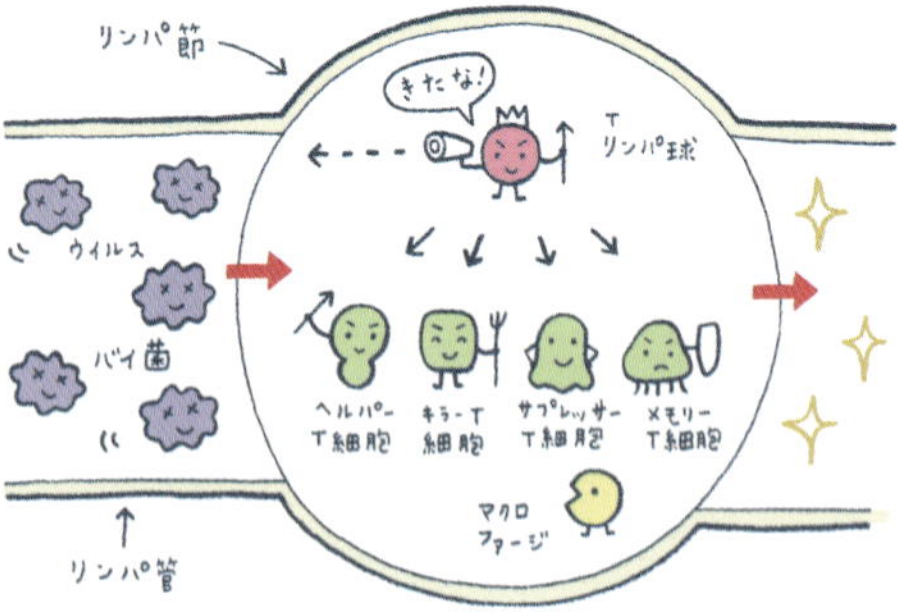

のリンパ節の中身は、フィルター状の構造になっているので菌はリンパ液から除去され、しかもリンパ節内には、白血球の中でも最強の「リンパ球」をつくっているので、病原菌が通過して全身に回ることを阻止してくれます。

◎リンパ球とマクロファージの役割

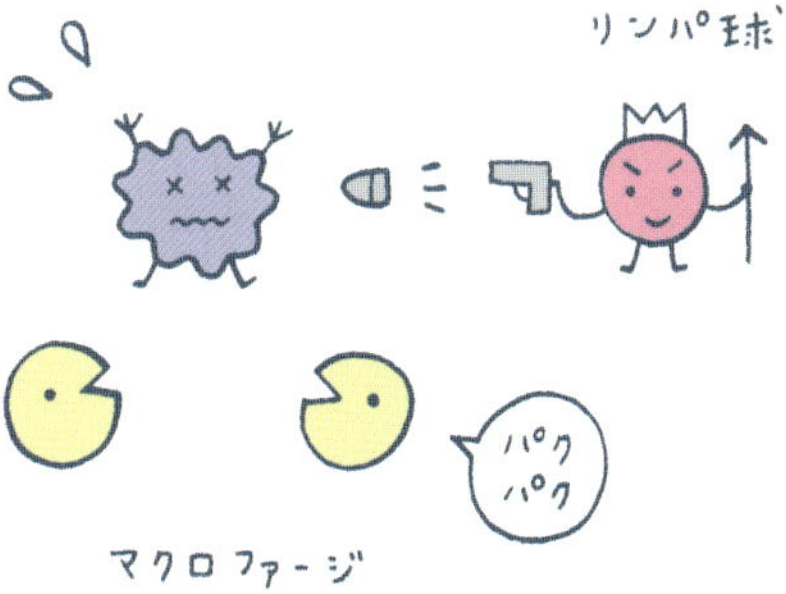

侵入してきたウイルスやバイ菌はリンパ球が退治し、その残骸をマクロファージが食べてくれる。

　リンパ節は、「マクロファージ」もつくっていて、侵入してきた細菌やウイルスをリンパ球が退治し、残骸などをマクロファージが食べてくれます。

　耳の下にあるリンパ節のグリグリが大きくなり、腫れて痛くなった経験をもつ人もいることでしょう。免疫力の弱い子どもの頃は、細菌の力が強まると、リンパ節の中で、リンパ球をいっぱいつくり出すために、腫れあがってしまうのです。つまり、リンパ節が腫れるのは、リンパ球が体内の細菌と戦ってくれている証拠。

　リンパのネットワークが正常に活動していれば、わたしたちの体を細菌やウイルスから守ってくれ、老廃物もきちんと排出されます。常にクリーンなリンパ液が体内を循環し、細胞もたっぷりの栄養を受けて、いきいきと活動します。そのことにより、細胞の再生力が高まり、アンチエイジングにもつながることになります。

◎リンパが老廃物を排出

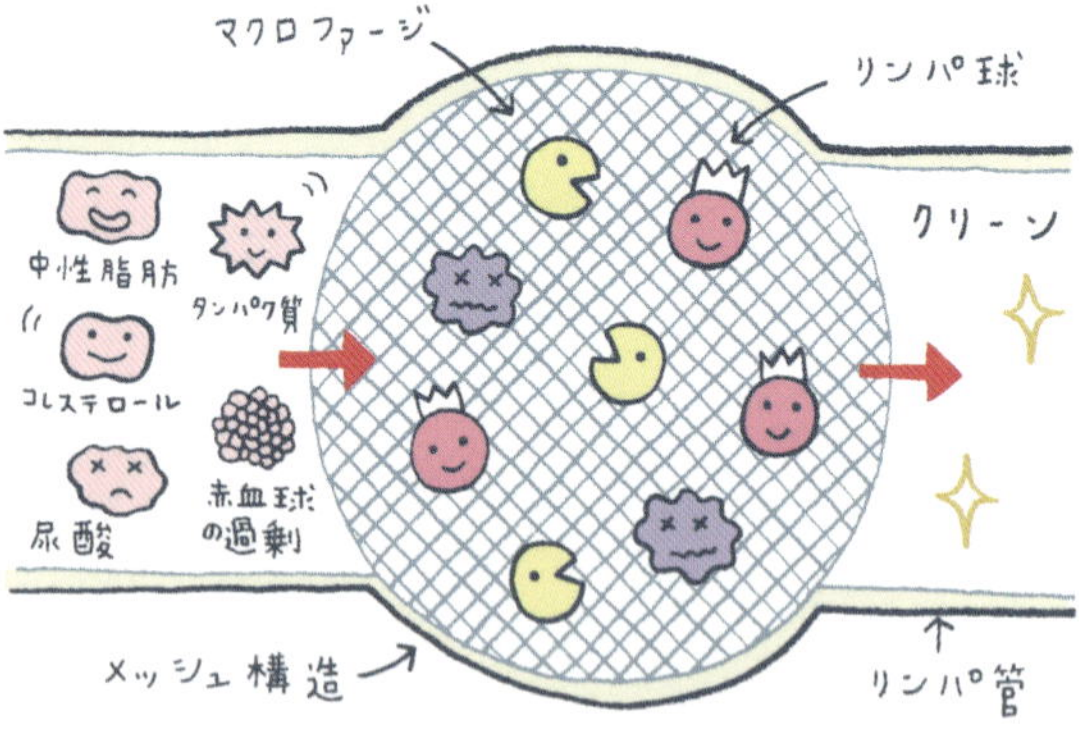

老廃物はリンパ節を通過するたびに、リンパ節にある細かいフィルターで取り除かれる。リンパ液はクリーンな状態となって静脈に流れていく。

リンパが余分な老廃物を排出する

免疫機能のほかにもう1つ、リンパには大切な働きがあります。「老廃物のろ過」です。

リンパ液の中身には、タンパク質、脂肪などの栄養素のほか、細菌、ウイルス、乳酸やアンモニア、尿酸などの老廃物も含まれます。血液は、心臓を起点にし、全身を巡ってふたたび心臓に戻ってきます。その時に通った静脈からあふれてしまった体液が、血管と並走しているリンパ管内に入り、リンパ液として集められます。

リンパ液は、全身にあるリンパ節を通過するたびに、リンパ節にある細かいフィルターで老廃物が取り除かれます。体内に流れるリンパ液をろ過してきれいな状態に戻すのです。その後、リンパ液は再び静脈に入り、きれいな状態で心臓へと戻っていきます。

リンパはゆっくり流れている

リンパ管には、浅いリンパと深いリンパとがあり、左右の流れは異なる。
また、リンパの流れはゆっくり。マッサージなどで、流れをサポートしましょう。

◎皮膚の表面近くを流れるリンパ

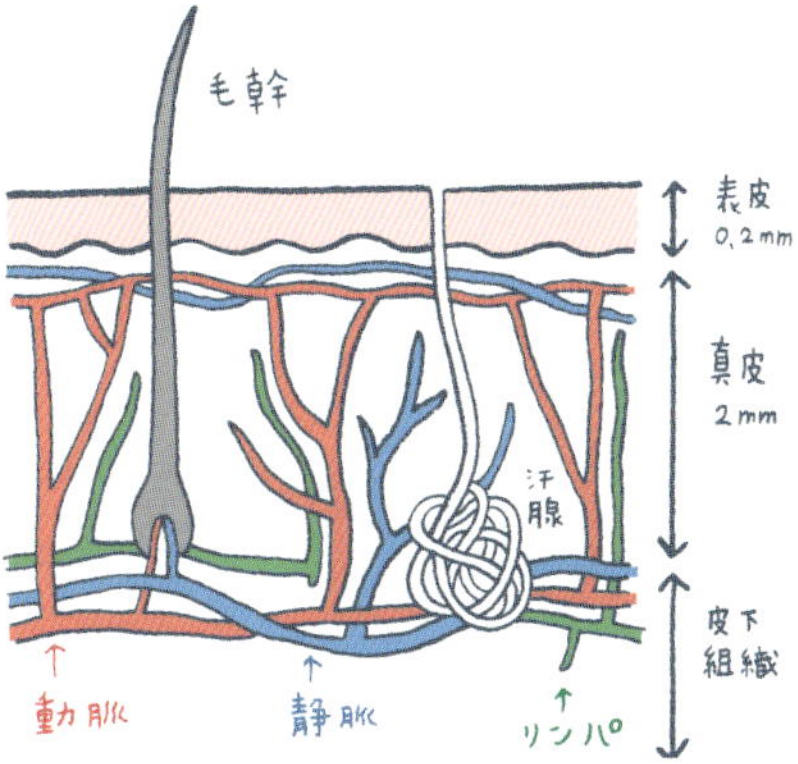

足先や指先などでは、複数の毛細リンパが、皮膚のすぐ下を流れている。毛細リンパが合流を繰り返すことで太いリンパ管へとなっていく。

体の左右で流れが異なる

全身のリンパの流れは、左側と右側とでは異なる経路を持っています。

体の左側は下半身の「浅いリンパ」からおなかの「深いリンパ」へ「胸管（左リンパ本幹ともいう）」から左上半身のリンパへと合流、左の鎖骨下にある左の「静脈角」へ流れています。

右側の流れは、右腕と右上半身の「浅いリンパ」が「右リンパ本幹」に集まり、右の鎖骨下にある右の「静脈角」へと流れています。

◎右リンパと左リンパの流れ

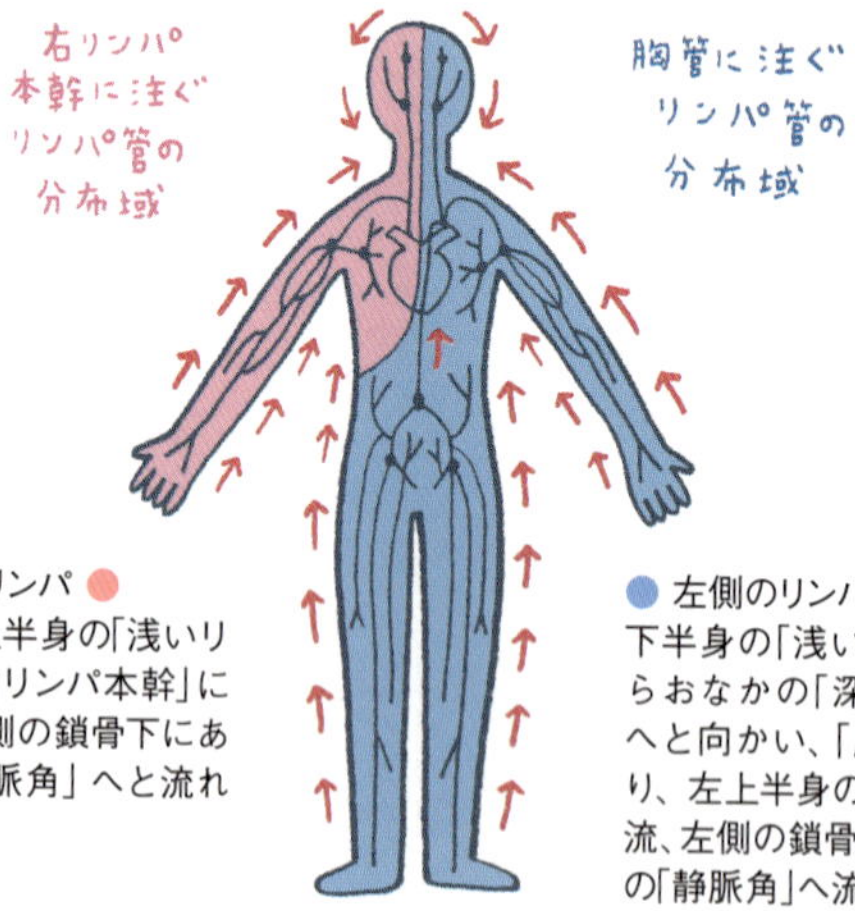

● 右側のリンパ ●
右腕と右上半身の「浅いリンパ」が「右リンパ本幹」に集まり、右側の鎖骨下にある右の「静脈角」へと流れている。

● 左側のリンパ ●
下半身の「浅いリンパ」からおなかの「深いリンパ」へと向かい、「胸管」を通り、左上半身のリンパと合流、左側の鎖骨下にある左の「静脈角」へ流れている。

左側のリンパは右側より分布域が広い

両足や腹部、腰部などのリンパは、胸管に流れる左側のリンパの分布域になります。

下肢（足）のリンパ管は、足の付け根のそけい部に集まります。このそけい部のリンパと骨盤からのリンパが集まって「腰リンパ本幹」となります。この腰リンパ本幹に、腸からのリンパを集めた「腸リンパ本幹」が合流しますが、その際、小腸から吸収された脂肪が腸リンパ本幹で運ばれてきて合流するので、リンパが乳白色しています。このため、この合流点を「乳び槽」と呼びます。この乳び槽は、左側の胸管の始まりの部分にあたり、左側リンパの本幹である胸管につながっていきます。

このように、左側のリンパの分布域は、右側よりかなり広いのも、リンパの大きな特徴といえるでしょう。

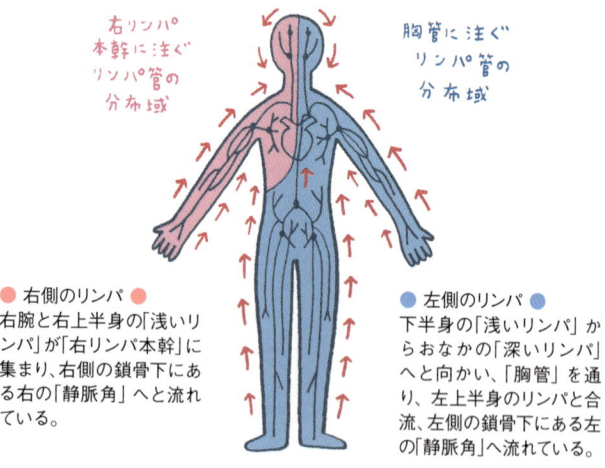

◎浅いリンパと深いリンパ

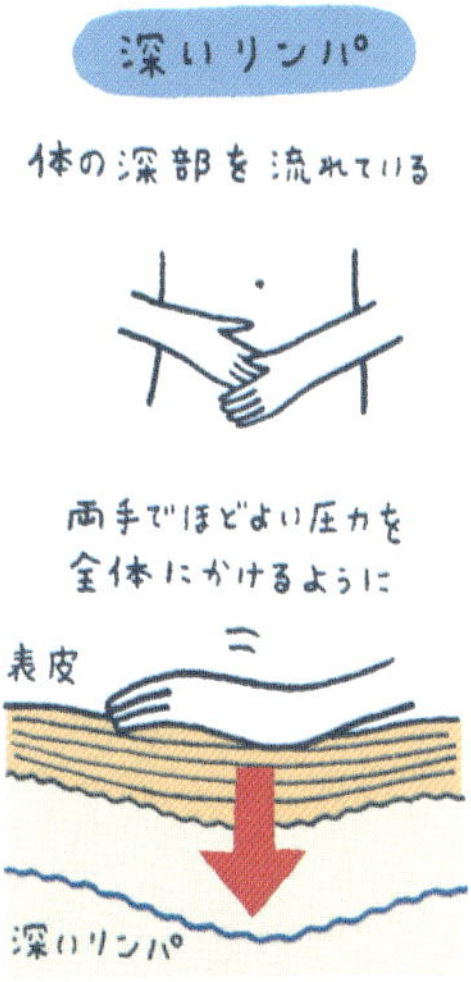

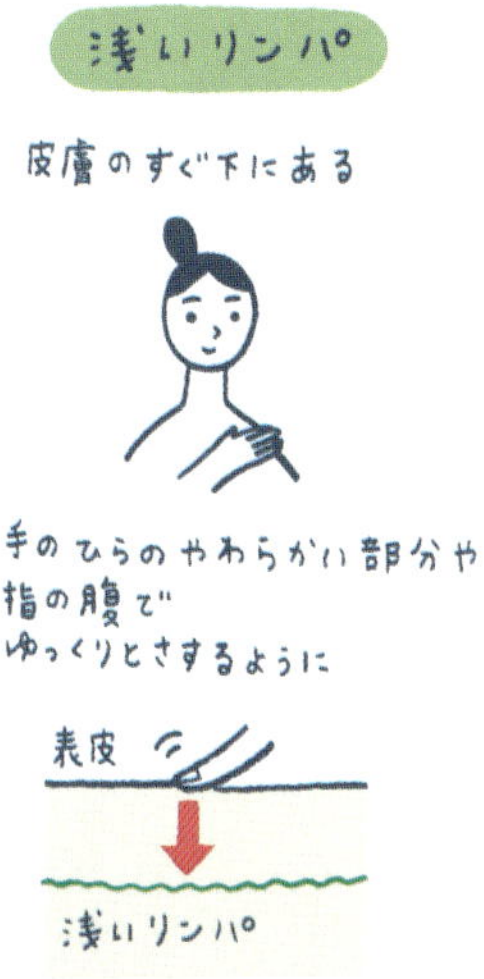

浅いリンパと深いリンパの違い

「浅いリンパ」は、皮膚のすぐ下、静脈の近くを流れています。そのため、マッサージやストレッチでリンパの流れをよくすることで、むくみや筋肉疲労、体のコリや張りが解消されるほか、体内のリンパ液の新陳代謝もよくなり、美肌やダイエットにもつながります。リンパ管は皮膚のすぐ下にあるので、マッサージは、やさしい圧で行ないます。強い力でマッサージすると逆効果になるので注意。手のひらのやわらかい部分、または、指の腹を使って、ゆっくりとさするぐらいでいいのです。

「深いリンパ」は、体の深部を流れているリンパです。血管に沿って流れ、内臓にからみつくように張りめぐらされています。刺激を与えることでリンパの流れがよくなり、内臓の働きをよくします。深いリンパは、程よい圧力を両手で全体にかけるようにします。

血液とリンパ液の役割の違い

リンパはポンプ機能をもたないため、流れはとてもゆるやかです。リンパの流れがよくなると、免疫力や新陳代謝が大きくアップします。

ポンプ機能をもたないリンパ系

体内には、血管を流れる「血液」と、リンパ管を流れる「リンパ液」の二つの〝川〟があり、どちらも最終的には心臓に向かいますが、性質や役割は異なります。

血液は心臓から動脈に入り、毛細血管に至ると、今度は静脈から心臓へと戻ってきます。主な役割は、動脈を通して体に必要な酸素や栄養素を細胞に届け、静脈を通して体の各部で生じた老廃物や二酸化炭素を運び出すなどで、動脈も静脈も、心臓のポンプ機能によって全身を循環しています。

一方、リンパの働きは、しみ出した組織液中にあるタンパク質などの栄養素をリンパ管で回収し、最終的に血液に合流させることです。また、リンパは、老廃物や異物の侵入を防ぐ働きもします。

リンパ管は血管とは異なり、常に循環しているのではなく、心臓に向かう一方通行となっています。

血液が心臓によるポンプ機能で血管中を流れるのに対し、リンパ系には心臓のようなポンプ機能がありません。代わりに、リンパ管自体に、自発的に収縮するポンプ機能があり、この作用によってリンパ液に流れが発生します。ただし、心臓のように強力なポンプ機能はもたず、また、リンパ管に流れ込む

◎リンパ管のポンプ機能

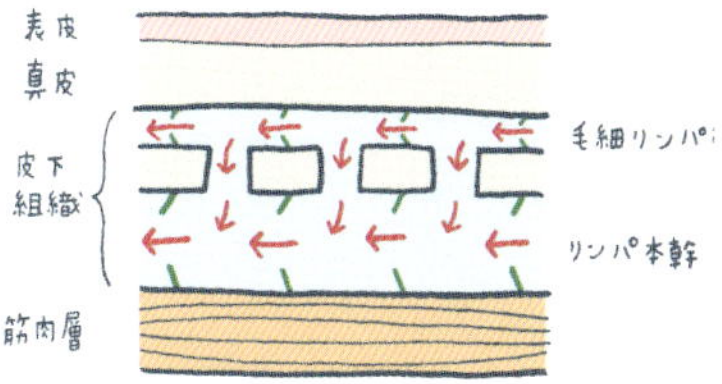

リンパ管には自発的に収縮するポンプ機能があり、その機能によってリンパ液に流れが生じる。

◎リンパは心臓に向かって一方通行

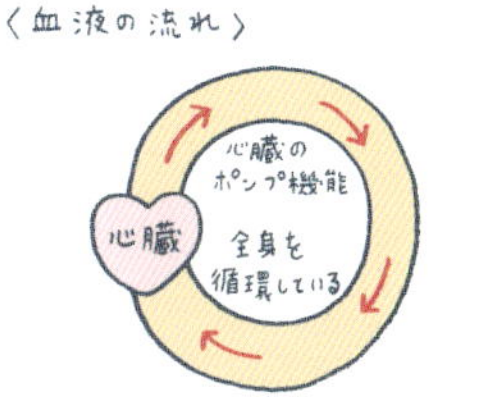

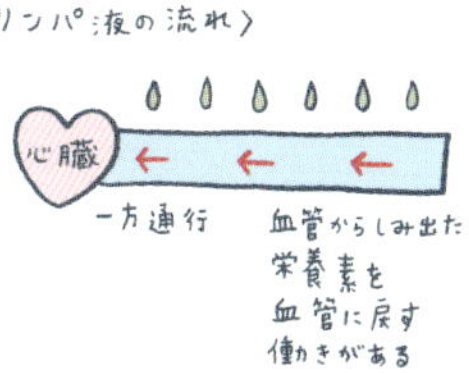

リンパ液自体も少ないため、リンパは血液と異なり、ゆっくり流れています。寝ている時は、リンパ管の自発的な小さなポンプ機能でもよいのですが、起きて活動している時は、リンパ管の周囲にある「筋肉」が重要なポンプの役割をしているわけです。

リンパの流れをよくし細胞を活性化

ふくらはぎなどの「むくみ」は、リンパ管に回収するはずの組織液が、回収されずに残っている状態です。「むくみ」を解消するには、体を動かして筋肉を伸縮させたり、リンパ管に外から圧力を加えたりして、滞ったリンパ液の流れをよくすればよいのです。

リンパ液の流れがよくなると、たんぱく質などの栄養素が細胞にいきわたり、臓器のはたらきが改善されるなど、新陳代謝がよくなります。ストレッチやリンパマッサージは、細胞レベルにまで働きかけて新陳代謝を促す、最高の健康美容施術なのです。

ツボは体のどこにあるの？

神経が集まる場所にツボはあります。ツボは神経の交差点。混雑しやすい神経を、ツボ押しで交通整理。

神経の集中する場所「神経の交差点」にツボはある

３０００以上もあるといわれる東洋医学から生まれたツボを、刺激すると、なぜ体の調子がよくなるのでしょうか。

体に関するすべての情報が集まってくる場所が「脳」です。そして、体に関する情報を脳に伝えるのが「神経」です。神経が正しく機能していれば、体の情報は脳にしっかり伝達されますが、肉体的、精神的な負荷により神経の流れが悪くなると、情報は脳に伝達されず、さまざまな不調を招くことになるのです。

「ツボ」はこの神経と密接な関係にあります。近年ではＷＨＯ（世界保健機関）が統一基準をまとめるなど、東洋医学からも、西洋医学の立場からもツボの効果が研究されてきました。その結果、「神経が集中する場所に、ツボがある」ことがわかってきたのです。

ツボを刺激すると、なぜ体の不調が改善されるのか、次のようにたとえてみましょう。

大都市の道路の交差点は、とても混雑しやすい場所です。ツボも同じで、神経が多く集まっている場所ほど、混雑して脳に送る情報が渋滞してしまい、その結果、さまざまな体の不調を呼び込んでしまうのです。

その神経の交通整理が、「ツボ押し」なのです。全身にはりめぐらされている神経の集中する場所——ツボを押すことで、神経の通りをよくし、体の機能を回復させることができるわけです。

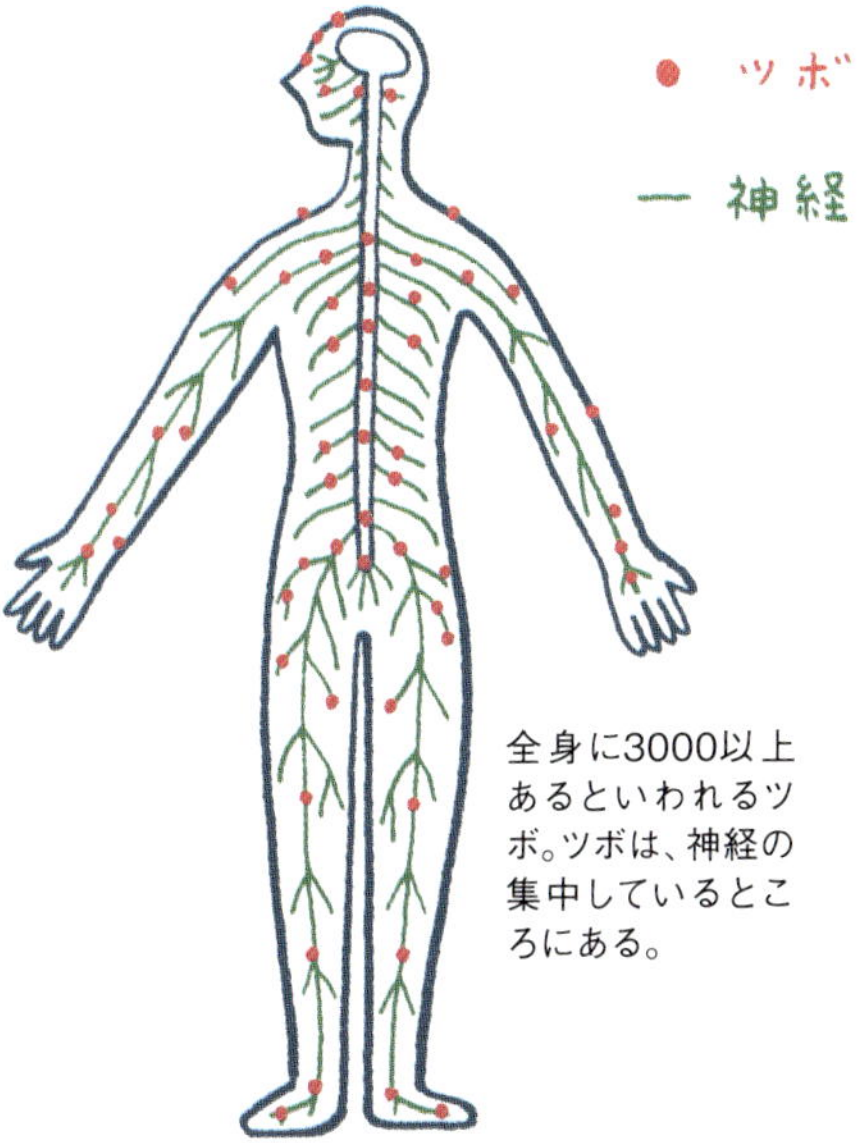

全身に3000以上あるといわれるツボ。ツボは、神経の集中しているところにある。

◎ツボ押しで神経の混雑を解消

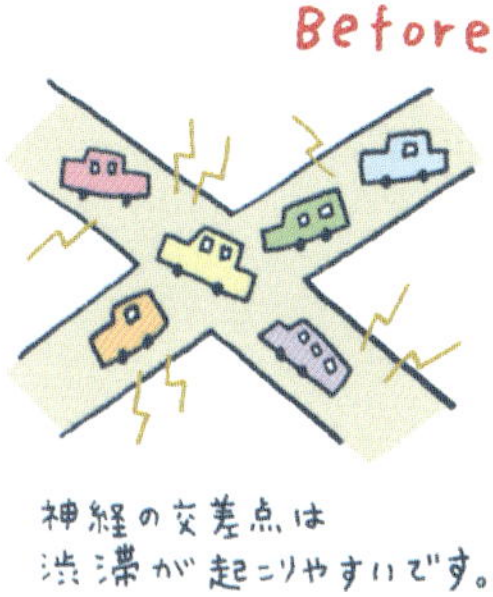

神経の交差点であるツボは、道路のように流れが滞りやすい。1か所が詰まると、全体の流れが悪くなり、不調を呼び込む。

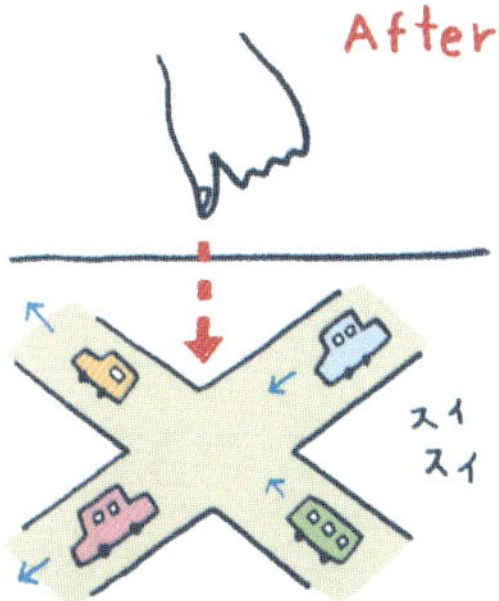

渋滞を解消するには、神経の交差点であるツボに刺激を与える。神経がスムースに通るようになり、体の不調をスッキリ解消。

◎主要ツボとリモコンツボ

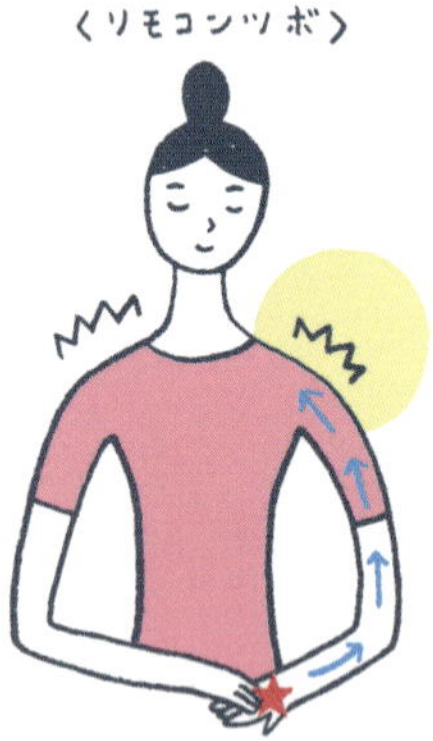

患部の状態が悪くて直接触れることができない時、押しづらい患部に効果を発揮。手足など比較的押しやすい部分にある。

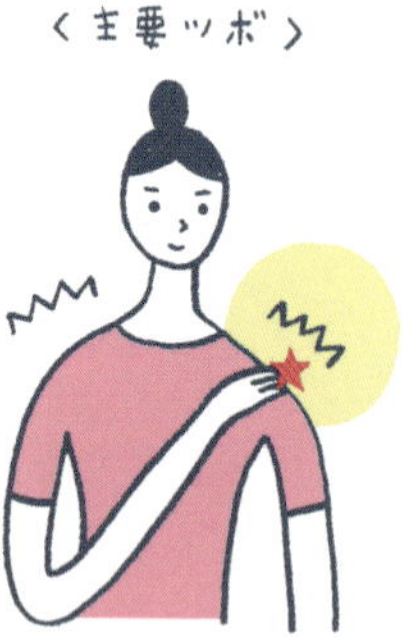

症状のある部分のツボを直接刺激するので、早く確実に高い効果が得られる。患部の状態を自分で確認しながら押せる。

「主要ツボ」と「リモコンツボ」

ツボは、大きく「主要ツボ」と「リモコンツボ」に分けられます。

主要ツボは、「肩が痛い」時には「肩のツボを押す」というように、症状の出ている部分に直接刺激を与える方法です。患部を直接押すことで、ダイレクトに神経に刺激を与えられるので、効果が早く出ます。

しかし、手が届かない場所のツボはどうしたらいいのか。そんな時に、効果を発揮するのが、リモコンツボです。

リモコンツボは、神経を介して、遠隔操作で患部に働きかける方法です。痛みや腫れなどが深刻で、患部に触れることができない時や、自分では押しづらい背中の痛みなどに効果を発揮します。このリモコンツボは、自分1人で押しやすい、たとえば手足などにあるツボを利用して、症状をやわらげます。

ツボ押しは東洋医学の神秘ではない

東洋医学のツボ押しは、西洋医学とは相反するものと思われがち。ツボ押しを、西洋医学の目から見てみましょう。

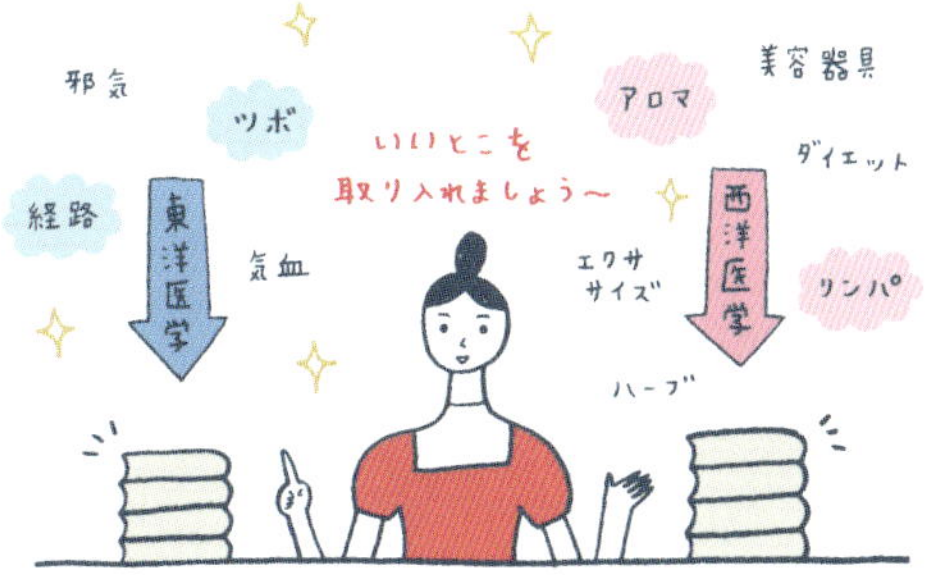

東洋医学を西洋医学に置き換えると…

東洋医学から発生したツボ押しの起源は、古代にまでさかのぼります。長い歴史の中で育まれてきた、神秘的な治療と思われがちです。しかし、現代の西洋医学の目で見ると、非常に科学的な治療法だということが見えてきます。

東洋医学の柱ともいえる「気」という概念。東洋医学では、〝生命エネルギー〟と言われるように、体内のすみずみに「気」がめぐっていることで健康が維持され、その反対に、「気」がめぐっていないと病気になると考えられています。これを西洋医学の目

◎ツボ押しは科学的な治療法

脳の中心にある視床下部《ししょうかぶ》からの指令が胃に届き、胃の働きが調整されて、痛みが緩和される。

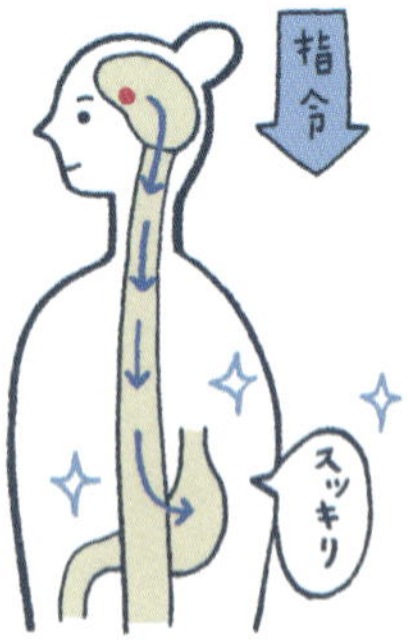

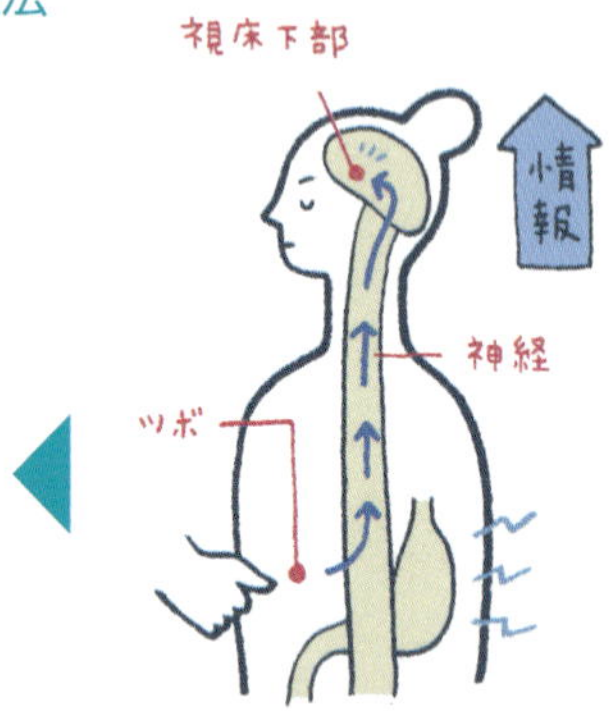

おなかのツボ「中脘」を刺激すると、情報が神経を通って脳に伝わり、視床下部に伝達される。

で見ると、この「気」を、「神経系や消化器系」として置き換えてみることができます。

たとえば、頭が痛かったり、おなかを壊した時に、「やる気」や「元気」は出ないでしょう。やはり、体の情報を伝える「神経」や栄養を消化しエネルギーをつくる「消化器」と「気」は、大いに関係があることがわかります。

「経絡《けいらく》」や「邪気《じゃき》」にあたるものとは？

「経絡」は「気」の通り道です。それぞれの要所に全部で14経あり、「気」の流れを調整しているのが「経穴」、いわゆる「ツボ」になります。

東洋医学では、「邪気」といわれる邪悪な気が体内に入り、「気」のめぐりが悪くなると病気になると考えられています。たとえば、「経絡」を神経やリンパの流れとして、「邪気」をばい菌やウイルスに置き換えてみると、理解しやすいでしょう。

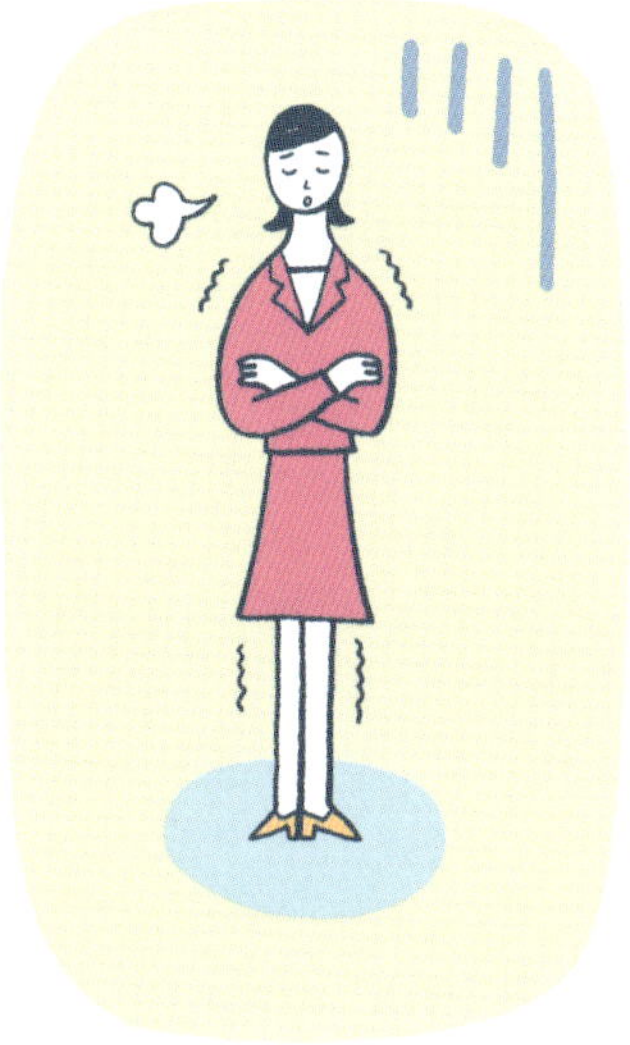

病気ではないからといって健康だとは限らない。病気に進行してしまう前の未病の段階で、ツボ押しを最大限活用して、症状の悪化を防ごう。

約3000年も前に「神経」や「脳のメカニズム」、目に見えない「ウイルス」の存在が明らかにされていない頃に「気」という言葉を使い、病気を治し、病気にならない「予防」を手に入れていたのですから、本当にすごい。

「未病《みびょう》」の段階でセルフケアを

「未病」とは、「病気の一歩手前」のこと。病院で検査を受けても異常はない。でも、なんとなく体調が悪い……。今は、大丈夫でもこうした状態を放っておくと、近い将来、病気に進んでしまうかもしれません。

東洋医学には、未病の段階で体のケアをし、病気を未然に防ぐ、という基本的な考え方があります。その未病に対する最高の処方箋が、「ツボ押し」なのです。

人間はもともと、体の不調を治そうとする力が備わっています。つまりツボ押しは、「自然治癒力」を活かすことができる、一番のセルフケアでもあります。

もっとキレイになる
処方箋 ①

マッサージ効果を高める3つのヒント

マッサージを始めるために、こんな準備をしておきましょう。リンパマッサージ&ツボ押しの効果を驚くほど高めます。

1 リラックスが大切

リラックスした状態で行なうのが、マッサージ&ツボ押しの基本です。リラックスして副交感神経にスイッチが入ると、それだけで血管やリンパ管がゆるみ、流れもよくなるからです。

2 バスタイムを利用

お風呂に入っているときは、体が温まり、筋肉がほぐれ、副交感神経のスイッチが入ったリラックス状態にあります。今日からさっそく、お風呂タイムに、リンパマッサージ&ツボ押しを。

3 ケアした後は白湯《さゆ》を飲む

マッサージを終えたら、水分を補給。マッサージ&ツボ押しをすると、体内の毒素や老廃物が排出されやすくなります。水分を摂ると、尿や汗として排出する機能を高めてくれるのです。水分は白湯(ぬるめのお湯)か、常温に戻した水にすること。冷たい水は、必要以上に胃液を分泌させ、また、胃を冷やしてしまうからです。

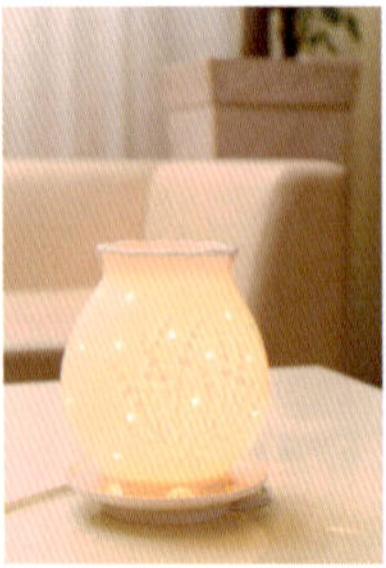
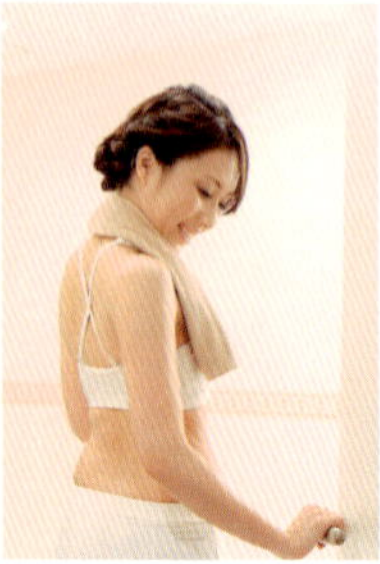
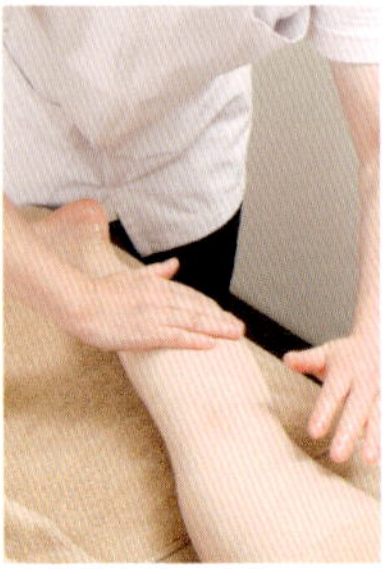

Chapter 2

基本のテクニック

まずは、正しいリンパマッサージの仕方と、
正しいツボの押し方をレッスンしましょう。
医学的な知識と長年の経験を基にした
正しいセルフケアのテクニックをお教えします。

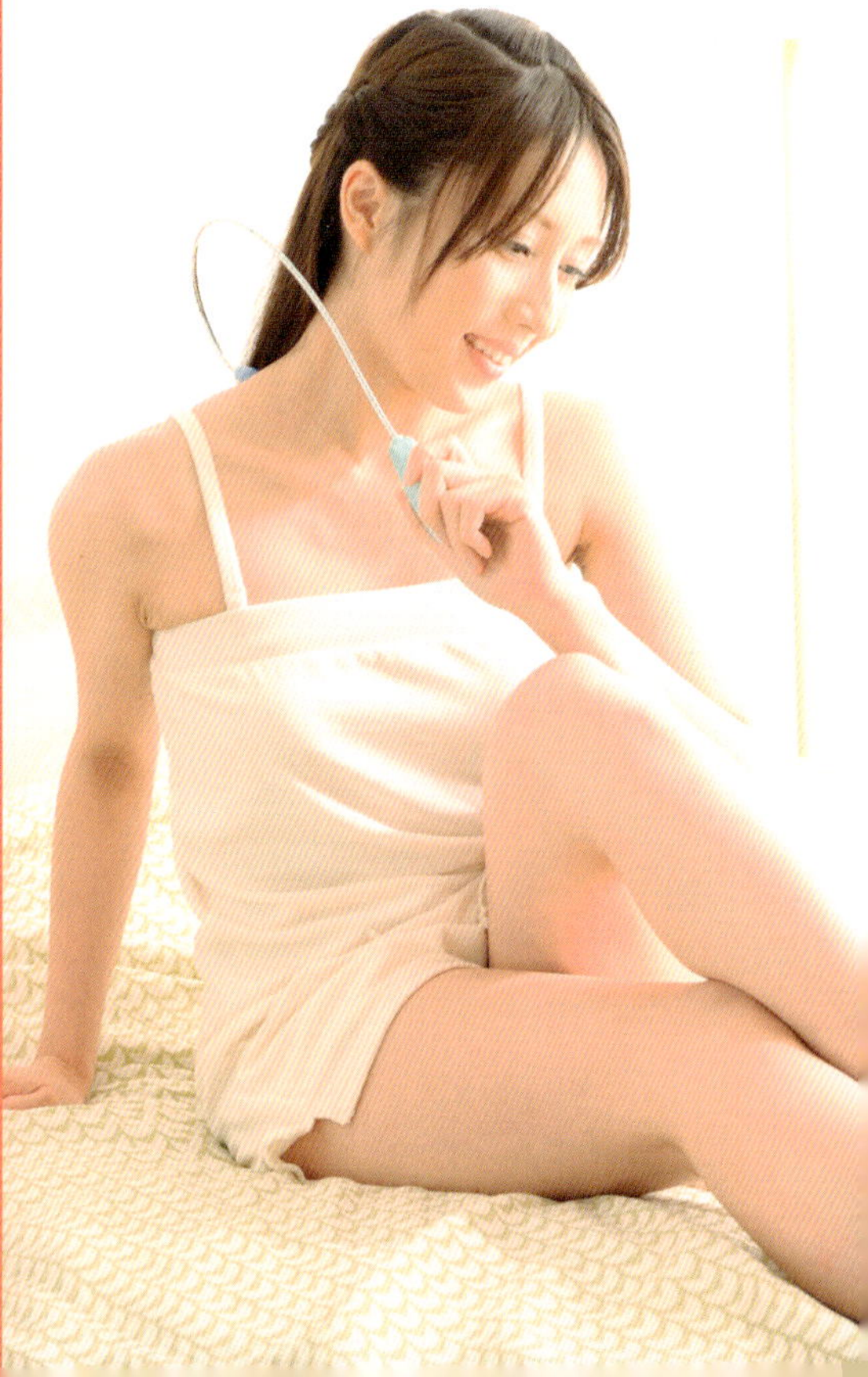

「ツボ押し」と「リンパマッサージ」の効果

ツボ押しやリンパマッサージ、リンパストレッチは、手軽なセルフケアです。正しいやり方を覚えて、健康で美しい体を手に入れましょう。

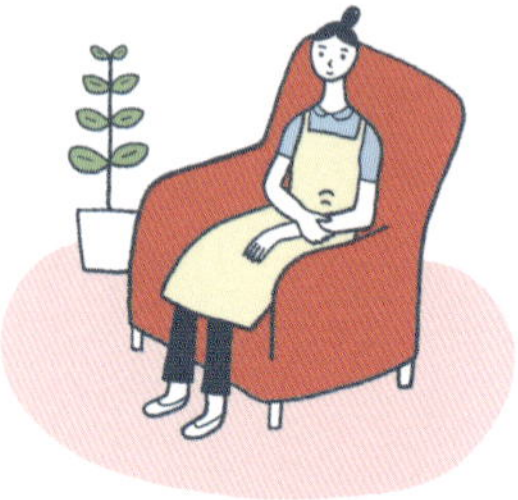

ツボ押しは自律神経に働きかける

「ツボ押し」は、主に働きかける神経は「自律神経」です。

自律神経は、自分の意識と関係なく働く神経で、内臓や血管などの働きを制御し、体内の環境を整える役割を担っています。つまり、心臓の鼓動や呼吸、血液の循環、食物の消化、体温調整、新陳代謝など、生命活動のすべてを司っているのです。

ツボ押しは、その自律神経に作用して体の各器官の働きを調整し、健全な状態へと導きます。また、脳内の自律神経を司っている「視床下部」も刺激します。その結果、神経伝達物質の分泌に作用するので、過剰な興奮や抑うつ感などを軽減するセロトニンなどが、安定して分泌されることにつながります。

ツボとリンパをケアすれば相乗効果がある

リンパに働きかける「マッサージ」や

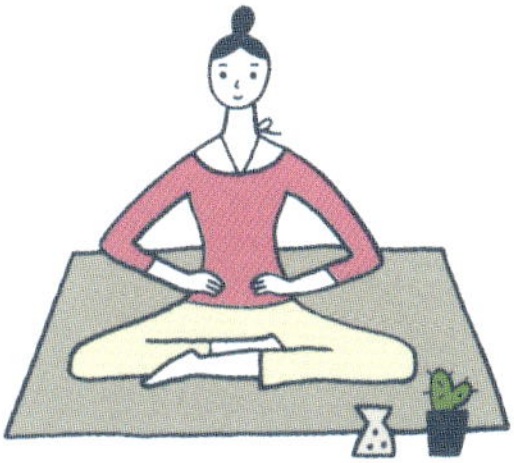

「ストレッチ」は、自律神経に働きかける「ツボ押し」とはまったく違う施術です。2つを合わせて行うと相乗効果が得られます。ツボ押しは、神経の渋滞を緩和し、リンパマッサージは、老廃物の排出を促進。つまり、ツボとリンパへの施術を組み合わせることで、体調を整える効果はさらに大きくなり、より美しい体を手に入れることができるでしょう。

セルフケアの基本を覚える

本書で紹介しているのはすべて、「セルフケア」ですが、大切なのは、リンパマッサージでもツボ押しでも、正しい施術の仕方を知っておくことです。

正しい「位置」に、正しい「角度」「圧力」で、ツボとリンパにハンドケアを施すことで、得られる効果は大です。

リラックスして始めよう

セルフケアを行なう際は、心身ともにリラックスするのが基本。緊張して筋肉がこわばってしまったら、ツボ押しやマッサージの効果が半減してしまうからです。

体が疲れてガチガチの時は、ウォーミングアップが必要。まず、全身をリラックスさせる「リンパマッサージ」を。血行をよくして、体がリラックス状態になってから、本書で紹介している症状別のセルフケアを試してみてください。

リラックスという点からみても、「ホームケア」は有効です。自分の「ホーム」、わが家ほどリラックスできる場所はないのですから。

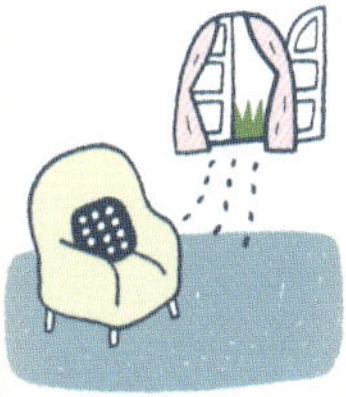

正しいツボの見つけ方

ツボは、数多くの神経が集まっているところ。神経は骨の近くを通っているので、「骨」をたどっていくと、ツボの位置はすぐに見つかります。

1

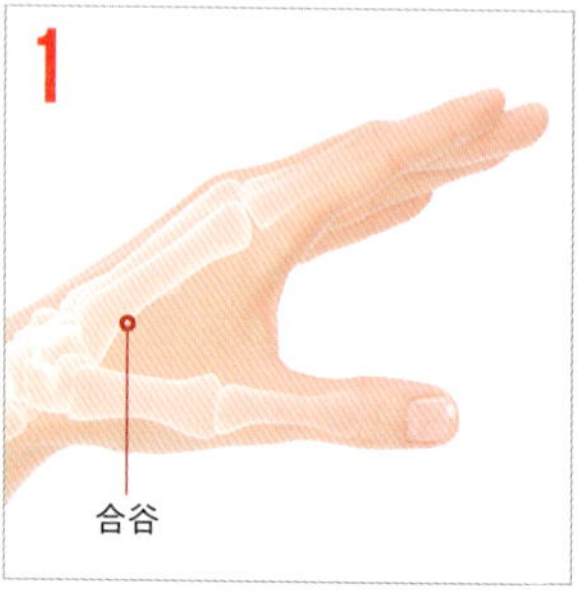

目印となる骨を探そう

たとえば、手の甲にある万能ツボ「合《ごう》谷《こく》」を探す時の目印は親指と人差し指の骨。

2

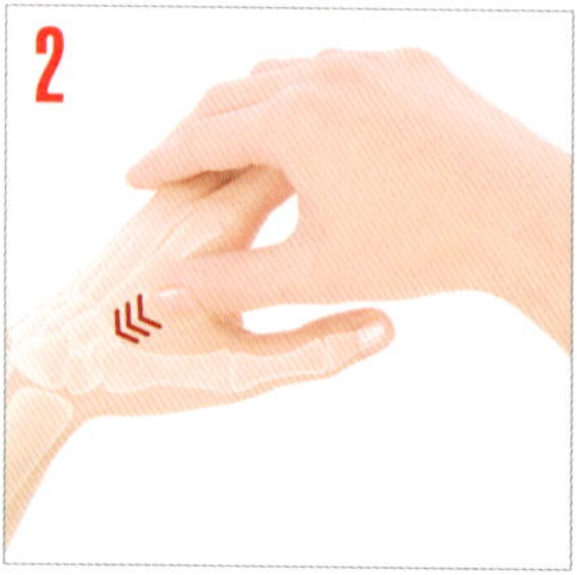

骨をたどり、ツボを見つける

親指と人差し指の骨が接している付け根を探る。人差し指側の骨のキワ、ややくぼんだ部分が「合谷」。

重要なのは「位置」と「角度」

ツボを見つける時に、目印は「骨」です。「ツボ」は、数多くの神経が集まっている神経の交差点。それらの神経は骨の近くを通っていることが多いので、「骨」をたどっていくと、神経の集まるツボの「位置」にたどりつくのです。

ツボの位置が見つかったら、押してみましょう。ただし、押しただけでは完全とはいえません。重要なのは「押す角度」

ツボの位置の計り方

ツボの位置は自分の指の横幅を基準にします。

1 指幅1本分
親指(第一関節)の横幅が目安。

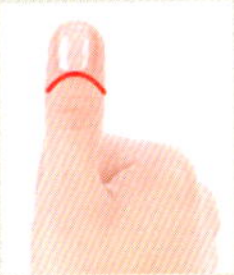

2 指幅2本分
人差し指、中指を並べた横幅が目安。

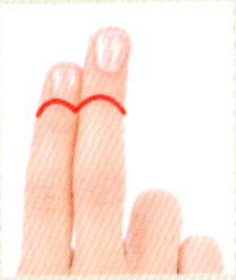

3 指幅3本分
人差し指と中指、薬指を並べた横幅が目安。

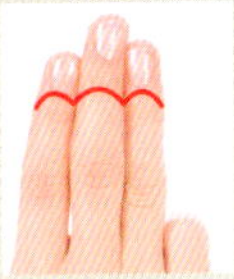

4 指幅4本分
人差し指から小指までを並べた横幅が目安。

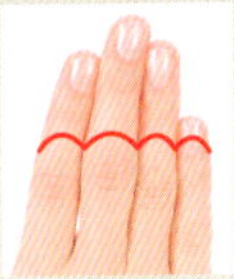

3

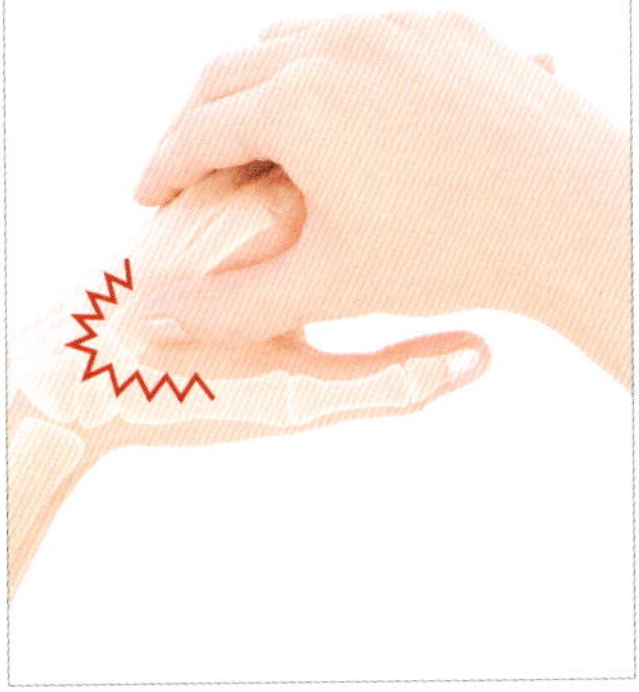

押してみて、ツーンとくる角度を見つける

骨の内側に指を入れ、押し上げるように押す。ツーンとくる角度を見つけよう。

です。ツボの位置に指を当て、骨のキワに指を押し込み、そこから押し上げるように押すのです。ツーンとくるような、イタ気持ちいい感じがあれば、それが正しい「角度」です。

　正しいツボの「位置」が見つかり、正しい「角度」で押された時、ツボは最大の効果を発揮します。

正しいツボの押し方

ツボを押す時は、力加減と回数、呼吸法にも注意。
押す時も戻す時も、ゆっくり行なえば、効力はより大きく！

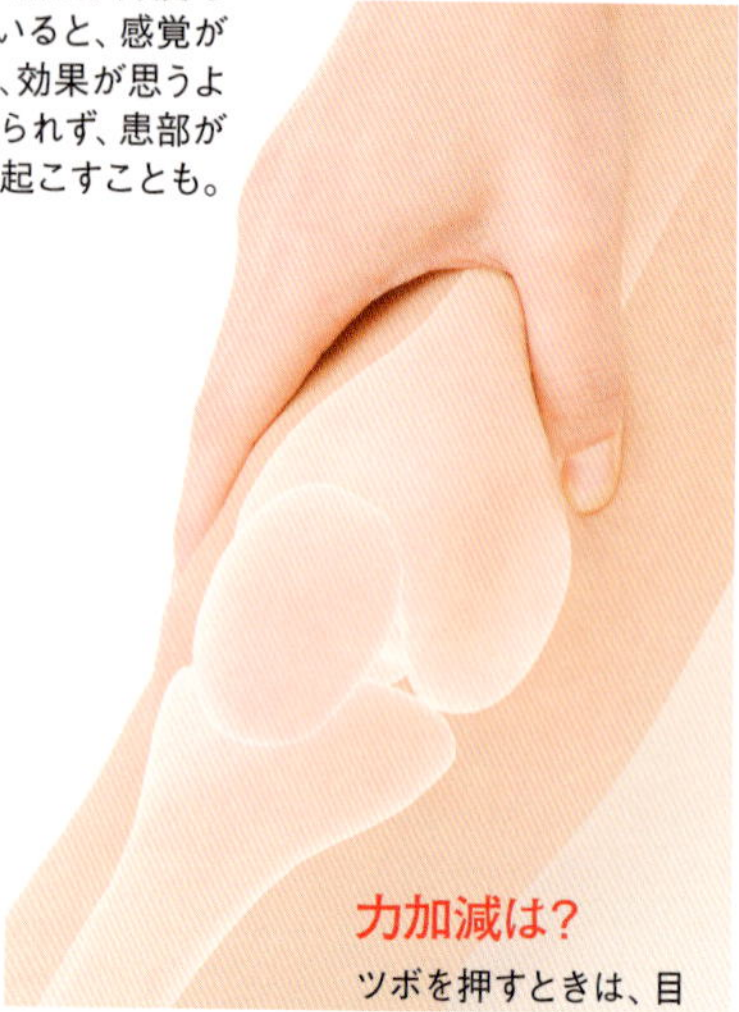

力加減は？

ツボを押すときは、目的に応じて力の入れ方を変えましょう。

回数は？

1つのツボを2～3回押す

ツボは、2～3回押すのが目安。何度も押していると、感覚が麻痺し、効果が思うように得られず、患部が炎症を起こすことも。

ツボは強く押すほど効く？

「ツボは、強く押すほど効く」と思いがちですが、これは大きな間違い。

ツボは、自分が「気持ちいい」と感じる強さで押すこと。痛いほうが効きそうだからと、強く押すのは逆効果。筋肉が緊張して固くなってはツボに届きません。そればかりか、患部に炎症を起こし（「もみ返し」の状態）、さらに悪化してしまうことも。強い力は必要ないのです。

ゆっくり、正しい呼吸法で

リラックス押しの時は、「ゆっくり」押し、1から5までカウントしたら、同じスピードで「ゆっくり」と戻します。いきなり押したり離したりすると、かえって筋肉が緊張して固くなってしまいます。

「押す」時には「息を吐き」、「戻す」時には「息を吸う」。この呼吸法を取り入れると、効果的。

押す時に息を吐くのは、副交感神経が優位になって体の力が抜け、筋肉がゆるんでツボが入りやすくなるから。スッキリ押しの時は、「イタ気持ちいい」レベルで。それぞれ5秒間キープ。

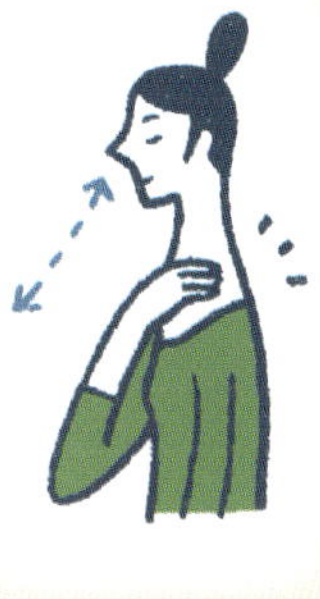

リラックス押し

疲れた時はリラックス押し。押して「気持ちいい」と感じるくらいの、軽めの圧で。

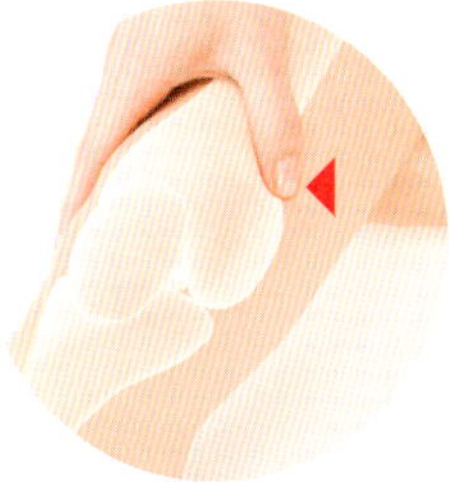

スッキリ押し

痛みやこりにはスッキリ押し。「イタ気持ちいい」と感じるくらいまで、やや強めに。

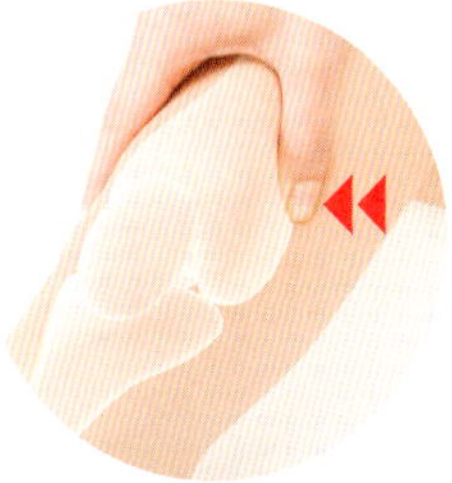

目的によって押し方を変えよう

では、ツボはどのくらいの強さで押すのがいいのでしょう。強さによって、効果は違ってくるのです。

疲れやだるい時はリラックス押し。押して気持ちよさを感じる軽めの圧で。

痛みやこりの時にはスッキリ押しを。「イタ気持ちいい」と感じるくらいまで。

正しいリンパマッサージのやり方

リンパ管は、鎖骨からみぞおちのあたりまで続く左リンパ本幹（胸管）につながります。マッサージをする時は、リンパの流れを意識し、鎖骨に向けて行ないましょう。

リンパマッサージの基本

手と指の使い方

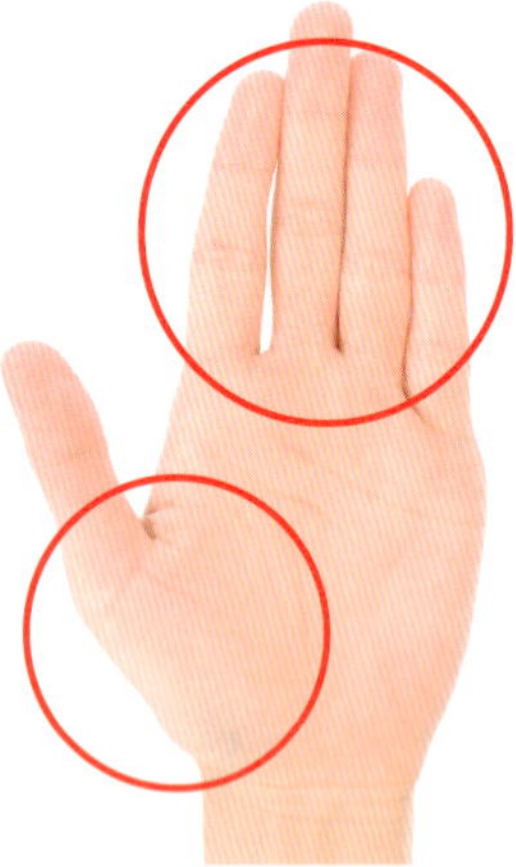

腹部や太ももなど、広い範囲をマッサージする時は、手のひらと指全体を使って、大きな円を描くように。

腕やふくらはぎなどは、手で包むように握り、外側に向け、らせん状にマッサージを。

顔や首、鎖骨、溝やくぼみなどの狭い範囲は、指を2～4本そろえてマッサージします。小さな円を描きながらマッサージするのも効果的。

やさしいタッチで

毛細リンパ管は、とても繊細。マッサージする時は、常にやさしいタッチで。

圧力は約2mm

皮膚の上から2mmほどの圧で毛細リンパ管に刺激が加わります。

マッサージやストレッチでリンパの流れをよくする

体中にあるリンパ管を巡ったリンパ液は、主要なリンパ節を通り、体内深部にあるリンパ本幹（胸管）に入り、最後には首の付け根（頸静脈角）から静脈に合流し、心臓へと戻ります。

マッサージやストレッチなどは、このリンパの流れをよくすることが目的です。滞ったり、機能が不完全な場所のリンパの流れをよくし、最終的に心臓へ戻

ウォーミングアップの方法

「鎖骨のリンパ」はリンパ液の集合地点

全身のリンパ液が集まるのが、「鎖骨のリンパ」です。ここから、静脈に合流し、心臓へと戻っていきます。

施術前に必ず「鎖骨のリンパ」をマッサージ

鎖骨のくぼみに指2本くらいを当て、鎖骨の内側をさするようにマッサージしていきます。左右同様に。

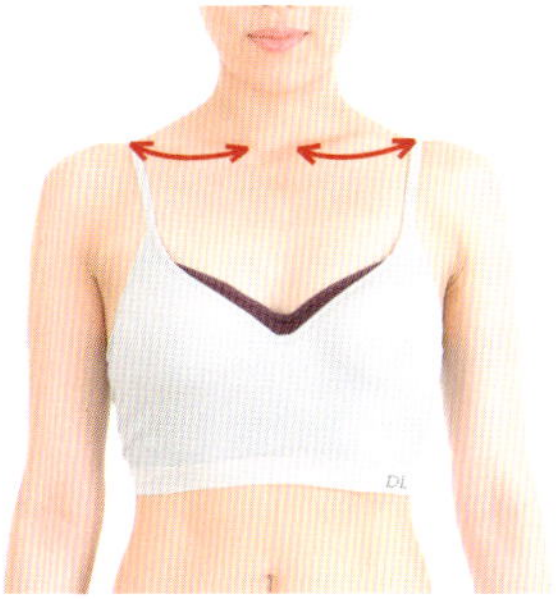

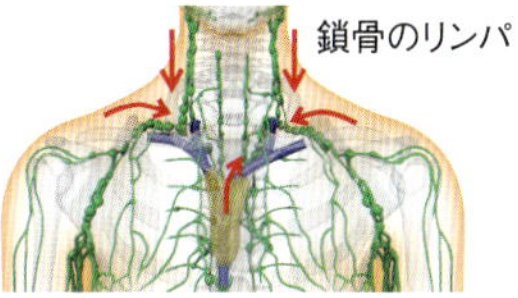

せるように、全身のリンパの流れをイメージしながら行ないます。

リンパの流れをイメージしながら行う

リンパは、体の部位によって流れが異なるので、ケアしたい場所ごとに、流れを知っておくこと。ふくらはぎがむくんでいるからといって、ふくらはぎだけをマッサージしても、誘導先である太もものつけ根のリンパ節が滞っていれば、リンパ液は流れません。最初に誘導先のリンパ液の流れをよくしておきましょう。

最初に鎖骨のリンパを流しておこう

特に重要なのは、体内を巡った各部のリンパ液が集合する左リンパ本幹（胸管）です。みぞおち辺りから鎖骨まで続いています。この胸管で集められたリンパ液が左鎖骨の下にある静脈に入り、心臓へと戻ってくる経路です。最初に「鎖骨のリンパ」の流れをよくし、全身のリンパ液を吸い上げる力を強めておくと、マッサージやストレッチは効果的です。とくに鎖骨の左側は、全身のリンパの排出部になっている最重要箇所です。

セルフケアを始める前に注意しておきたいこと

この本では、私の経験を基に、リンパマッサージとツボ押しのメソッドを症例別に紹介しています。セルフケアには、いくつか注意点があります。

- 体と手は、清潔にしてマッサージを。
- マッサージ中や、その後には水分を補給しましょう。
- 体調の悪い時、病気やケガがある場合、疲れが激しい時などは控えるように。
- 飲酒後は控えるように。
- 皮膚に傷やしっしんなどがある場合は、患部に触れないようにするか中止。
- マッサージをしても気持ちいいと感じない時、改善がみられない時は専門家に相談を。

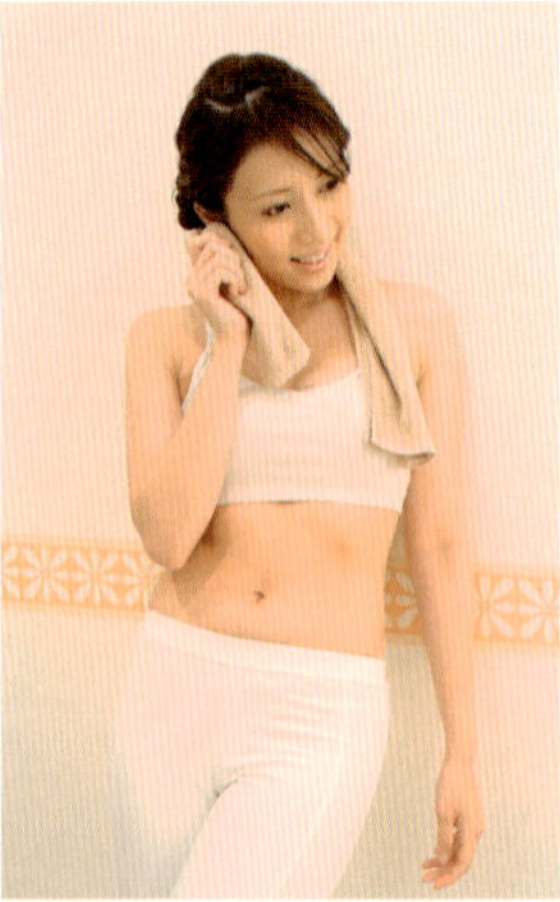

難しく考えることはありません。リンパマッサージもツボ押しも、「気持ちいい」と感じるなら体が求めているのです。体調が悪い時は、とてもそんな気分にはなれないもの。体も分かっているのです。

「気持ちいい」「体の調子がよくなってきた」と感じたら、それがセルフケアがうまくいっているサイン。自分の体の声に耳を澄ますことが、よりよいセルフケアを行なうコツなのです。

Chapter 3

疲れ・不調をすっきり！

疲れやだるさは、
体が発するSOSのサインです。
悪化して痛みや病気に進まないよう、
このケアメニューで、
体のベクトルを「健康」に向かわせましょう。

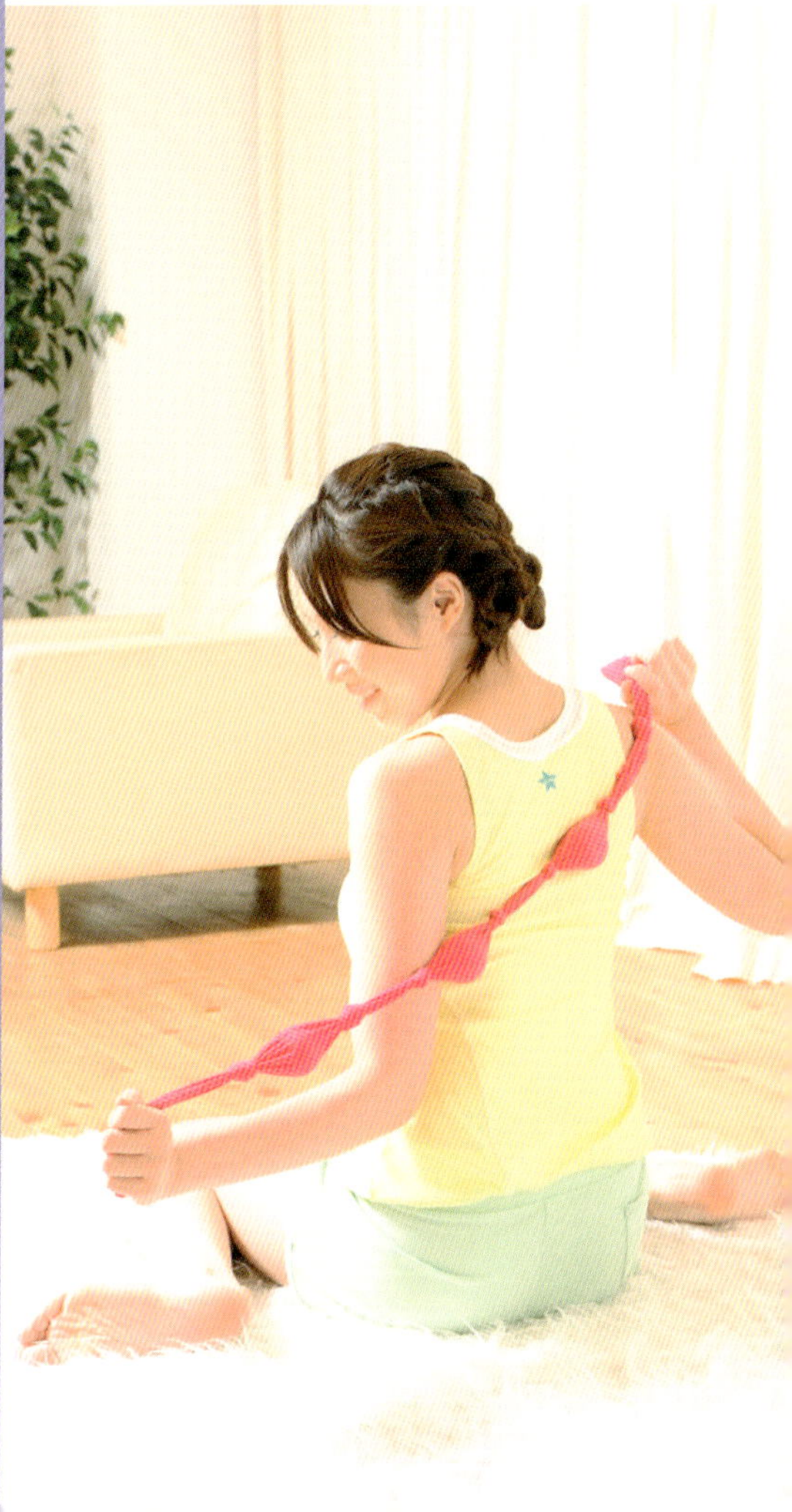

全身のだるさ

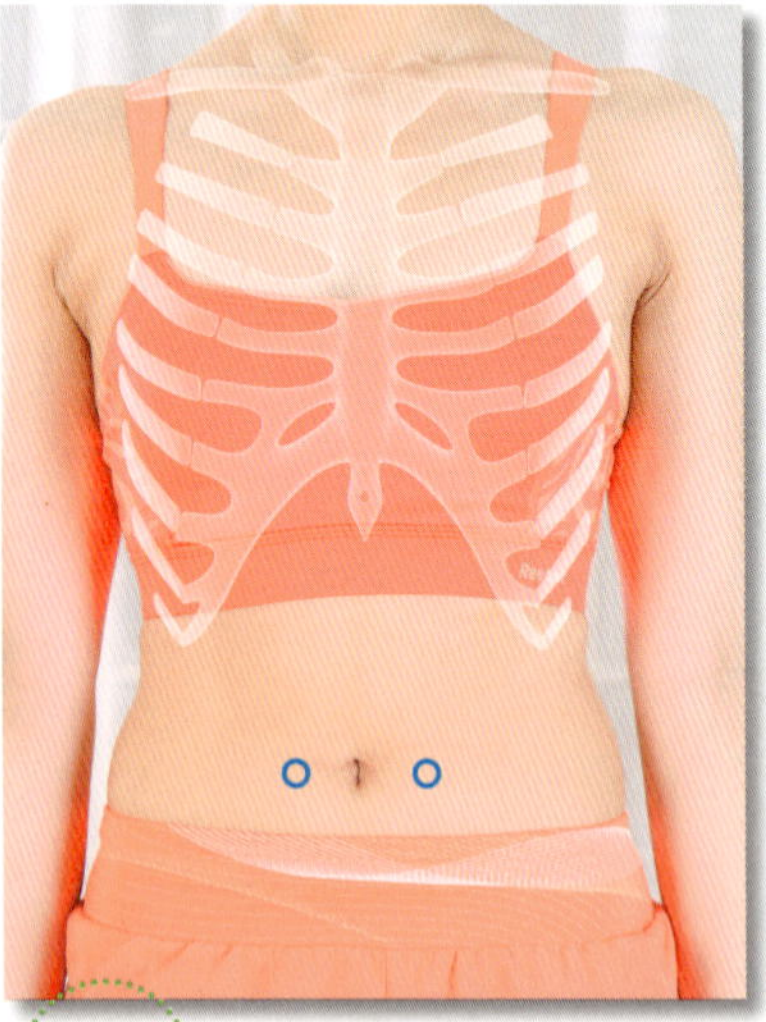

ツボ

天枢《てんすう》

自律神経の集まる太陽神経叢《たいようしんけいそう》にあるツボ。腸の働きを整えるとともに、自律神経を活発にする。

3〜5回押す

おなかのあたり一帯を垂直に押すだけでもOK。自律神経が安定してくる。

ツボの見つけ方

おへそを中心に、人差し指を当て、左右真横に指幅3本分を測る。

ツボ押しのコツ

ツボの位置に中指の腹を当て、体の中心に向かってゆっくり押す。両手で左右同時に押そう。

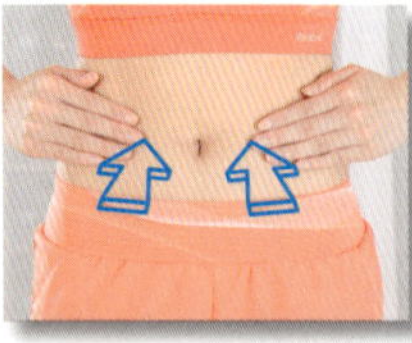

リンパの流れをよくして体をすっきりさせよう

全身のだるさを感じる時におすすめなツボが天枢《てんすう》です。腹部に位置する太陽神経叢《たいようしんけいそう》の近くにあるツボで、自律神経に働きかけるので、気分をシャキッとさせ、心身ともに活力が湧いてきます。

おなかは、自律神経ばかりでなく、毛細リンパ管の集合地帯でもあります。とくに下半身の毛細リンパ管は、足先からひざ、太もも、腰と、合流しながら、集まってくる重要な場所です。だるさを感じる時には、特に

リンパマッサージ

おなかのリンパをマッサージ

マッサージのコツ

腸のなかには、たくさんの毛細リンパ管とリンパ節がある。特に腹部は下腹部の内臓からのリンパ液が集まっている、非常に重要な場所。マッサージは、手を密着させ、やさしく圧をかけるイメージで。

左右 各20回

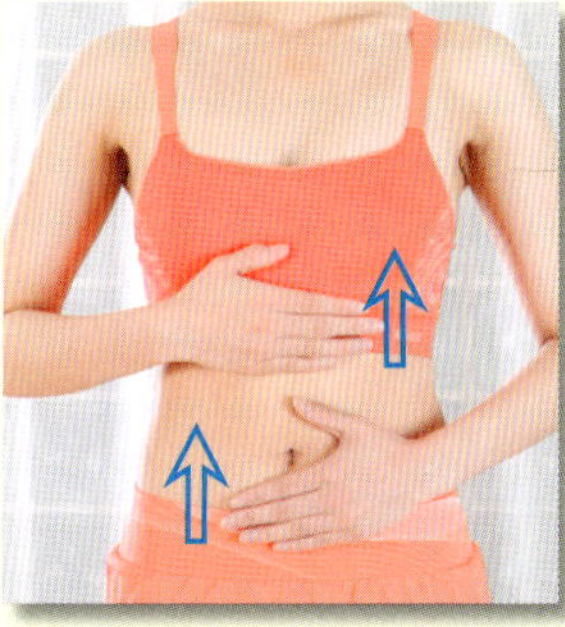

1 手のひらをおへそのあたりに置き、みぞおちのあたりに向かい、下から上へ流すように、やさしくマッサージしよう。

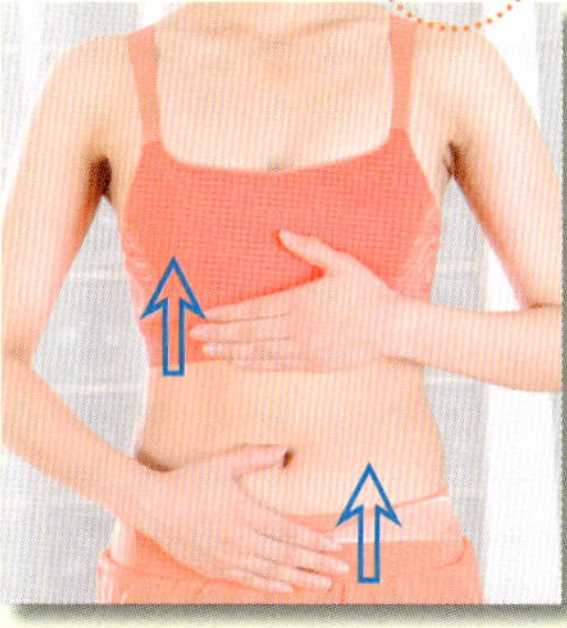

2 「天枢」のツボを通過するようにマッサージを。下から胸腺に向けて、まっすぐ上げ、流していくイメージで。

腰から下が重く、動く気になれないのでは？　これは、リンパが停滞しているから。「おなかのリンパマッサージ」で、下半身のリンパの流れがよくなり、体全体がすっきりしてきます。

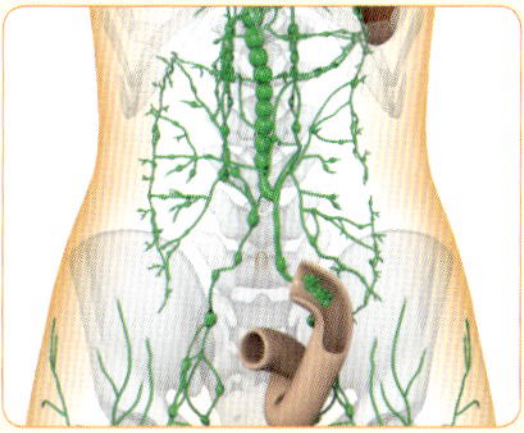

おなかのリンパ　おなかのまわりはリンパが密集。毛細リンパ管は、内臓の中にもある。

肩こり

リンパマッサージ

肩のリンパをストレッチ

マッサージのコツ

肩をぐーっと縮め、ストンと落とす。その後で、肩をぐるぐる回そう。肩まわりのリンパと筋肉のこりをほぐすストレッチになる。

左右各5回

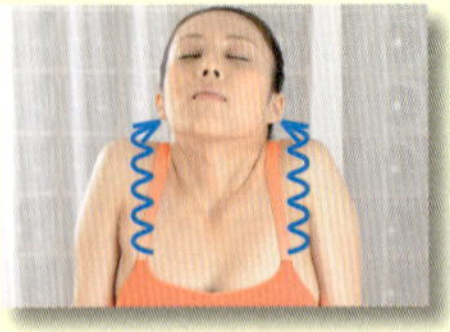

1 椅子に座り、両方の肩をぐっと上げ、縮めるような姿勢を5秒くらいとろう。

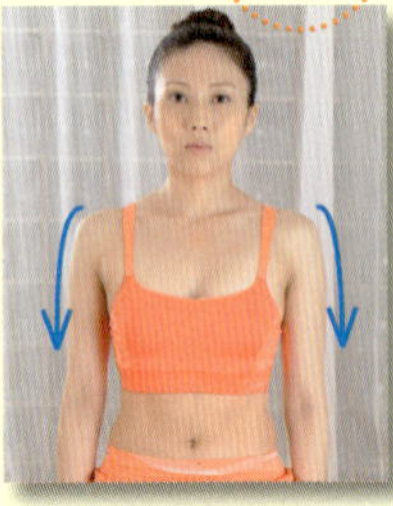

2 縮めた肩を、一気にストンと落とす。縮めた肩をゆるめるイメージで。1と2の動作をセットで5回繰り返す。

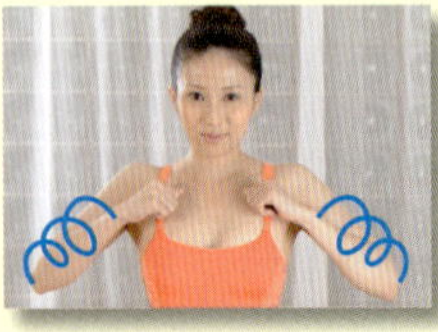

3 腕を曲げて、肩をぐるぐる回してみよう。前に5回、後ろに5回くらい。

肩はリンパ液が集まる重要ポイント

デスクワークなど、同じ姿勢でいると、肩の真上にある僧帽《そうぼう》筋《きん》が緊張し、張りを感じるのが肩こりです。

肩こりには、肩の筋肉の緊張状態をほぐし、リンパの流れもよくする、「肩のリンパストレッチ」がおすすめ。肩のまわりは、心臓へ流れる動脈、静脈、そしてリンパが集まっているエリアです。全身のリンパが集まるので、この部分をほぐすことが重要。肩の筋肉といっしょに、「鎖骨のリンパ」の流れもよくしましょう。

肩のリンパストレッチをして、筋肉がほぐれたところで、肩井《けんせい》を押せば、ツボの効果が倍増。「肩井」は、肩を直接刺激してこりをほぐすツボ。見つけやすく、押しやすい。

ツボ

肩井《けんせい》

自律神経の集まる太陽神経叢《たいようしんけいそう》にあるツボ。腸の働きを整えるとともに、自律神経を活発にする。

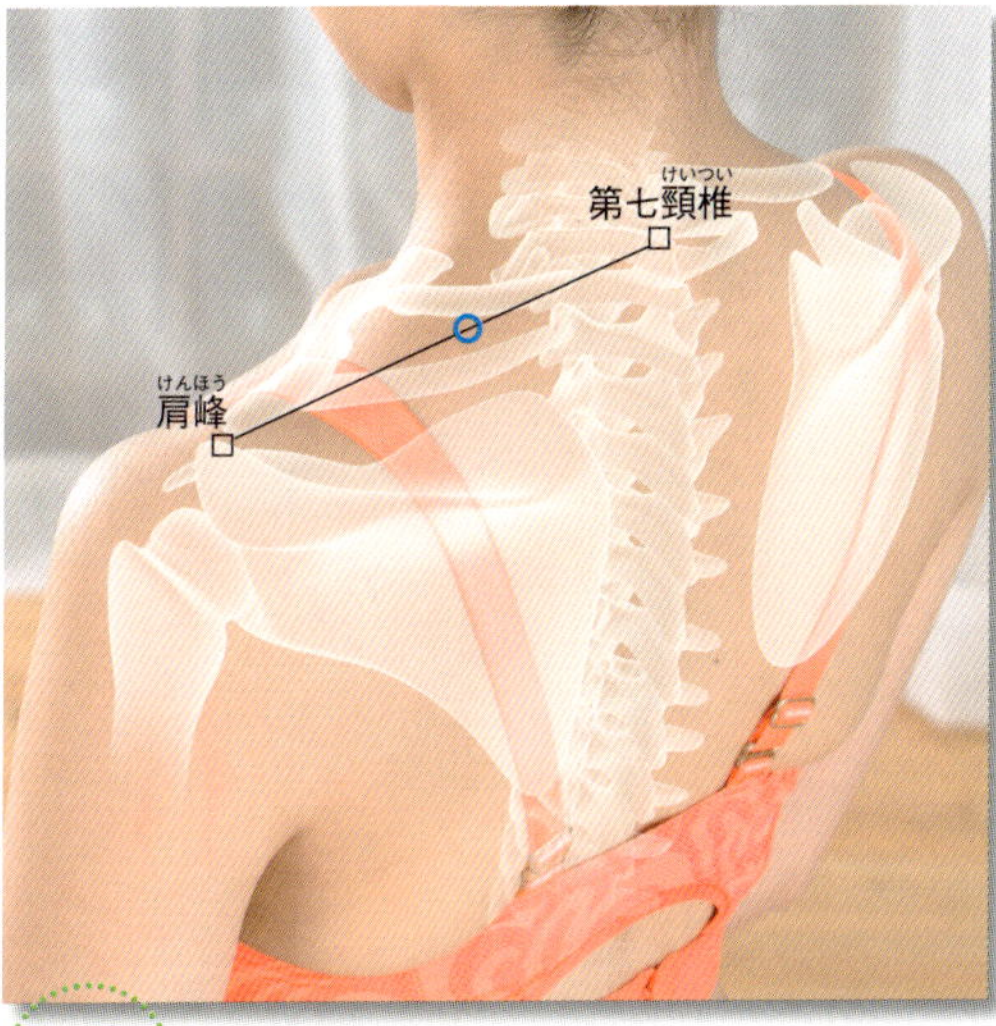

3〜5回押す イタ気持ちいいくらいの強さで、約5秒間押す。周辺を押すだけでも、リラクゼーション効果あり。

ツボの見つけ方

第七頸椎(頭を前に倒すと出てくる骨)と、肩先にある「肩峰」を結んだ線の真ん中。または、手をクロスして反対側の肩に自然に置いた時、中指が当たるあたり。

ツボ押しのコツ

中指をツボの位置に当て、皮膚に垂直に押す。押しながら首を左右に動かすと効果的。

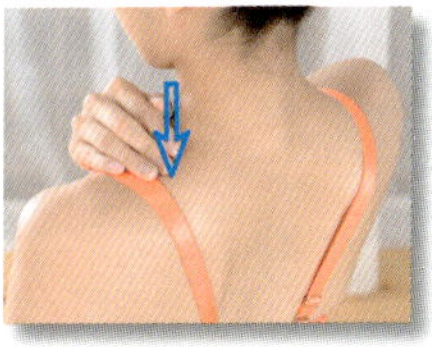

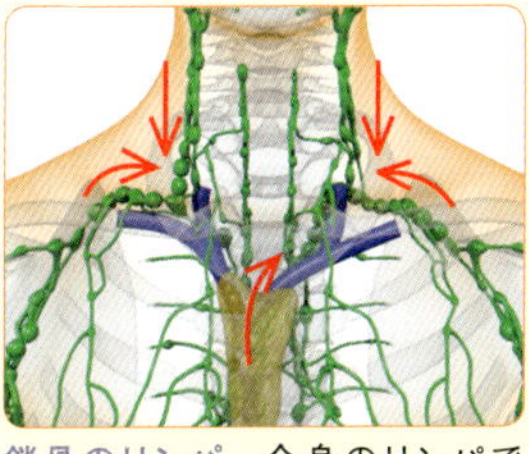

鎖骨のリンパ　全身のリンパでもっとも大切なのが、全身のリンパ液が集まる、この「鎖骨のリンパ」。

首のこり

リンパマッサージ

首のリンパを前に、後ろに

マッサージのコツ

首を前後左右に動かすことでリンパの流れをよくするマッサージ。ゆっくりと動かして、首のこりをほぐしていく。

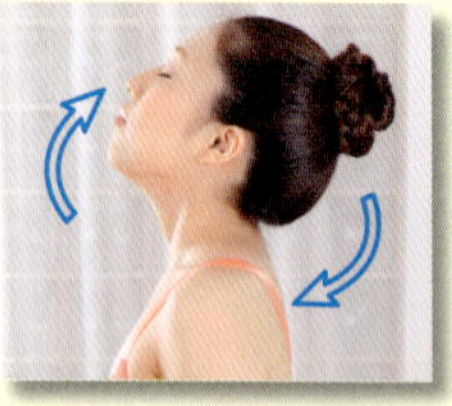

1 ゆっくり後ろ側へ倒していく。首の後ろの筋肉を縮める感じで。

左右各3回

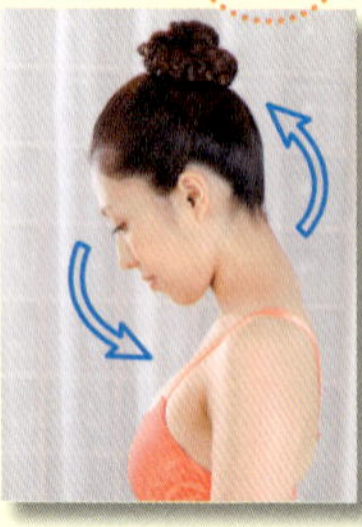

2 今度は、首の後ろ側の筋肉をゆっくり伸ばしていく感じで。

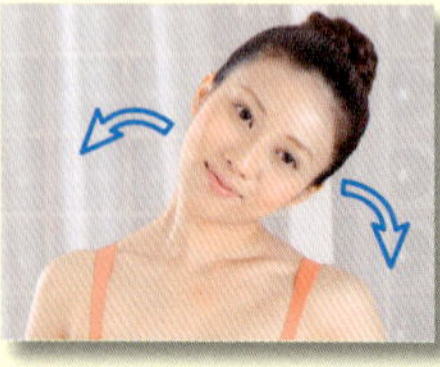

3 首を、ゆっくりと左右に動かそう。左右の首の筋肉を伸ばすように、3回ずつ。

筋肉・血管にも作用するリンパストレッチ

頭の重さは、成人男性で約4〜5キロ、女性で3〜4キロあります。それだけの重さを支える首は、肩と同じくこりやすい場所。「首のリンパストレッチ」で、筋肉・血管・リンパをほぐしてから、ツボを押すとよい。

首のリンパ節あたりは、頭や顔のリンパが集まってくる場所。「鎖骨のリンパ」のマッサージ（47ページ）といっしょに行なえば、リンパの流れは、より活発になります。

天容《てんよう》は、自律神経に働きかけ

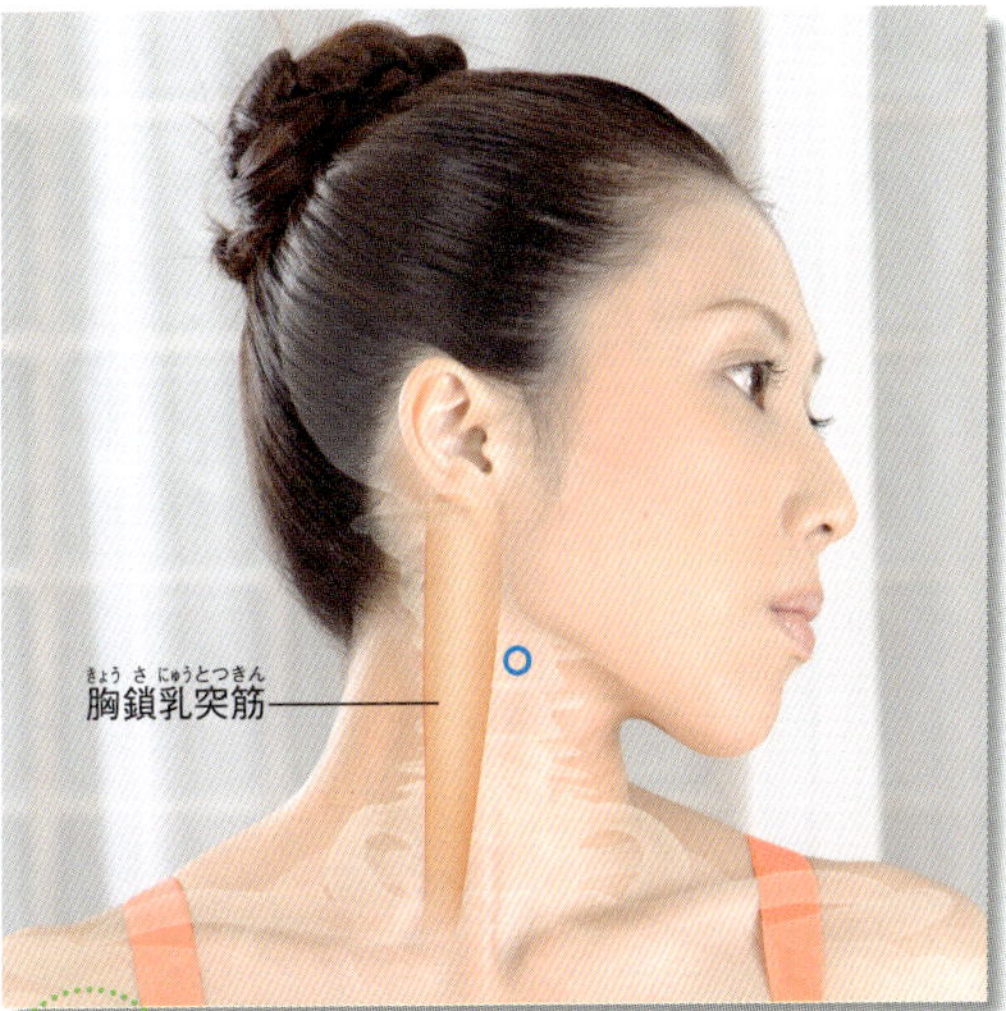

ツボ

天容《てんよう》

自律神経の乱れを安定させ、気持ちをリラックスさせてくれるツボ。ストレス解消にも効果がある。

3〜5回押す

真横に向けない時は、このツボのまわりがこっているという証拠。痛みが激しい時は、ツボ周辺をさするだけでもいい。

ツボの見つけ方

耳の下から首筋に走る太い筋肉（胸鎖乳突筋）の前側のキワ、首を横に向けると筋肉が浮き出てきて、見つけやすい。

ツボ押しのコツ

中指をくぼみに引っかけ、後ろから前へ押し出す。左右同様に。

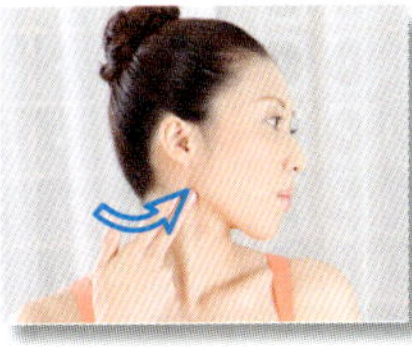

るツボで、精神を安定させる効果もあります。習慣的にツボを押していると、肩や首のこりの予防にもなります。

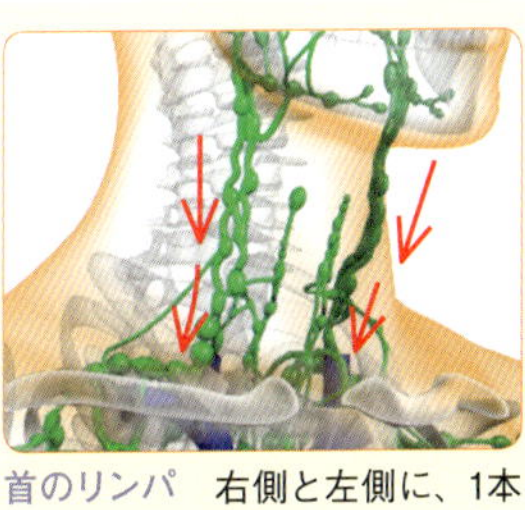

首のリンパ　右側と左側に、1本ずつリンパ本幹があり、このリンパは鎖骨下静脈に注いでいる。

足のむくみ

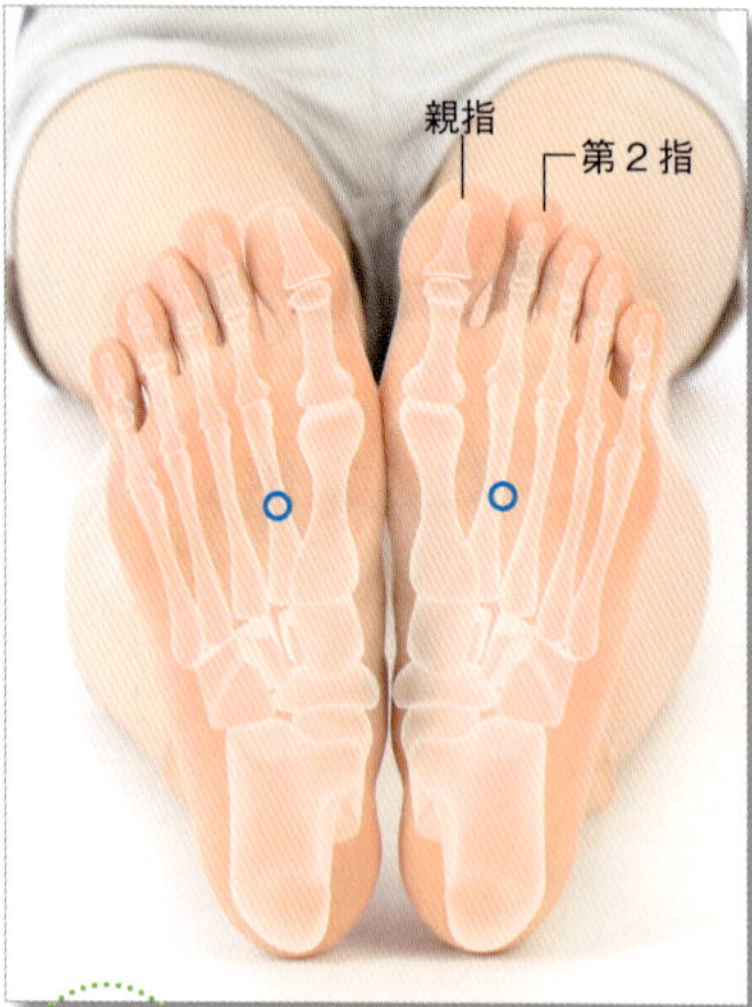

ツボ

湧泉《ゆうせん》

エネルギーが湧き出て全身の疲労を回復させるツボ。新陳代謝を促し、血行をよくする。

3~5回押す

体調を整え、精神を安定させる。ツボ周辺をマッサージしても効果がある。

ツボの見つけ方

足の第2指の骨をかかと側にたどり、少しくぼんだところ。

ツボ押しのコツ

親指の腹をツボに当て、くぼみの縁を足先に向かって押し上げる。左右同様に。

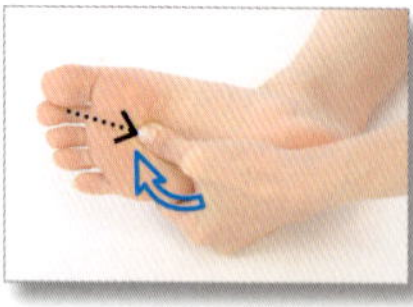

皮下にたまった余分な水分をすっきり

体内の古い水分は、静脈やリンパ管に吸収され、汗や尿となって体外に排出されます。むくみは、血液やリンパの流れが滞り、余分な水分が回収されず、皮下にたまった状態。最もむくみやすいのが、ふくらはぎです。

長時間立っていたりして、足がむくんでいる時には、湧泉《ゆうせん》を押しましょう。これは、足裏にある「万能ツボ」で、水分の代謝や血行をよくし、疲れやだるさが解消。ほかに、「水分《すいぶん》」「三《さん》陰交《いんこう》」「足《あし》の三里《さんり》」などのツボ

リンパマッサージ

足首からふくらはぎをマッサージ

マッサージのコツ

ひざの裏側に、「膝窩《しっか》リンパ節」がある。足首からふくらはぎを、下から上へ、このリンパ節に流していく。足のむくみを感じたら着衣の上からさするだけでもすっきりする。

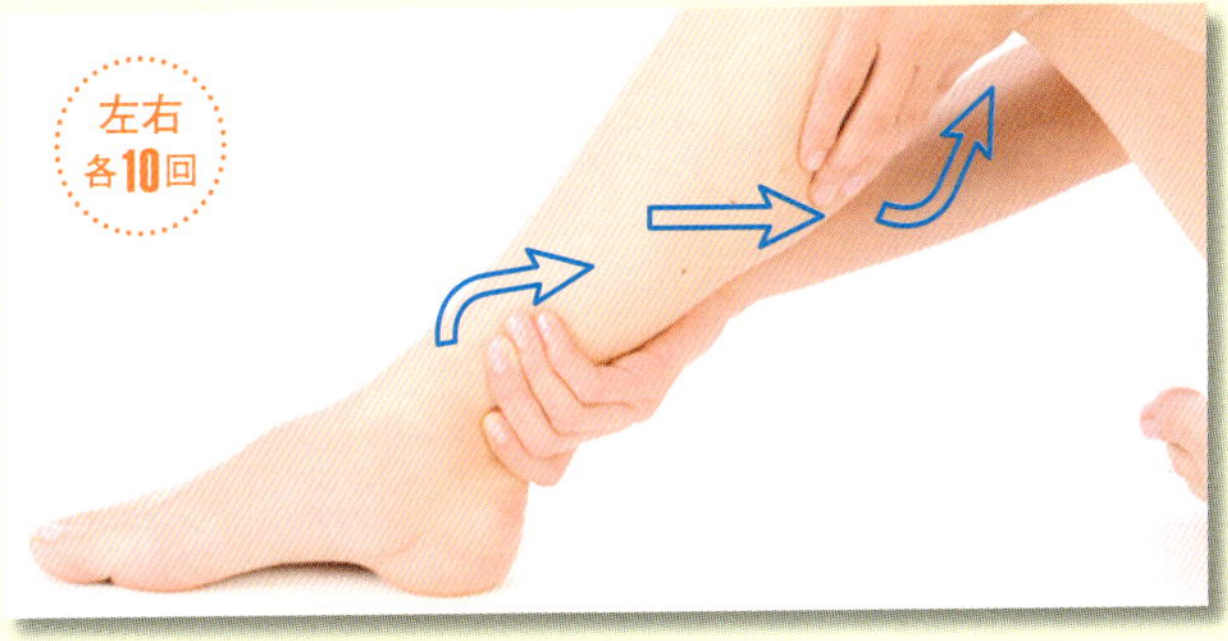

足首からふくらはぎにかけてマッサージ。
あまり強く圧をかけず、やさしく流すイメージで。

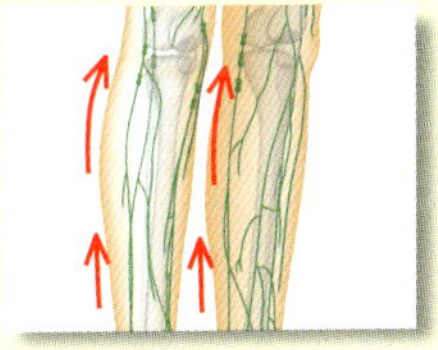

ひざ裏のリンパ
ひざの裏側には、「膝窩《しっか》リンパ節」がある。ここに流していくイメージでマッサージしよう。

も有効です。

むくみの解消には、「足のリンパマッサージ」も効果的。足首からふくらはぎ、ふくらはぎから太ももへとマッサージし、リンパの流れをよくすれば、すっきりします。

リンパのツボ話

靴の選び方

足がむくむ原因は靴にもある。「足は第二の心臓」というが、足首を動かすことでリンパのポンプ機能を果たしている。靴を選ぶ時は、足首がよく動く、やわらかい靴底の靴を選ぶとよい。

腰のだるさ

リンパマッサージ

腰の筋肉をほぐす

マッサージのコツ

腰をいっぱいにまで縮める、伸ばすを交互に行なう、腰のリンパストレッチ。腰・おなかまわりのリンパの流れがよくなり、だるさを軽減。

前後 各3セット

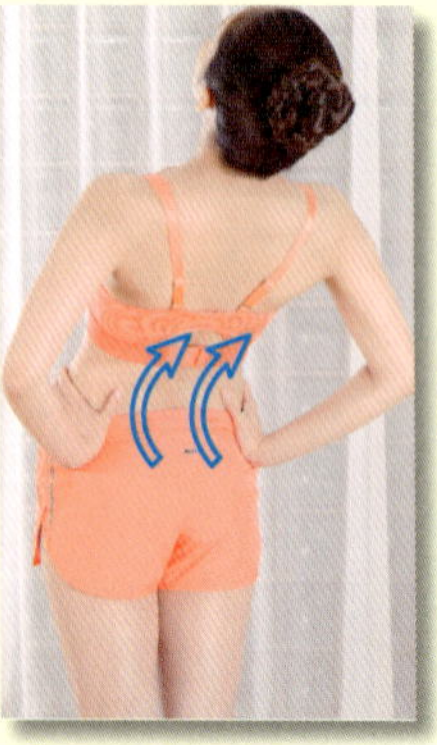

1 腰に手を当て、おへそを前に突き出すように、後ろに反らします。腰の筋肉を意識しながら。

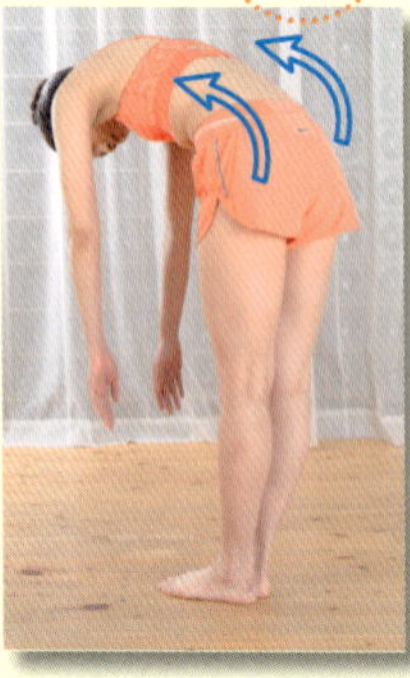

2 両手を下げて、腰の筋肉を伸ばしきる感じで深くおじぎをする。その後、手をブランブランと動かそう。

背中や腰にもリンパはある

腰がだる重く感じるのは、背中やお尻、太ももの裏、ふくらはぎなどの筋肉が固くなっていることも原因のひとつ。

まず、ツボ押しの前に、「腰のリンパストレッチ」を。腰から背中を縮めたり伸ばしたりすることで、リンパの流れや血行がよくなり、だるさが軽減。同時に、骨盤のゆがみも修正します。

腰・背中がやわらかくなったら、志《し》室《しつ》を押しましょう。腎臓の働きを活発にするツボで、肩

ツボ

志《し》室《しつ》

「志室」とは志の室（＝部屋）という意味で、精気を蓄える場所。腎臓の働きをよくし、慢性的な疲労を軽減する。

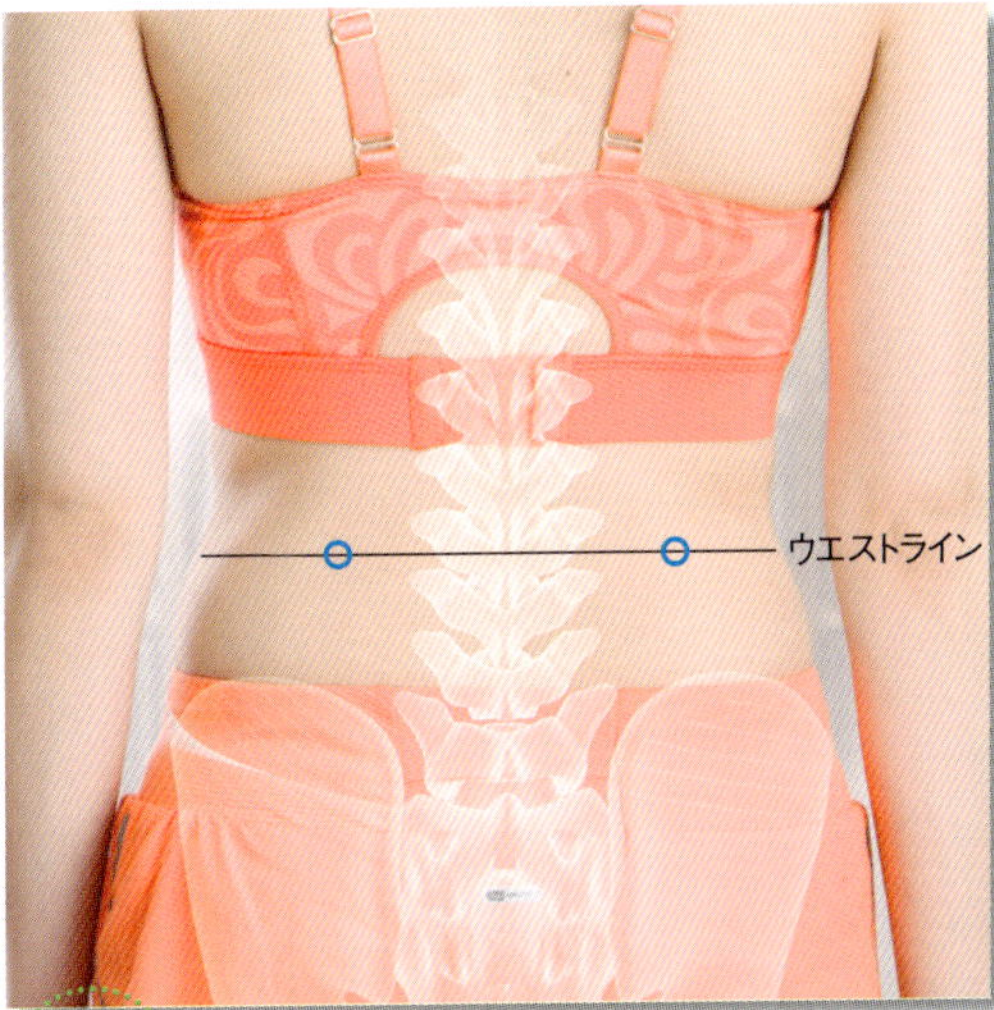

3～5回押す

腰痛にも効く、特効ツボ。ツボ周辺をマッサージしておくと、腰痛の予防にもなる。

ツボの見つけ方

ウエストライン上で、背骨から指幅4本分離れたところ。

ツボ押しのコツ

親指の腹をツボに当て、体の中心に向かって押す。腰を反らせると力が入りやすい。

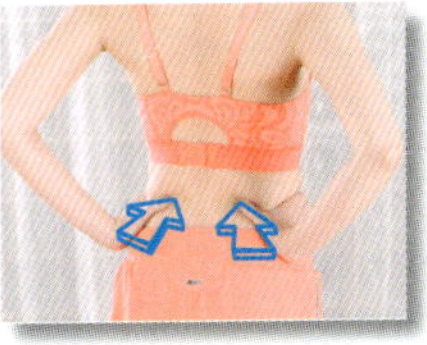

の張り、生理痛などにも効果的。シャワーやドライヤーを当てたり、周辺をカイロなどで温めるだけでもよい。

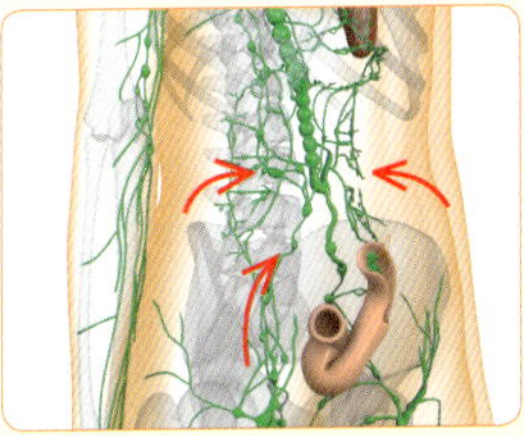

腰のリンパ　腰リンパ節があり、腹腔内臓器からのリンパ液が集まってくる。

頭の疲れ

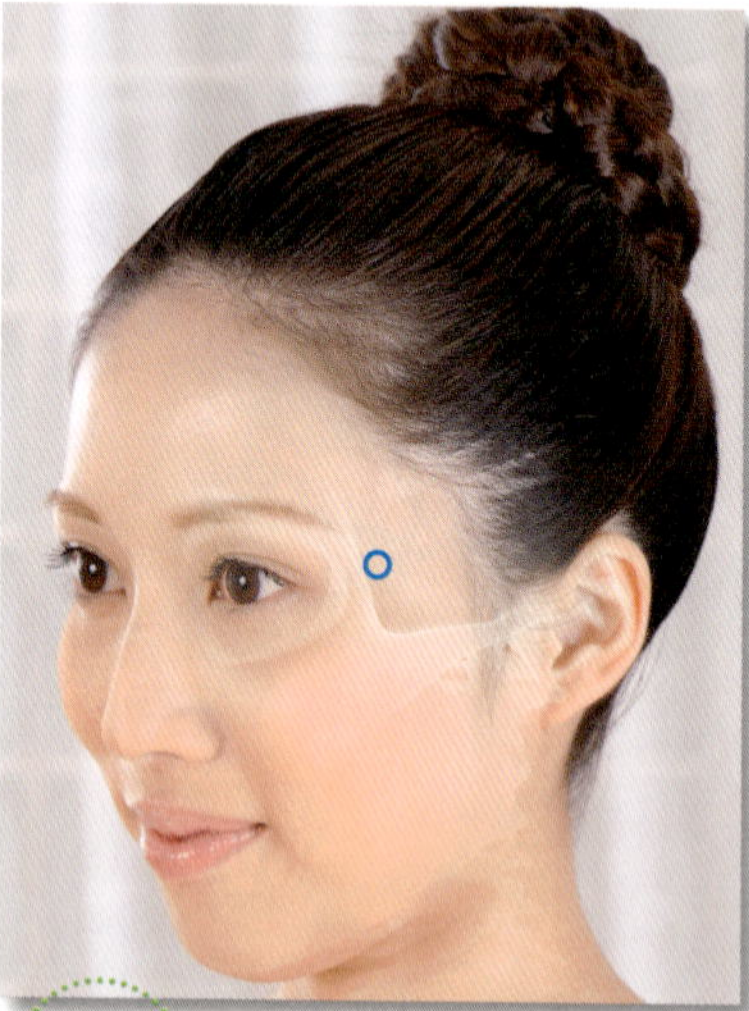

ツボ

太陽《たいよう》

「太陽」とは、元気にあふれている場所。眼精疲労や目の充血、側頭部のトラブルに効き目がある。

3〜5回押す

「太陽」のツボは押し方と角度を覚えると、ツーンとくる感覚が得られる。すっきり晴れやかな気分に。

ツボの見つけ方

こめかみのやや目尻寄りのくぼみ。こめかみから、目尻まで骨に沿って指を滑らせていくと見つかる。

ツボ押しのコツ

中指の腹をツボに当て、なかにじんわり響かせるように、眉間に向けて押すイメージ。左右同時に。

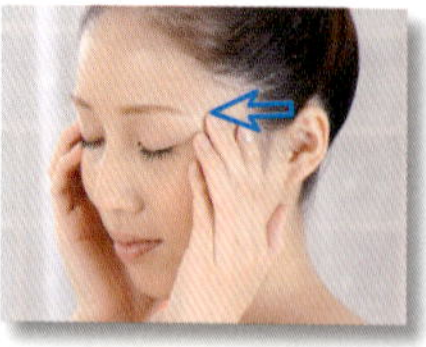

頭と首の血行をよくし、脳の疲れを残さない

「頭の疲れ」とは、脳を使いすぎたり、ストレスなどによる、精神の疲れをいいます。自律神経に働きかけることができるツボ押しは、この神経系の疲れに効果的。

太陽《たいよう》は、眼精疲労や頭全体のトラブルに有効なツボ。脳が疲れた時に起こる目の疲れや、頭のだるさなどをやわらげます。

頭にもリンパ管が通っています。「首のリンパマッサージ」で頭と首にあるリンパの流れをよくすることで、頭の血行がよ

リンパマッサージ

首の筋肉をほぐす

マッサージのコツ

頭部に通っているリンパ管が集まる「首のリンパ」をマッサージ。後頭部に集中するリンパの流れがよくなり、神経の疲れを緩和する。

10回

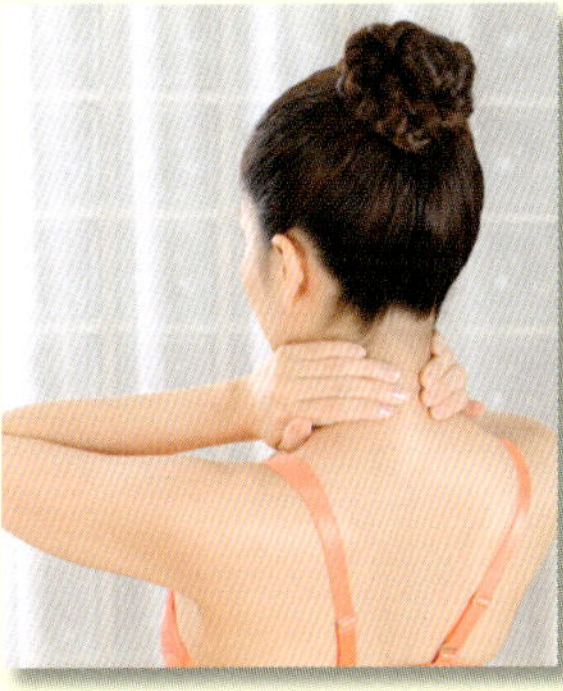

1 首の後ろに両手を当て、後ろから前へこするように、マッサージしよう。

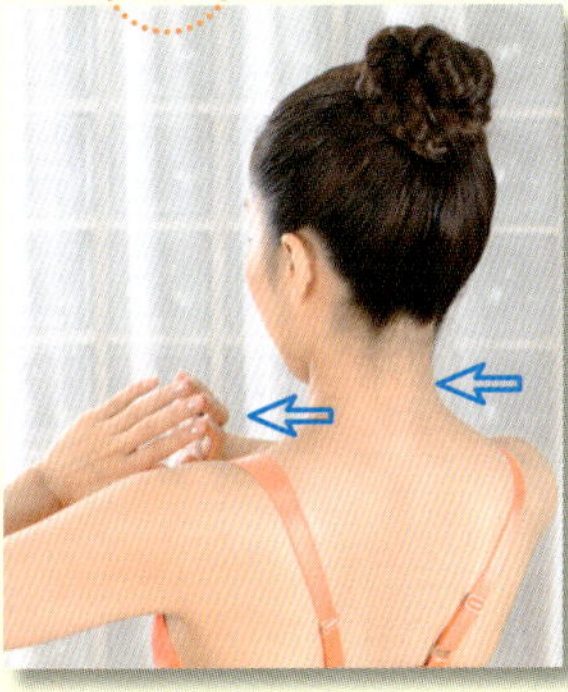

2 首のあたりまできたら、手を前に向けて離そう。

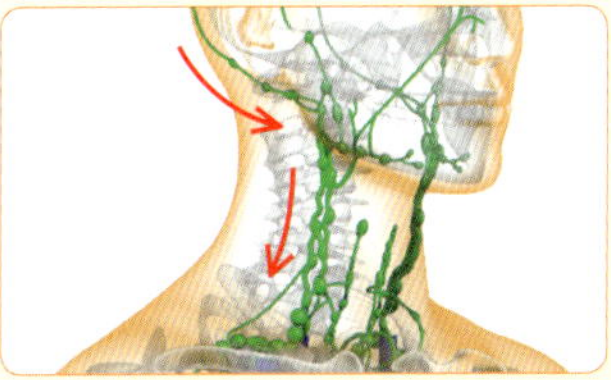

首のうしろのリンパ　後頭部には、頸椎領域の頸リンパ節、耳下腺リンパ節などがある。頭部深層には、咽頭、喉頭、気管などから排出されるリンパ管がある。

くなり、気分がすっきり。
自律神経に直接働きかけるアロマテラピーを上手に活用して、頭の疲れを残さないように。

目の疲れ

ツボ

睛明《せいめい》

「睛明」の「睛」は目を表し、物事が明るく見えるという意味。目の疲れ、かすみ、充血、痙攣《けいれん》など、あらゆる目の症状に効果的。

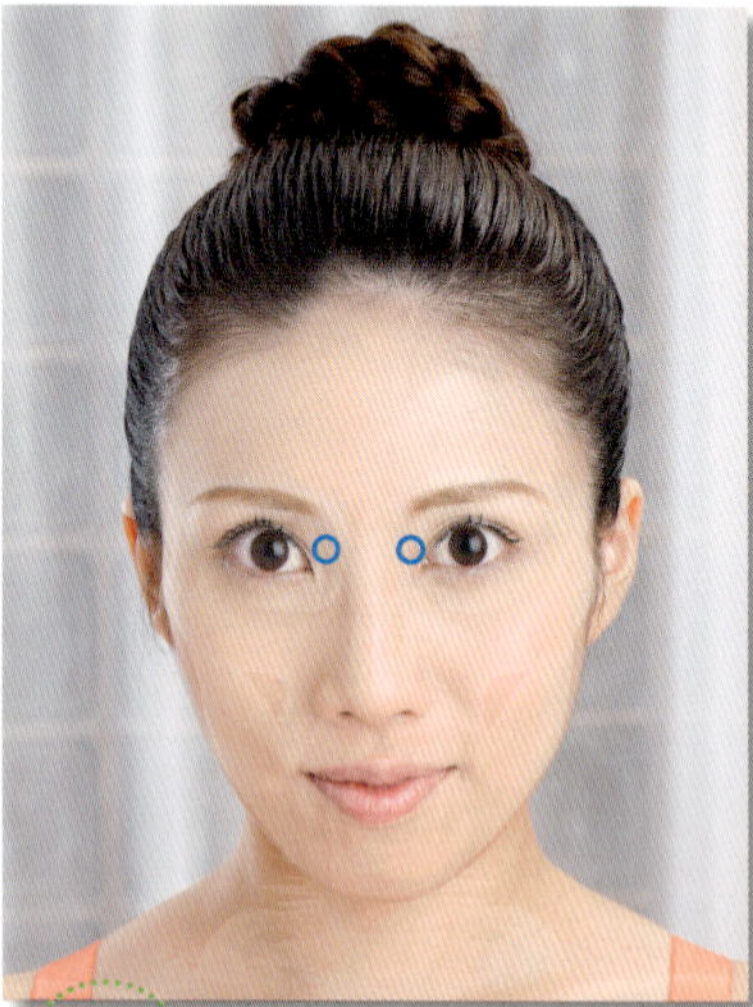

3～5回 押す

脳の中心に向けて押すようなイメージで押す。目のまわりの筋肉がほぐれ、視界がクリアに。

ツボの見つけ方

目頭のやや上、鼻寄りにあるくぼみ。

ツボ押しのコツ

親指をツボに当て、左右同時に押す。くぼみの奥の骨を指で押し上げるように。

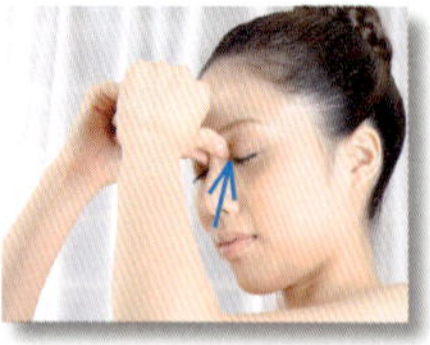

頭と首の血行をよくし、脳の疲れを残さない

パソコンや携帯電話などで、目の疲れ（眼精疲労）を訴える人が増えています。目の疲れのおもな原因は、脳や神経の疲れです。目の疲れは、首や肩のこり、頭痛などを伴うこともあるので、気づいたら、すぐにケアしておきましょう。

目によいツボは、睛明《せいめい》です。目頭近くにあるので、無意識に押していたことがあるかも。くぼみの奥に指を押し込むようにすると、効果は倍増します。

目のまわりには、小さな筋肉

リンパマッサージ

手のひらを当て眼球をぐるぐる

マッサージのコツ

眼球をぐるぐる動かして目のまわりの筋肉をほぐす。頭部の毛細リンパ管が耳の後ろから首にかけて密集している。筋肉をほぐすことで、頭部のリンパの流れをよくしていこう。

左右 各10回

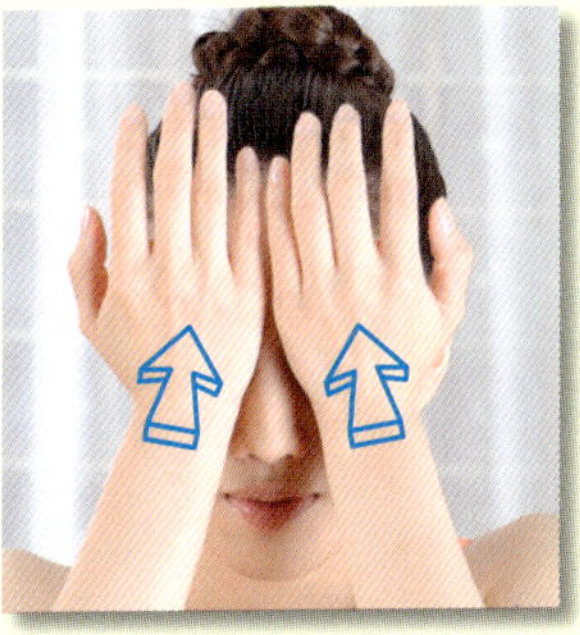

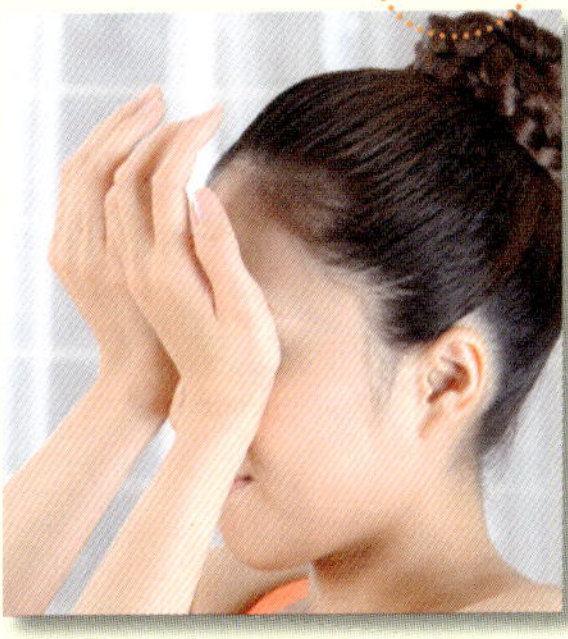

1 眼球に手のひら部分を当て、10秒くらい強めに押す。

2 手のひらを押しつけたままで、眼球だけをぐるぐる回す。手は動かさず、眼球だけを回すように注意。

が集まっています。「眼球リンパマッサージ」で目のまわりの筋肉をほぐすと、目のトラブルが緩和され、頭部リンパの流れもよくなります。

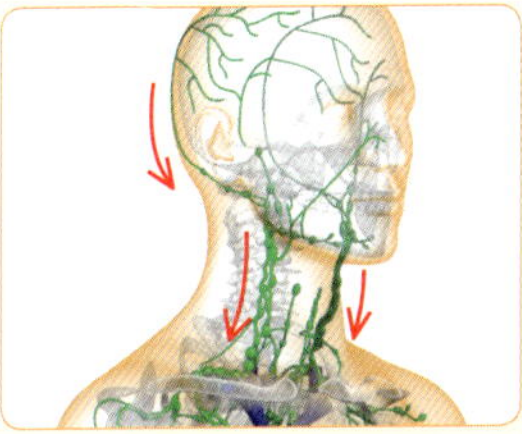

顔のリンパ　頭部のリンパはすべて、耳の後ろから首のリンパ管に集まり、鎖骨下静脈に集まる。

便秘と下痢

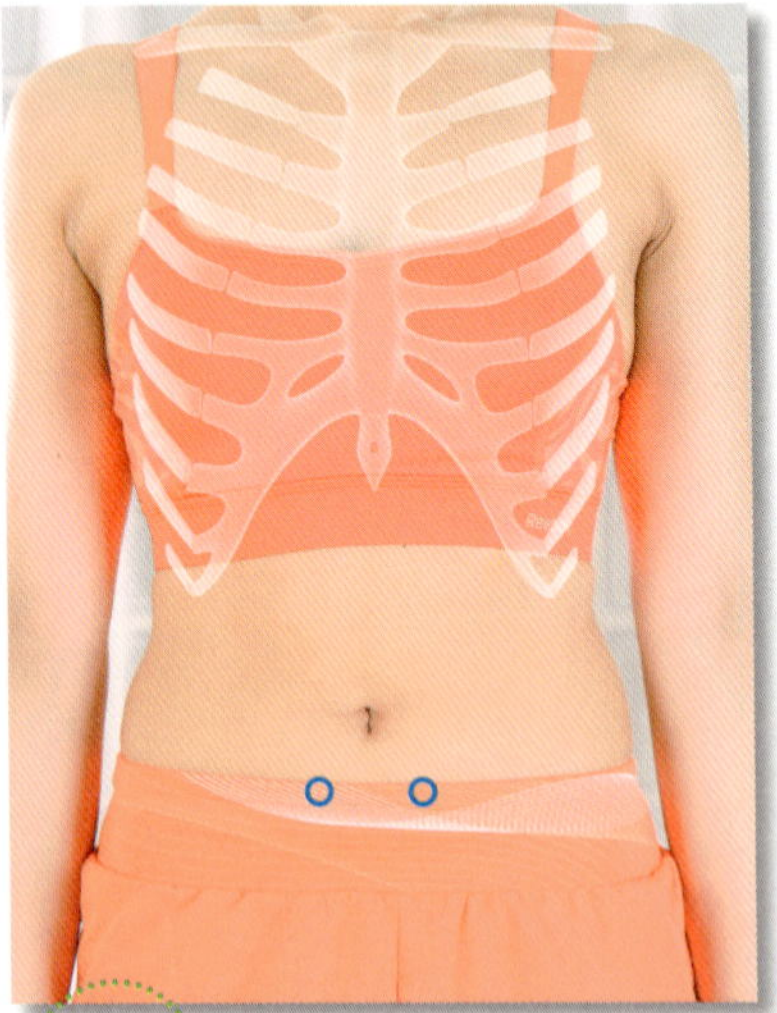

ツボ

大巨《だいこ》

「大巨」は、大いなる場所にある重要なツボという意味。下痢や便秘、腹痛などに効くツボで、胃腸を活性化し、健康な状態に。

3〜5回押す

直接おなかに刺激を与えるツボ。消化器系全般、特に慢性の便秘に有効。

ツボの見つけ方

おへその下に人差し指を当て、斜め下に指3本分下がったところにある。

ツボ押しのコツ

中指の腹をツボに当て、体の中心に向かってやさしく押す。左右同時に。

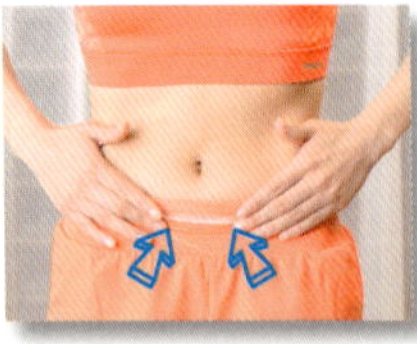

腸の機能を高め、すっきりとしたお通じを

便通が悪くなる「便秘」。大腸の活動が不完全で、水分が吸収されないまま排便されてしまう「下痢」。どちらもおもな原因は、大腸の働きが弱っていること。なるべく薬の力に頼らず、ツボ押しやリンパマッサージを取り入れて腸機能を高めていきましょう。

大腸のトラブルには、大巨《だいこ》を押すのが効果的、腸の働きを活性化していきます。

おなかには、たくさんのリンパが集まる。ツボ押しと同時に

リンパマッサージ

おなかのまわりをマッサージ

マッサージのコツ

おなかのまわりには、たくさんのツボ、リンパが集まっている。時計回りでマッサージしていくことで、ツボ、リンパ、そして腸そのものにも働きかけていく。ツボを刺激し、リンパや血行が活性化。

10回

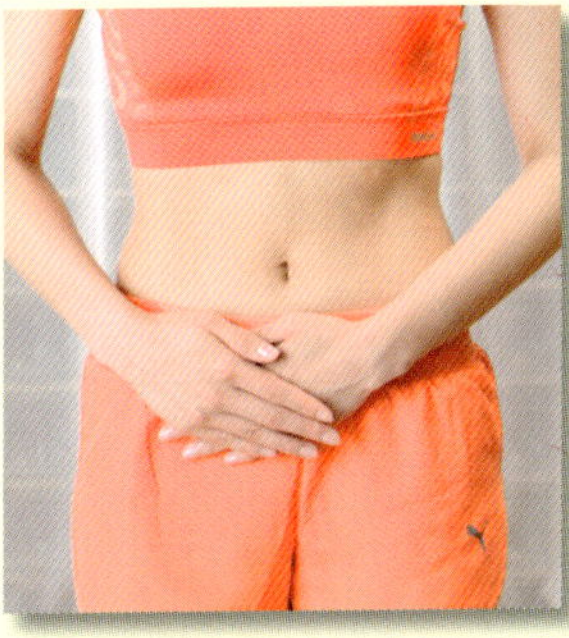

1 おへそのやや下あたりに手のひらを重ねて当て、少し圧がかかる程度に押そう。

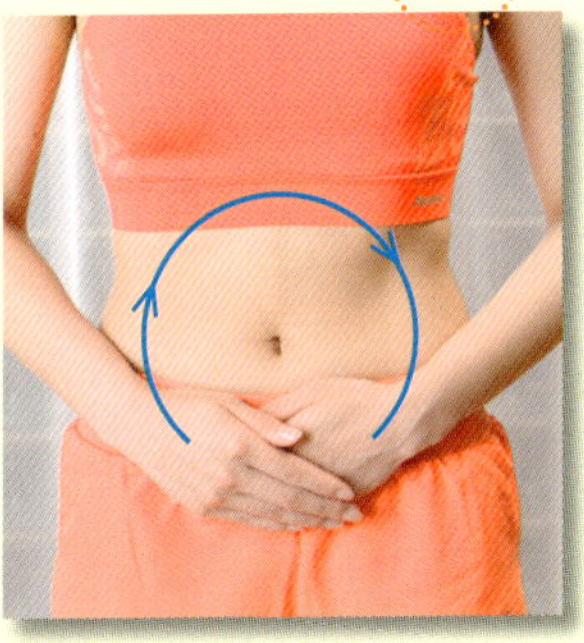

2 手のひらで押したままで、おなか全体を時計回りにマッサージしよう。

「おなかのリンパマッサージ」をすると、効果が高まります。特に慢性の便秘には、就寝前がおすすめです。睡眠中に腸の機能が高まり、翌朝のすっきりとしたお通じが期待できます。

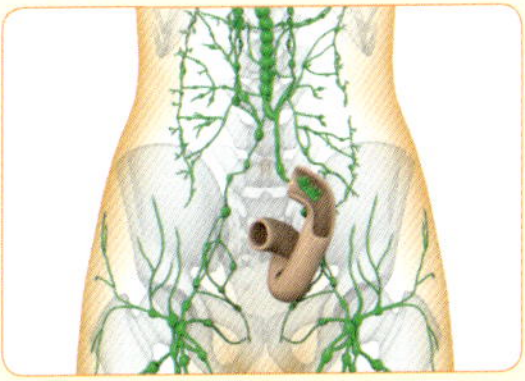

腸のリンパ　腸内のリンパ管は、老廃物を吸収するだけではなく、小腸から食物の脂肪を吸収する働きもある。

胃の不快感

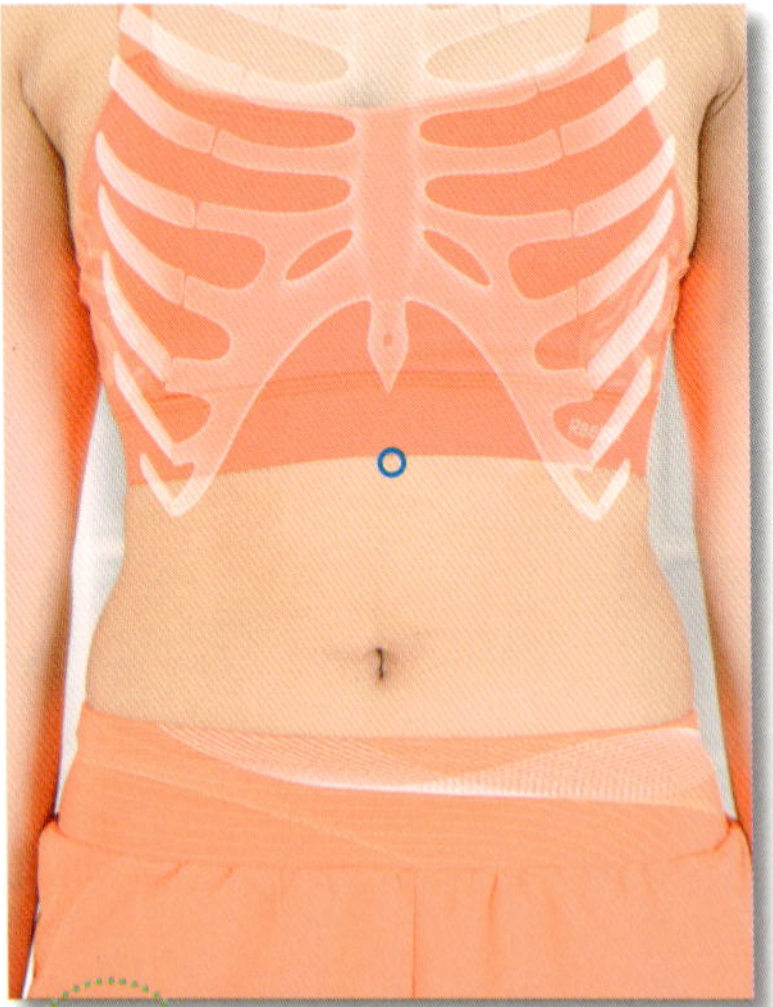

ツボ

中脘《ちゅうかん》

「中脘」は、胃袋の中心という意味。自律神経を整えながら、胃腸の働きを正常に戻す。だるさ、髪のトラブルにも。

3〜5回押す

胃の調子を整えて活性化させるので、食欲を高める効果もある。食が進まない時に試して。

ツボの見つけ方

おへその中央上に小指を当て、真上に指幅4本分上がったところにある。

ツボ押しのコツ

中指の腹をツボに当て、体の中心に向かってやさしく押す。

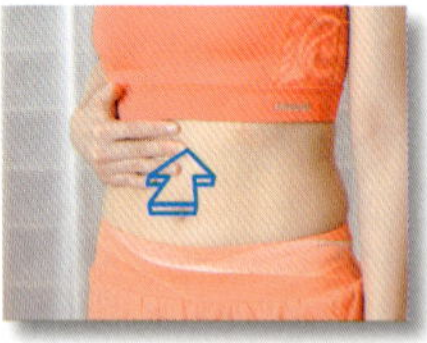

心の影響を受けやすい胃の機能を整える

食べ過ぎや飲み過ぎで、胃酸量が不安定になったり、強いストレスを受けたりすると、胃液が胃の粘膜を傷つけ、不快感から、やがて痛みに変わります。

消化機能を整える中脘《ちゅうかん》のツボは、胃のトラブルにダイレクトに効く特効ツボです。同時に自律神経にも作用するので、精神的ストレスもやわらげてくれます。

ツボの治療が「点」なら、リンパは「面」。胃の周辺をマッサージすることで、「点」と「面」

リンパマッサージ

胃のまわりをマッサージ

マッサージのコツ

内臓機能が高まると、代謝がよくなり、広い意味でのダイエットにもつながる。マッサージをする時は、内臓をイメージしながら。

30秒

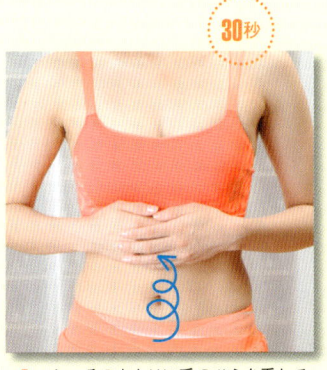

1 おへそのあたりに手のひらを重ねる。少し圧をかけながら、みぞおちのあたりまでらせん状にマッサージ。

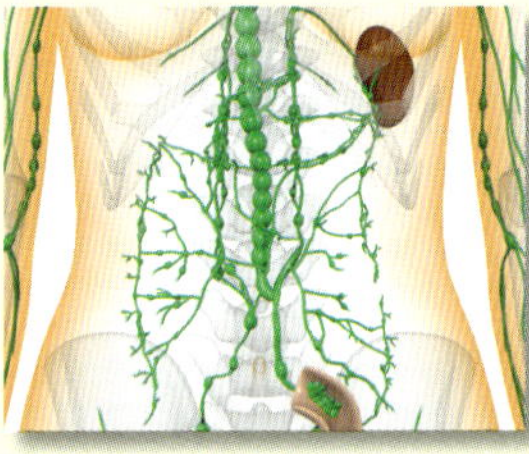

胃のリンパ

胃壁の周囲にあるリンパは、動脈に沿うようにして張り巡らされている。圧力をかけることで、リンパ管やリンパ節が刺激される。

リンパのツボ話

冷たい食べ物は体を冷やす

冷たい飲み物で食事を摂ると、エネルギー代謝を低くして、太りやすい体質になる。代謝を良くして太りにくくするには、食事中に体を冷やさないように、温かい飲み物を摂ると良い。

から同時にケアできます。「おなかのリンパマッサージ」は、リンパ全体の流れもよくして、体の代謝機能も向上。脂肪が燃焼しやすくなり、広い意味でダイエットにも。

高血圧・低血圧

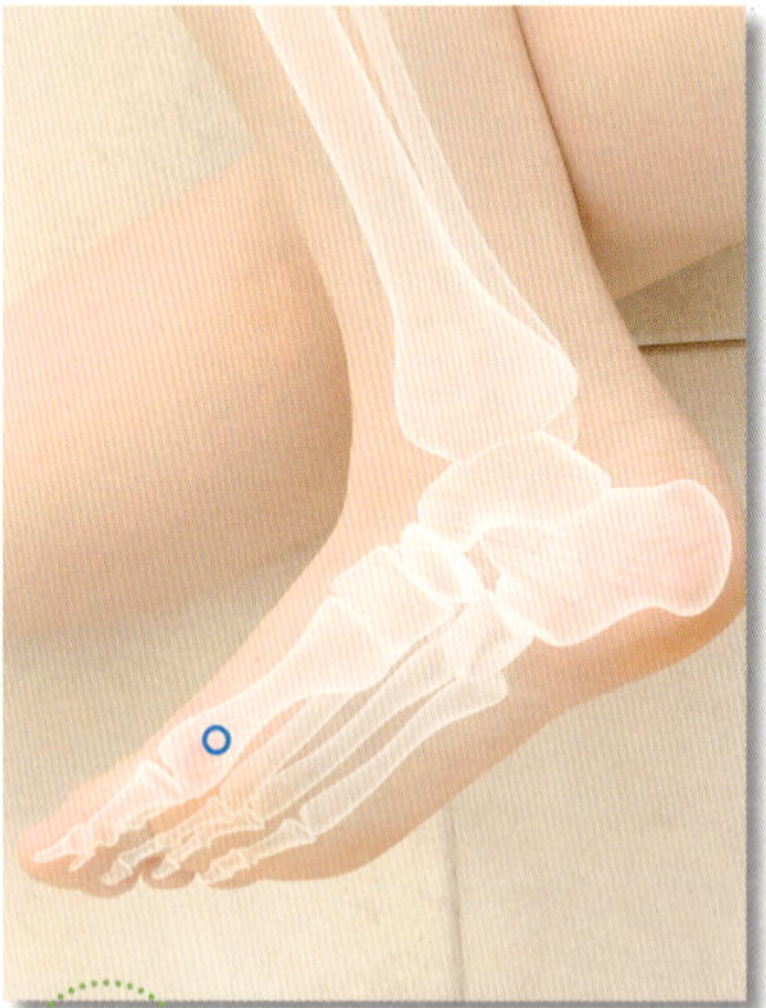

ツボ

太白《たいはく》

血圧を正常にコントロールするツボで、胃のトラブル、糖尿病、動悸、息ぎれなどにも効果がある。

3〜5回押す　やさしいタッチで押す。貧血気味の時にも効果がある。

ツボの見つけ方

足の親指の側面、親指の付け根の下。親指側面をたどるとぶつかる骨の出っ張りのすぐ下のくぼみ。

ツボ押しのコツ

足の甲をつかむようにして手の親指をツボに当て、骨のキワに押し込むように指先に向かって押す。

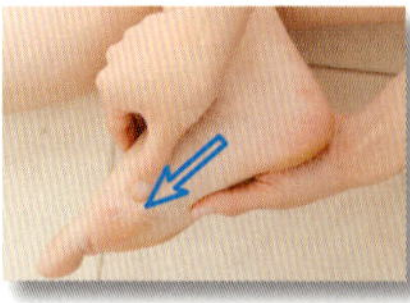

ツボとリンパで血圧をコントロール

高血圧の時には、のぼせ、だるさ、肩こり、頭痛など、低圧だと、疲れ、冷え、不眠などの症状がみられます。

体質や自律神経が大きく作用する血圧のトラブルは、ツボが得意とするところ。足先のツボ太白《たいはく》は、血圧を正常にコントロールします。のどぼとけの横にある「人迎《じんげい》」は、血圧を下げる効果があります。

リンパと血液の流れをよくすることも、血圧コントロールには欠かせません。「首のリンパ

リンパマッサージ

首のまわりをマッサージ

マッサージのコツ

首まわりは、頭のリンパと顔のリンパの合流地点。首から鎖骨に向けて、右側は左手で、左側は右手で流れを導くようにマッサージ。マッサージする時は、両側にある「人迎《じんげい》」のツボを通るように。

左右 各30秒

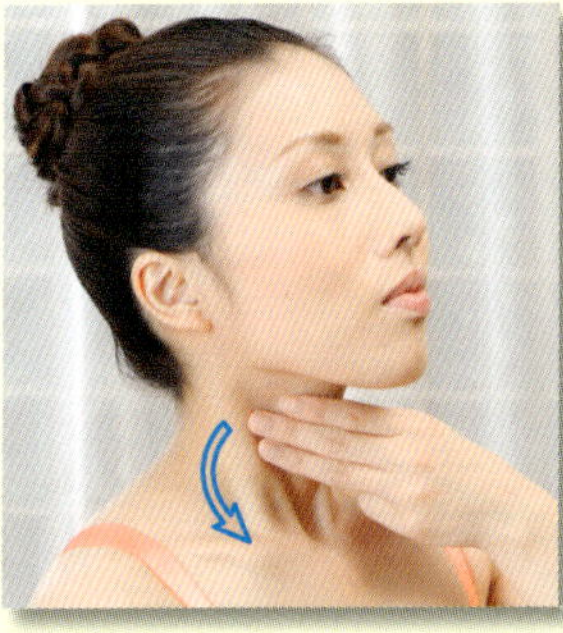

1 顔を少し横に向け、胸鎖乳突筋を出すようにし、あご下から鎖骨のあたりまでマッサージしていく。首の右側は左手で。

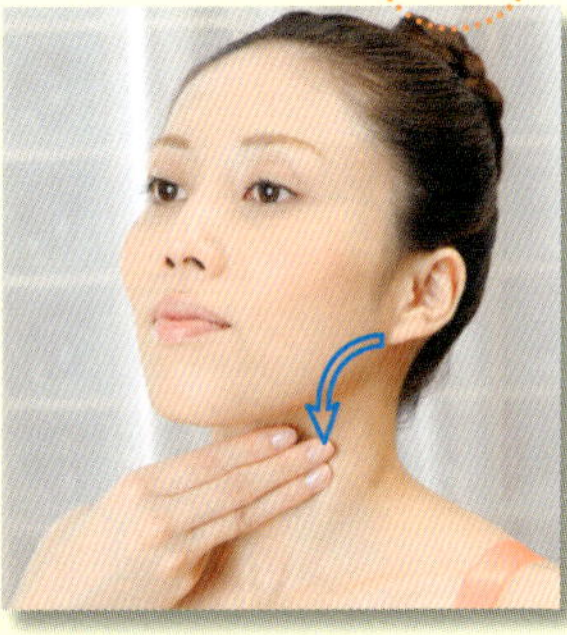

2 左も同様に、右手であご下から鎖骨へ向かってマッサージ。

マッサージ」で、血圧を安定させましょう。

血圧の不調には心臓や呼吸器などの病気が原因の場合もあるので、手足のしびれや胸の痛みなどがある場合は、必ず医師の診察を。

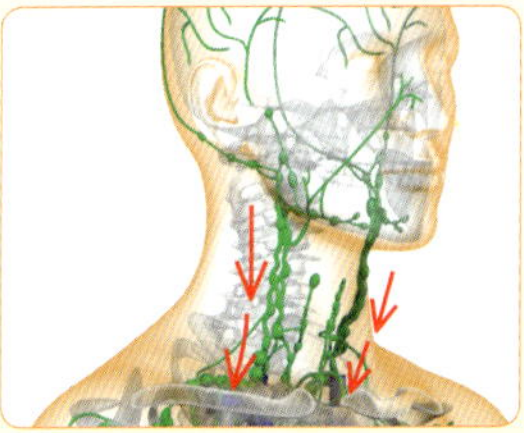

首のリンパ　耳の裏側、あごの下にはリンパ節がある。頭と顔のリンパが、首の頸リンパ本幹へ集約される。

膀胱炎・頻尿

ツボ

曲骨《きょっこつ》

「曲骨」は、ツボの位置、恥骨の曲がり角を示す。泌尿器系や生殖器系の障害に作用するツボで、膀胱炎や夜尿症にも効果がある。

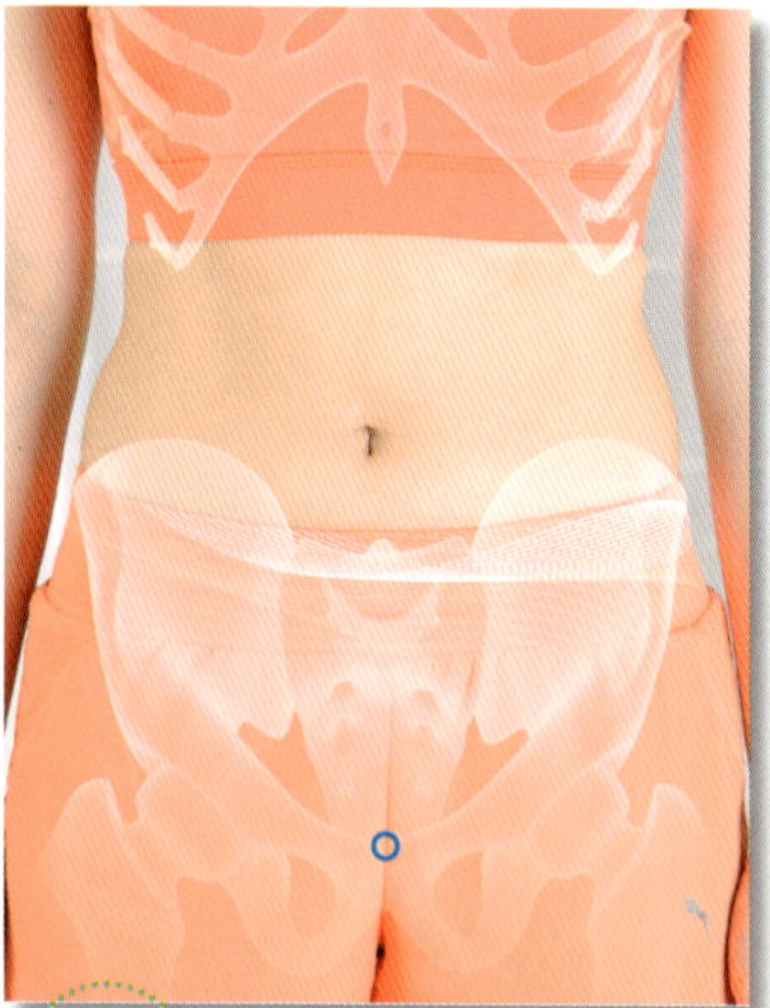

3〜5回押す

インポテンツや生理不順にも効果的。

ツボの見つけ方

恥骨の中央の、やや上。おへそから親指の幅5本分下がったところ。

ツボ押しのコツ

両手の親指を重ね合わせ、膀胱に働きかけるように、ゆっくりとやさしく押していきます。

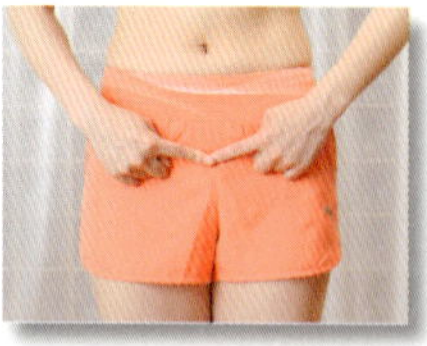

尿のトラブルによく効くツボ&リンパケア

「頻尿《ひんにょう》」や「膀胱炎《ぼうこうえん》」は、尿道から膀胱までの距離が短い女性に多いトラブルです。

「頻尿」は、膀胱周辺の筋力が弱まったり、体に合わない下着をつけた時にも起こります。菌などを体内に通さないリンパ節のフィルター機能が弱まると、菌を膀胱にまで通し、炎症を起こしてしまうのです。膀胱炎になった場合は医師の診察が必要ですが、膀胱炎の予防や頻尿には、「そけい部のリンパマッサージ」が効果的です。

リンパマッサージ

そけい部のマッサージ

マッサージのコツ

膀胱に近いそけい部リンパの流れをよくすることは、尿のトラブルには有効。腰骨のやや下あたりから、そけい靭帯に沿い、恥骨に向けてマッサージを。その際、「曲骨」のツボを通るように。

10回

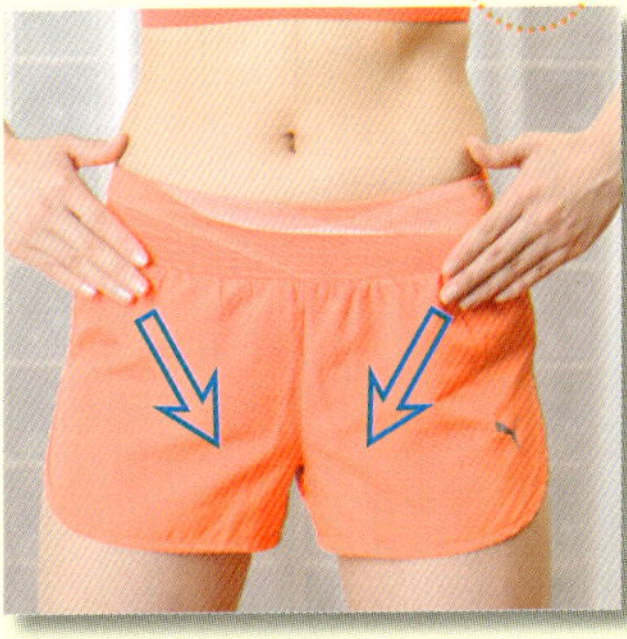

1 肩幅くらいに足を開いて立ち、腰骨のやや下あたりに手をおく。左右同時に、恥骨に向けてやさしい圧でマッサージしていこう。「曲骨」の周辺も。

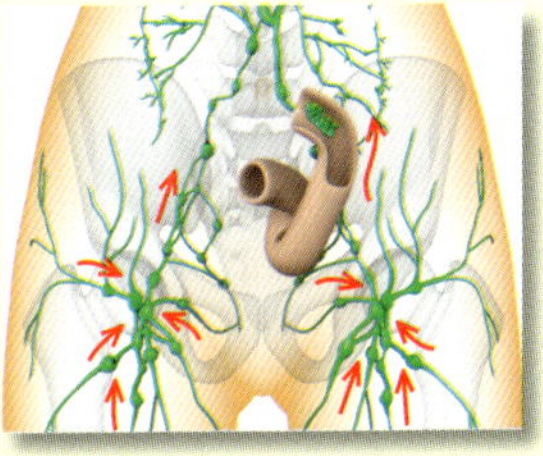

そけい部のリンパ

そけい靭帯の股関節近くに「そけいリンパ節」がある。周辺をマッサージすることで免疫力を上げ、膀胱炎などの排尿障害の予防ができる。

これら排尿のトラブルには、膀胱の近くにあるツボ曲骨《きょっこつ》がよく効きます。泌尿器系や生殖器系のトラブル全般に作用するので、ツボ押しとマッサージを習慣にするとよい。

リンパのツボ話

下着の調整は正しく

スマートに見せたいのは全女性の願いだが、下着選びにはご注意を。バストアップのためにろっ骨のあたりを締めすぎると、内臓が下がり膀胱を圧迫。また、下腹ポッコリの原因は、ブラの締めつけ過ぎかも。

痔

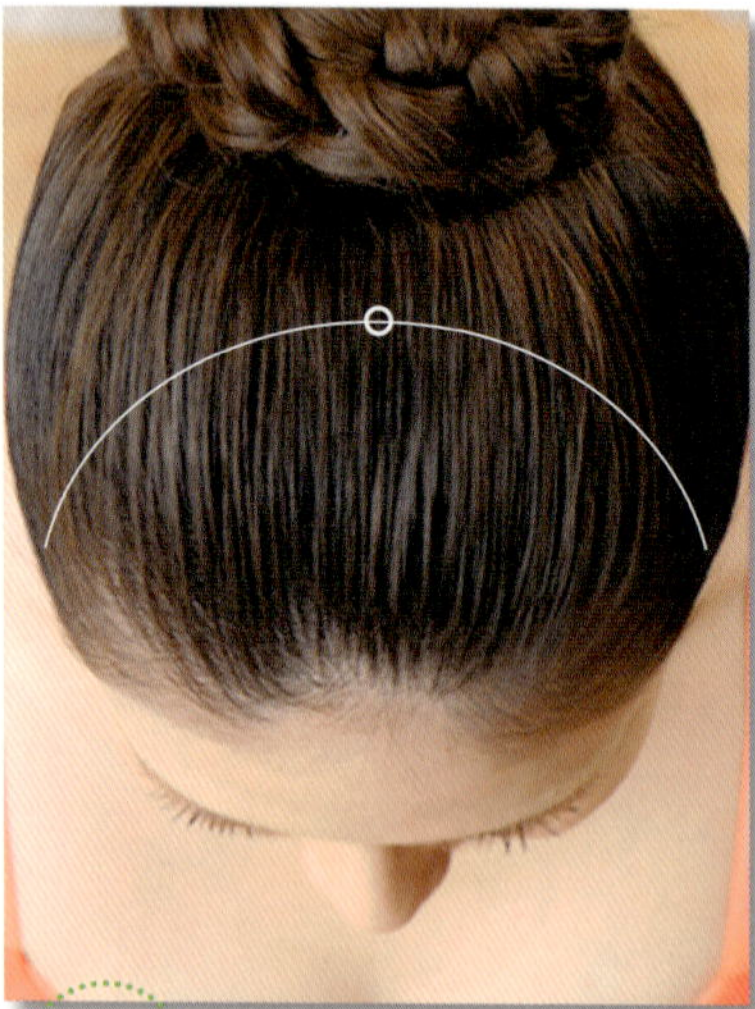

ツボ

百《ひゃく》会《え》

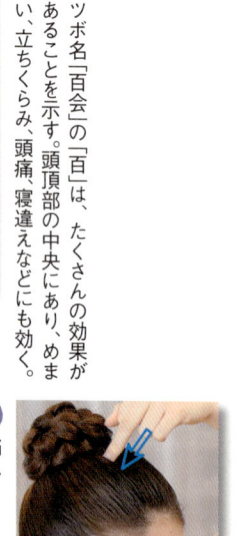

ツボ名「百会」の「百」は、たくさんの効果があることを示す。頭頂部の中央にあり、めまい、立ちくらみ、頭痛、寝違えなどにも効く。

3〜5回押す 応用範囲が広い「万能ツボ」。頭をすっきりさせる効果もあるので二日酔いの時にも効果的。

ツボの見つけ方

左右の耳の上端を結んだ線の真ん中にあるツボ。眉の間の線上。

ツボ押しのコツ

中指を立ててツボに当て、真下にゆっくりと押していく感じで。

痔のトラブルには自律神経に働きかける

「痔」は、便秘や排便時の力みすぎ、長時間同じ姿勢でいることなどから肛門周辺の血行が悪くなることから起こります。

症状がひどい場合は外科治療が必要ですが、特に百会《ひゃくえ》のツボが効果があります。肛門のトラブルに、頭のツボが効くのは、排便や排尿は自律神経によって自動運転されているから。人間は、脳から肛門の筋肉に指令を送って排便をコントロールしているのです。

頭のツボ「上星《じょうせい》」「百会」「四《し》

リンパマッサージ

頭部のマッサージ

マッサージのコツ

自律神経に働きかける頭のツボ「上星《じょうせい》」「百会」「四神聰《ししんそう》」を通過するように、マッサージ。リンパと血液の流れがよくなると、頭がすっきりとし、脳から肛門への指示もうまくいく。

10回

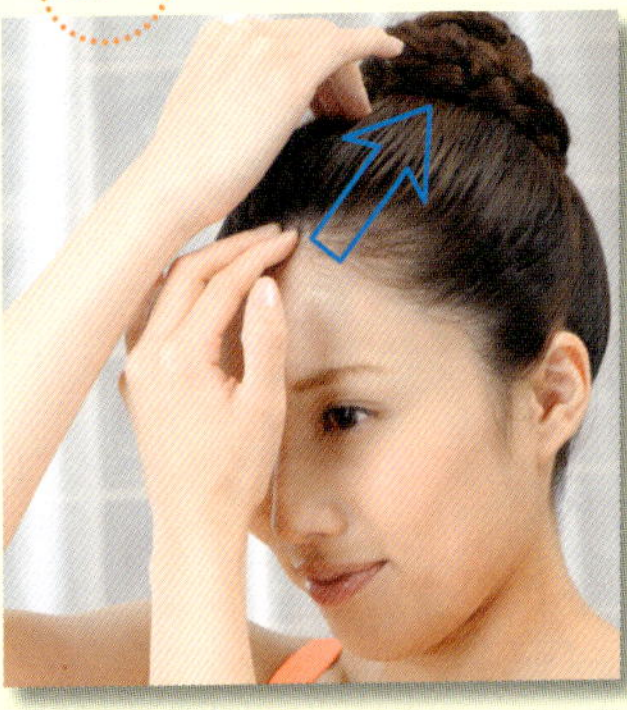

1 頭の中心に向かうようにマッサージを。3本指の指先をおでこに置き、まず「上星」を通り、頭頂部にあるツボ「百会」や周辺にあるツボ「四神聰」をかき上げるようにマッサージする。

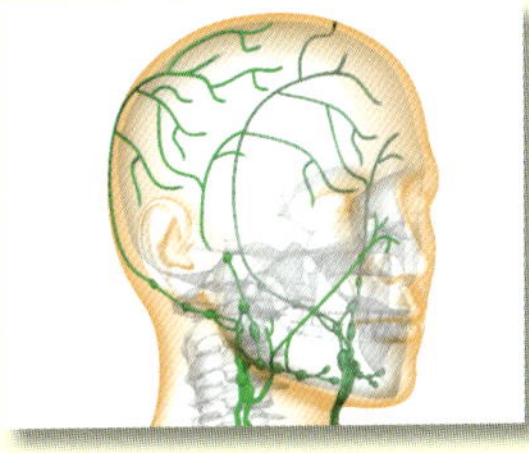

頭のリンパ
耳から頭頂部にかけて、毛細リンパ管がたくさんある。

神聰《しんそう》」を通過するように、「頭のリンパマッサージ」をするのも効果的。頭の血液とリンパの流れをよくし、脳からの指令がすっきり通るようにしてくれます。

リンパのツボ話

夏目漱石も痔だった

偉人たちが、実は痔に悩まされていたと聞くと、親近感を覚える。文豪・夏目漱石が痔だったのは有名で、手術も受けている。ヒポクラテスが痔だった記録もある。古代ギリシャ時代から、人間は痔に悩まされていたのだ。

めまい

ツボ

頭の竅陰《きょういん》

「竅陰」は、耳の後ろにある穴の意味。頭と目の痛みに効果的。耳の障害やこむら返りなどにも効く。

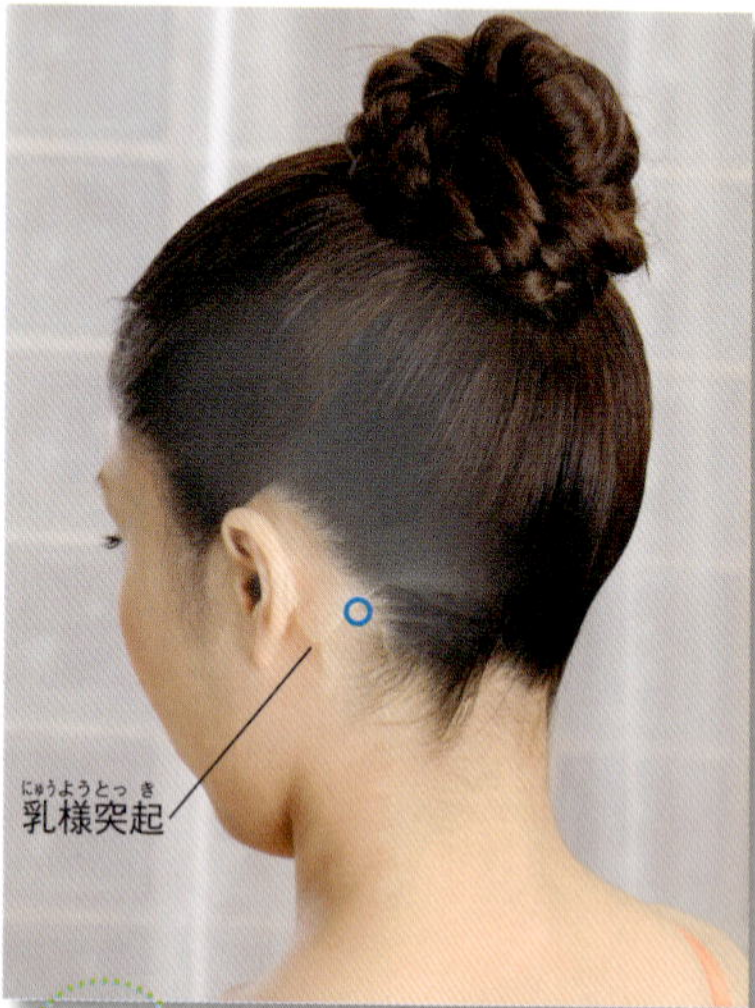

3〜5回押す

三半規管によい刺激を与え、平衡感覚を調整する。耳が聞こえにくい時にも効果がある。

ツボの見つけ方

耳の後ろにある出っ張った骨、乳様突起の先端から、後ろ上方にあるくぼみ。

ツボ押しのコツ

両手で頭をつかむようにして、親指をツボに当てる。後ろから前に、骨に指をひっかけるようにして押す。左右同時に。

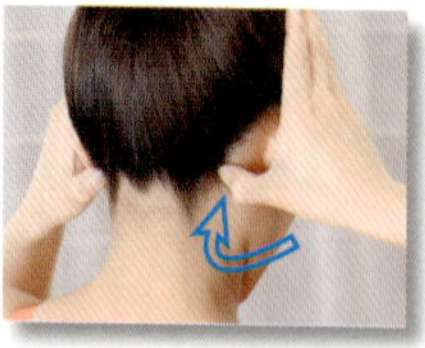

平衡感覚を調整し、正常に戻す

体が傾くと耳の奥にある三半《さんはん》規管《きかん》の中のリンパ液が傾くことで、脳が傾きを知覚する仕組み。「めまい」がし、頭がぐるぐるしている時は、この平衡感覚を調整する三半規管がうまく機能していないのです。

耳の後ろにあるツボ、頭の竅《きょう》陰《いん》を押すと、めまいの症状がやわらぎます。耳が聞こえにくい時にも効果的。耳の後ろはリンパ節のエリア。「頭の竅陰」から、あごの下に向けたリンパマッサージを併用すれば、さらに効果的。

耳鳴り

ツボ

耳門《じもん》

「耳門」は、耳の門戸という意味。耳のトラブル全般に効果があるほか、顔面の神経まひ、歯の痛みにも効く。

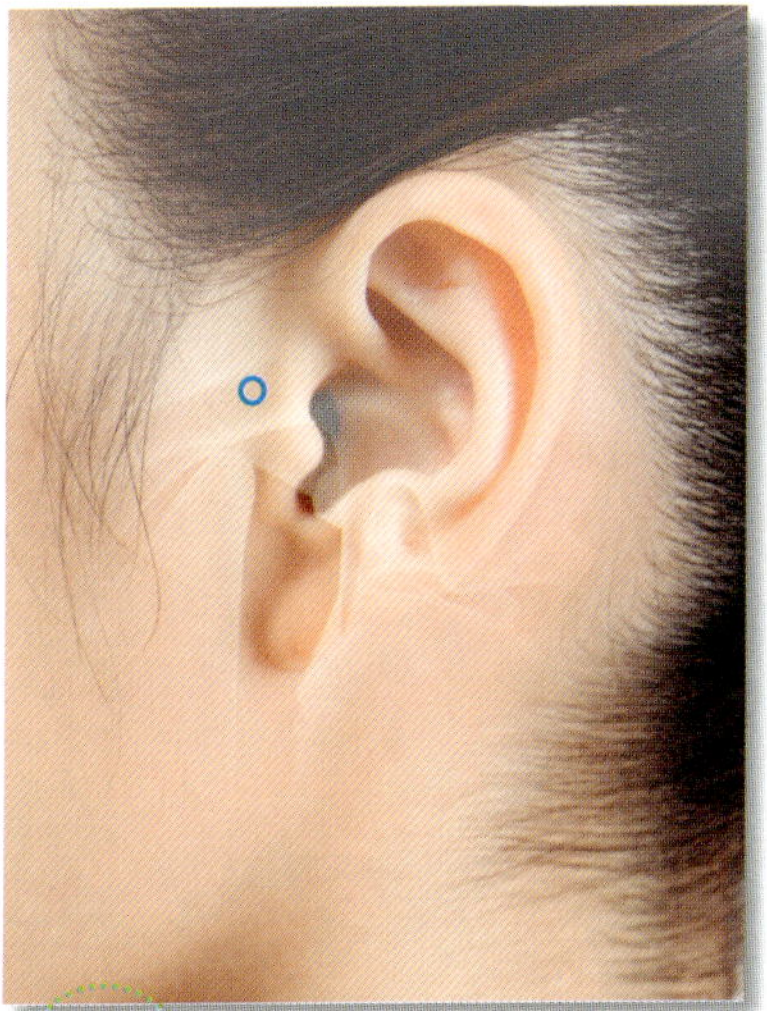

3～5回押す

耳の血液循環をよくし、耳の中にある器官を正常にする。耳鳴りには最適のツボ。

ツボの見つけ方

耳の穴の前にある出っ張った軟骨の、やや上にあるくぼみ。

ツボ押しのコツ

人差し指の腹をツボに当て、皮膚に対して垂直に押しながら突き上げる感じで。

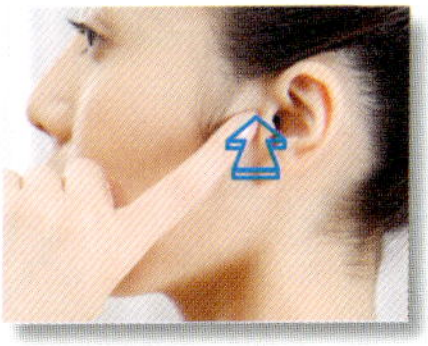

耳の血液循環を良くし耳のトラブルに効果

「耳鳴り」は中耳炎や内耳炎などの耳の病気や、血圧や気圧の異常、疲れやストレスなど、原因は人によってさまざま。その対処法も一概にはいえません。まずは耳鼻科の専門医による診断を受けてみましょう。

病気でないのに耳鳴りがする場合は、ストレスや疲労による精神的なものの原因が多いとされます。耳の穴の前にあるツボ耳門《じもん》を押して、耳の血液循環を良好にし、中耳や内耳などにある器官の働きを正常にします。

鼻づまり・花粉症

ツボ

迎香《げいこう》

「迎香」は、香りを迎え入れるという意味。鼻づまりや、においをかぎ取れない、鼻血など、鼻のトラブルに効く。

ツボの見つけ方

小鼻が出っ張ったところの付け根にあるくぼみ。

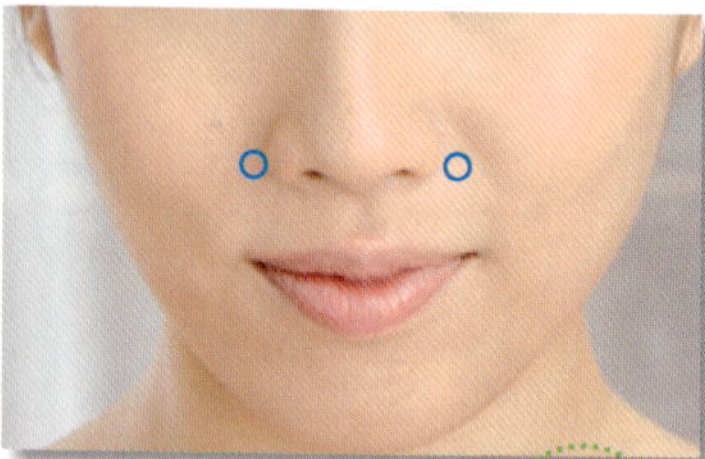

5秒間押す

ツボ押しのコツ

人差し指の腹をツボに当て鼻の中心に向かって押す。左右同時に。

リンパマッサージ

鼻のリンパを流す

「迎香」と「鼻通」を通り、目頭近くまでをマッサージ。鼻筋のラインを通すように。

マッサージのコツ

鼻をこするくらいの圧で。ツボのところは少し強めに。

1分

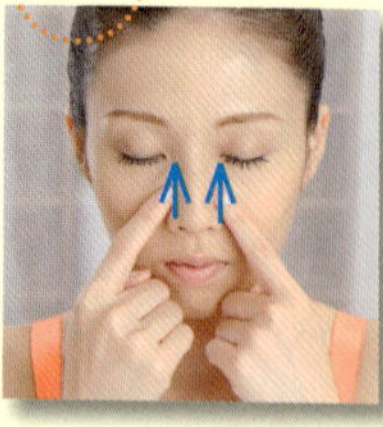

不快な鼻づまりを、すっきり通す特効ツボ

嗅覚は、五感のなかで最も人間の本能と結びついている感覚器といえます。

鼻づまり、鼻水、花粉症といった鼻の不調には、鼻周辺の血行をよくするツボ、小鼻の両脇にある迎香《げいこう》を指圧しましょう。

血行をよくするには、リンパマッサージも効果的。「迎香」のやや上に「鼻通《びつう》」というツボがあります。下にある「迎香」から、上にある「鼻通」に向かってマッサージしましょう。

アレルギー

ツボ

大《だい》椎《つい》

「大椎」は、大いなる椎骨という意味で、頸椎の7番目にあたる骨を指し、アレルギー体質の人によく効く。

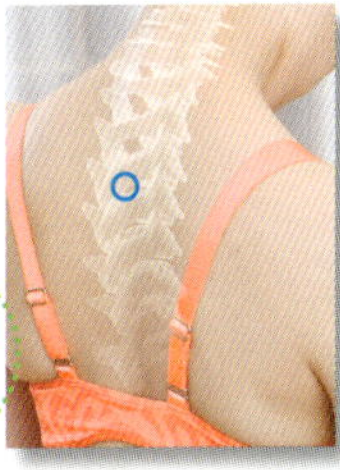

3〜5回
押す

ツボの見つけ方

うつむいた時、首の付け根に現れる骨の出っ張りの下にあるくぼみ。

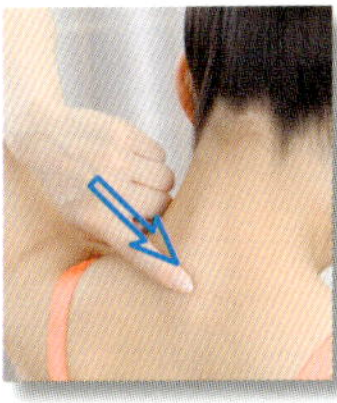

ツボ押しのコツ

手を背中に回して人差し指をツボに当て、体の中心に向かって押す。

リンパマッサージ

背骨をこする

5分

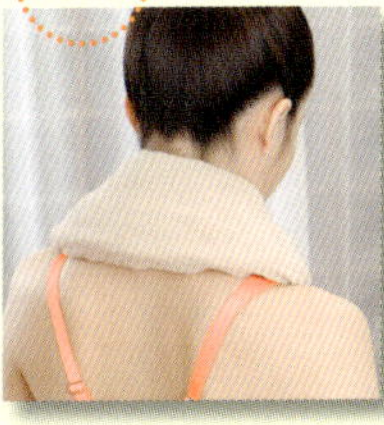

背中のラインを流すようにマッサージ。「大椎」を中心に軽くこする程度でも効果的。

マッサージのコツ

熱いタオルやドライヤーであたためたり、シャワーを30秒ほどかけるだけでも効果が得られる。

体の免疫機能を高め、アレルギーの出にくい体に

ぜんそくや皮膚のかゆみなど、「アレルギー」を緩和させるには、体の免疫機能を高め、自律神経に働きかけるツボとリンパをケアしてアレルギーの出にくい体に。

頸椎にある大《だい》椎《つい》は、自律神経をつかさどるツボの総本山。多くの症状に効く「万能ツボ」で、皮膚を正常な状態に戻し、相手の調子が悪い時に、「背中をさする」行為は、自律神経を整える、理にかなった行為です。「背中のリンパマッサージ」を。

二日酔い

ツボ 太衝《たいしょう》

「太衝」は、動脈の拍動のあるところという意味。精神のトラブルに効く足のツボで、生殖器や泌尿器、視力の低下などにも効く。

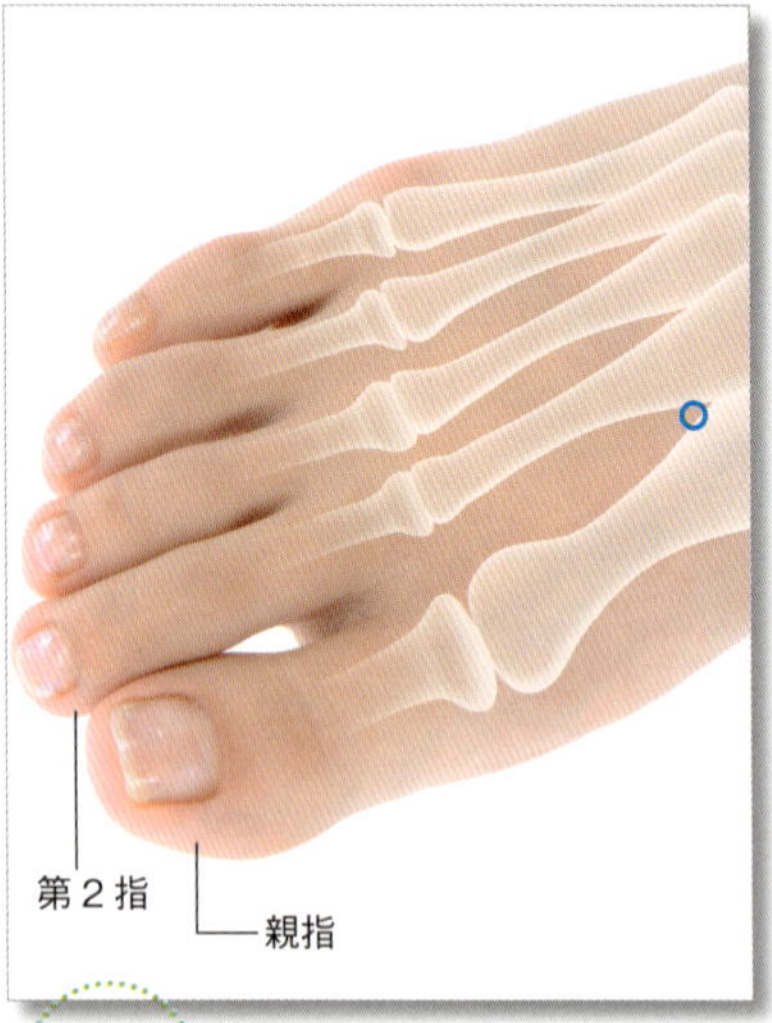

5秒間押す
肝機能を高め、体内の毒素を分解する。押した時の痛みの度合いで症状の具合がわかる。

ツボの見つけ方
足首に向かって、親指と第2指の間をたどっていくと、2本の骨が接するV字のくぼみ。

ツボ押しのコツ
足の甲をつかむようにして人差し指をツボに当て、骨のキワを足首の方向に押す。指の第二関節を曲げて、手前に引くような感じで。

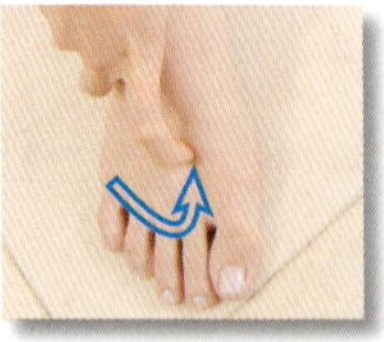

肝機能を高め二日酔いに大きな効果

お酒を飲み過ぎた翌日の頭痛や頭の重さ、吐き気、脱力感など、「二日酔い」の症状をやわらげてくれるツボが太衝《たいしょう》です。肝機能を高める効果も。

二日酔いの予防にも、「太衝」を指圧しておくのもよいでしょう。

自律神経を一時的に失調して起こる「乗り物酔い」にも有効。二日酔いに効くツボとしてはほかに、頭のツボの「百会《ひゃくえ》」、首のツボの「天柱《てんちゅう》」「風池《ふうち》」があります。

動悸・息切れ

ツボ

郄門《げきもん》

「郄門」は、骨や筋肉のすきまにあり、腕のしびれや痛みなどをやわらげる。

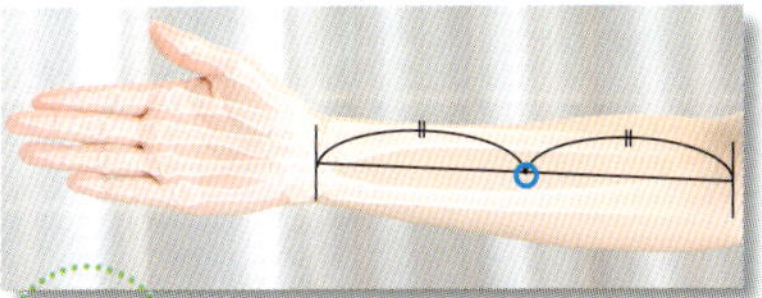

3～5回押す

ツボの見つけ方

腕の内側で、手首の横ジワとひじの横ジワの真ん中にある。

ツボ押しのコツ

腕を横からつかむようにして親指の腹をツボに当て、腕の中心に向かって押す。

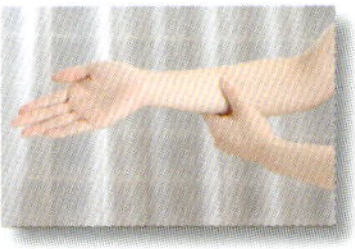

ツボ

中脘《ちゅうかん》

「中脘」は、自律神経を整え、胃腸の機能を正常にする働きがある。

ツボの見つけ方

おへその中央上に小指を当て、真上に指幅4本分上がったところ。

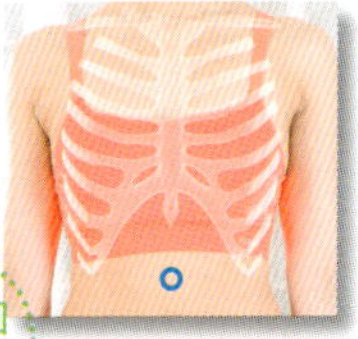

3～5回押す

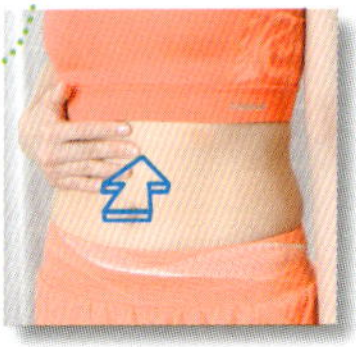

ツボ押しのコツ

中指の腹をツボに当て、体の中心に向かってやさしく押す。

自律神経を安定させ、ストレスを受けにくい体に

軽い運動で動悸や息切れが激しくなるような症状が出る場合は、心臓や循環器系の医師の診察を受ける必要がありますが、ストレスや更年期障害による動悸には、自律神経に働きかけるツボ押しが効果を発揮します。

郄門《げきもん》は、気分を落ち着かせてくれる、心に効くツボ。精神を安定させ、循環器系のトラブルにも効果を発揮します。

また、太陽神経叢《たいようしんけいそう》の集まる中《ちゅう》脘《かん》も、自律神経を整え、体調を落ち着かせます。

かゆみ

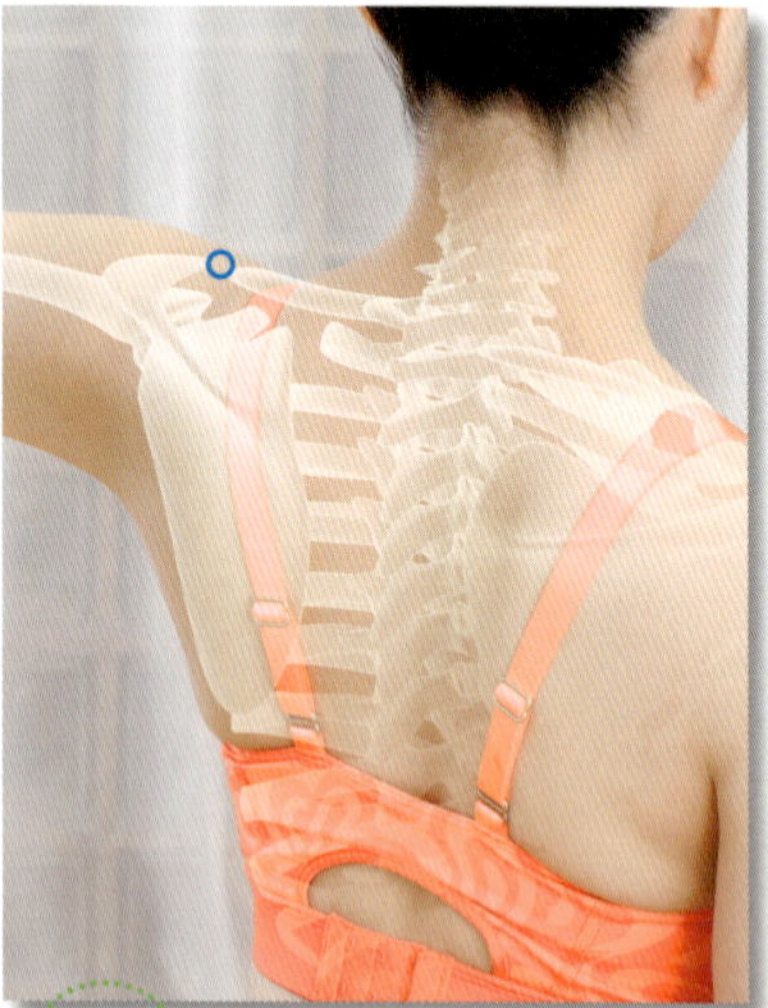

ツボ

肩髃《けんぐう》

「肩髃」は、肩先にツボがあることを意味する。五十肩など、肩関節のトラブルによいツボ。

3〜5回押す

皮膚の状態を鎮めてくれるほか、四十肩や五十肩、肩こり、リウマチ、痛風などにも効果的。

ツボの見つけ方

上腕を水平にした時に出る2つのくぼみのうち、前側にあるくぼみ。

ツボ押しのコツ

人差し指の腹をツボに当て、皮膚に対して垂直に、じんわりと押していく。左右交互に。

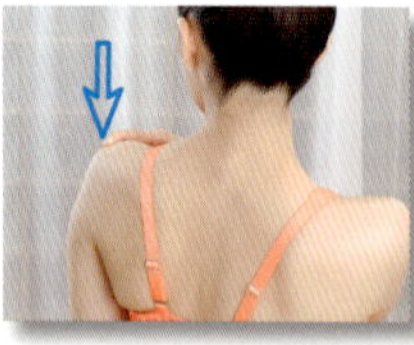

皮膚の不快感を鎮《しず》め、正常な状態に戻すツボ

かぶれ、しっしん、じんましんなど、皮膚の疾患によるかゆみのほか、血行不良からくる肌あれや肌の乾燥でもかゆみは起こります。

かゆみをすぐに止めることはできませんが、かゆみをツボ押しでやわらげることはできます。代表的なツボが、肩先にある肩髃《けんぐう》です。ゆっくりと押していくことで、皮膚の状態を鎮めていきます。かゆみに効くツボとしては、ほかに、「曲池《きょくち》」「合谷《ごうこく》」「足《あし》の三里《さんり》」などがあります。

いびき

ツボ

上星《じょうせい》

鼻の通りをよくし、呼吸をラクにするツボ。ちくのう症によく効く。

ツボの見つけ方

額の生え際から、指幅1本分上にあるツボ。顔の中心線上に位置する。

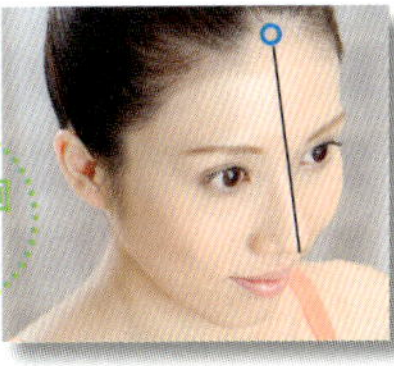

ツボ押しのコツ

手を背中に回して人差し指をツボに当て、体の中心に向かって押す。

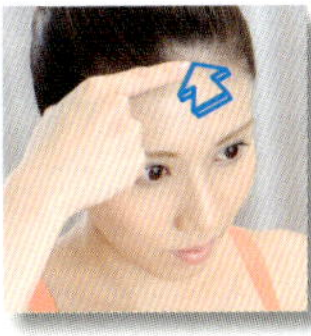

リンパマッサージ

首のまわりをマッサージ

マッサージのコツ

耳の下からあごのあたりに向けて、小さな円をらせん状にくるくる描きながらマッサージ。両手で円を描きながら、後ろから前へ動かす。

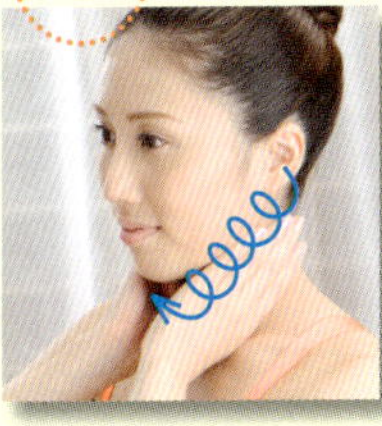

鼻の通りをよくし、あごの機能を高めよう

自分でコントロールできないいびき。睡眠中は、舌やのどの筋肉がゆるみ、舌がのどに落ち込み、気道が狭くなって、いびきとなる。のどや鼻の不調から発生することも多く、ツボでのどと鼻の機能を高めましょう。

頭頂部の前部分にある上星《じょうせい》は、鼻腔部の血行をよくし、すっきりさせるツボです。

のどの筋肉が弱っていることも、原因のひとつ。「あご下のリンパ」をマッサージし、気道の通りをよくしましょう。

手当てをするということ

お腹が痛いときは、お腹をさすったり、具合が悪い人が近くにいると、自然に背中をさすってあげたりします。「手当て」とは「手を当てる」、つまり人の手が「触れる」こと自体に、癒しの効果があるのです。

私のサロンでは、カウンセリング、ツボ、リンパマッサージの3つを融合させています。それは、「人の手」による施術で、心と体を同時にケアしたいと考えたからです。

そこでは、“手”が重要な役割を果たします。五感（触覚、視覚、嗅覚、味覚、聴覚）を刺激することとは、人の本能を刺激すること。なかでも触覚は、皮膚の表面に存在する感覚器なので、刺激や癒しを与えやすいのです。

この本で紹介しているリンパマッサージ&ツボ押しは、「自分の手」で行なえるものです。特に皮膚のすぐ下にあるリンパに刺激を与えるリンパマッサージは、癒しの効果も得られる、最強のタッチングケアです。

リラックスできる環境と“手”だけあれば、あなたは自分で最高のセルフケアができるのです。

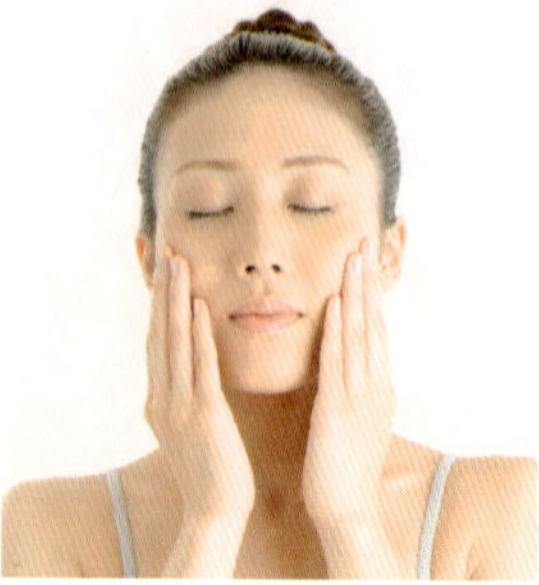

Chapter 4

痛みをやわらげる

突然の痛みや慢性的な痛みには、
ツボ押しが効果を発揮します。
たくさんのツボがありますが、
効果が大きく、押しやすく見つけやすいツボを
症例別に集めました。

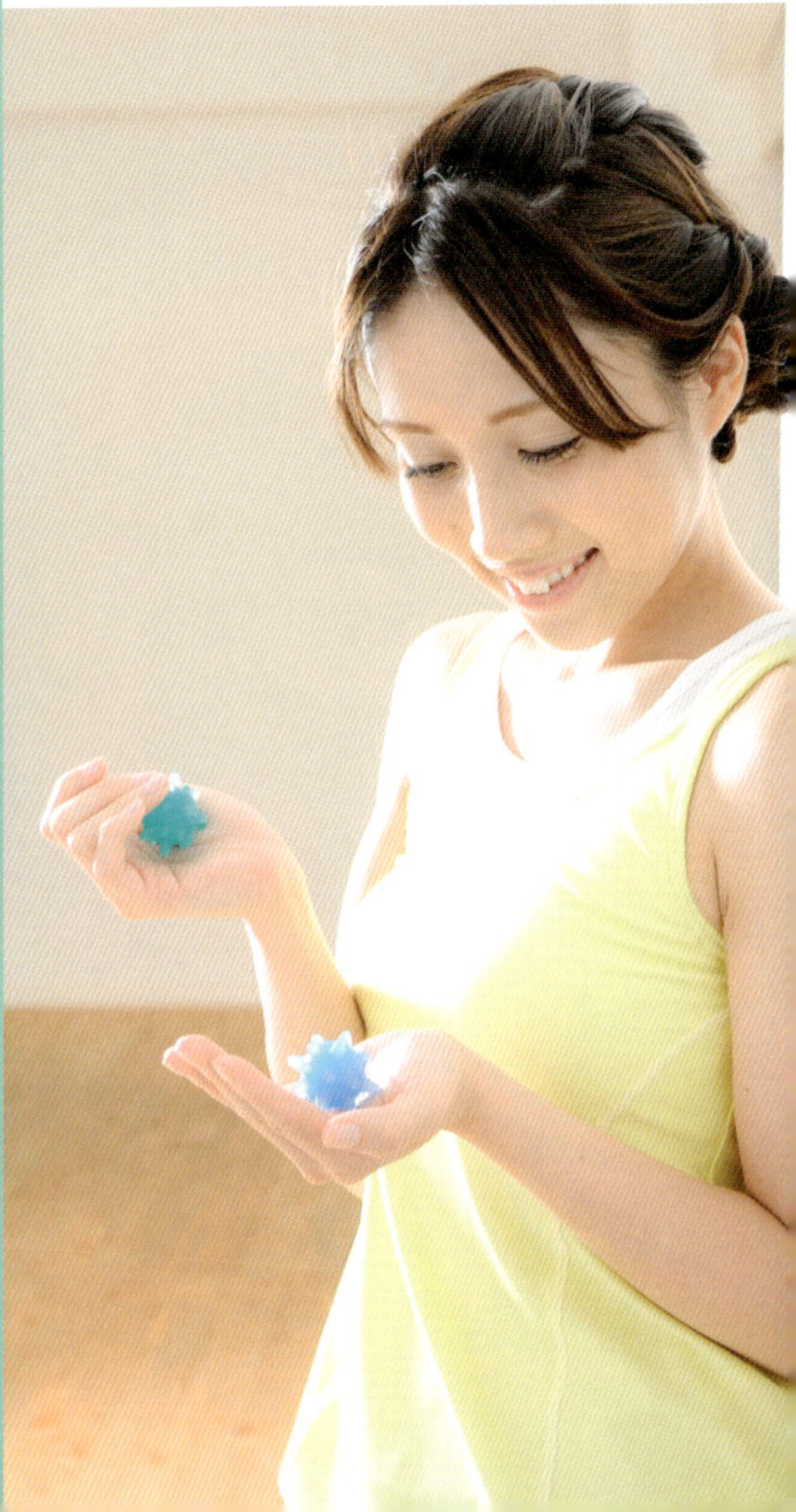

頭痛

ツボ

天柱《てんちゅう》

「天」は鎖骨から上を示し、「柱」は大切な部分を支えるという意味。頭部の疾患のほか、めまい、頭痛、目の疲れにも効く。

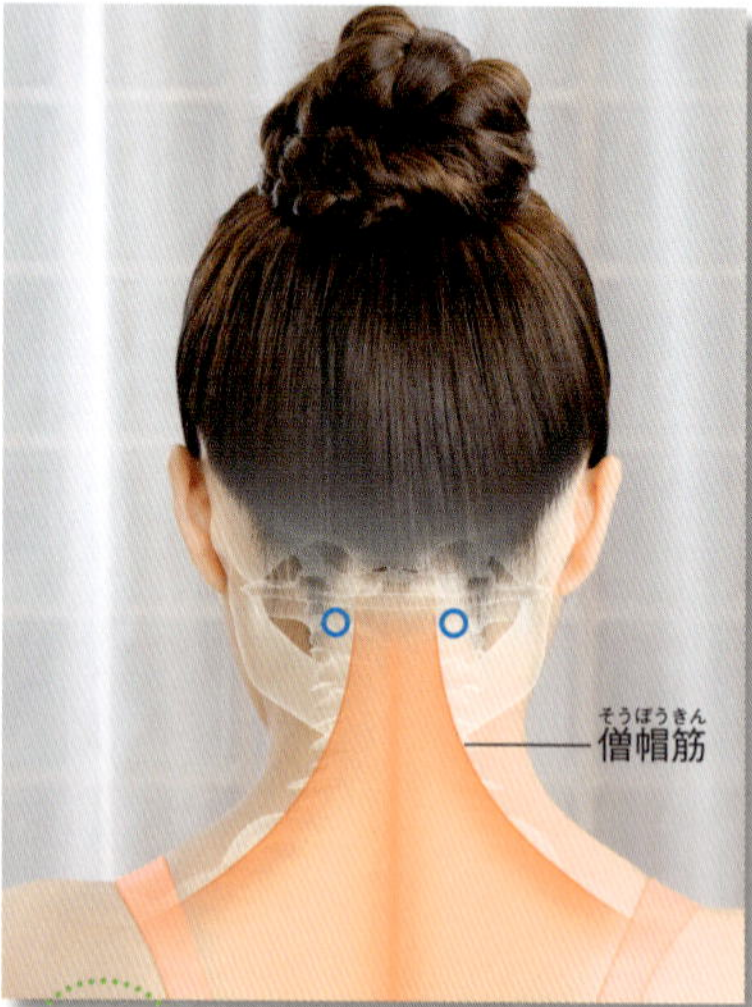

3〜5回押す

肩こりなどの筋肉のこわばりからくる緊張性頭痛に効くツボ。締めつける痛みを緩和する。

ツボの見つけ方

後頭部の髪の生え際で、首の中心にある僧帽筋のすぐ外側。

ツボ押しのコツ

後ろから両手で頭を包み込み、親指で頭の中心に向かって押し上げる。左右同時に。

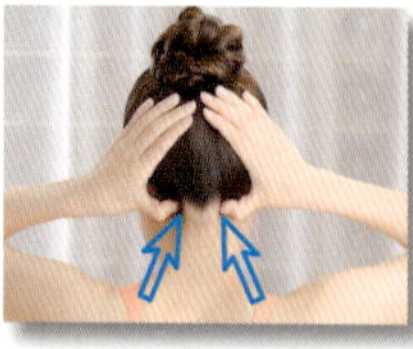

頭の痛みは、すべて脳からのSOS

突然、痛みが走ったり、鈍い痛みが続くなど、不快な頭痛。もっとも多いのが、頭・首・肩のこり、筋肉のこわばりから起こる「緊張性頭痛」。脳内の血管が拡張し、頭の片側がズキズキ痛む「偏頭痛《へんずつう》」もつらい。

また、理性や感情を使いすぎると神経が高ぶり、神経伝達物質・セロトニンの大量放出で血管が広がり、それが知覚神経に触れて痛みが発生することも。

頭の痛みは、すべて脳からのSOSのサイン。風邪や首、肩

ツボ

内関《ないかん》

「内」は内側、「関」は、体内のエネルギーが出入りする場所。自律神経を安定させて、脳の緊張を取り去る。

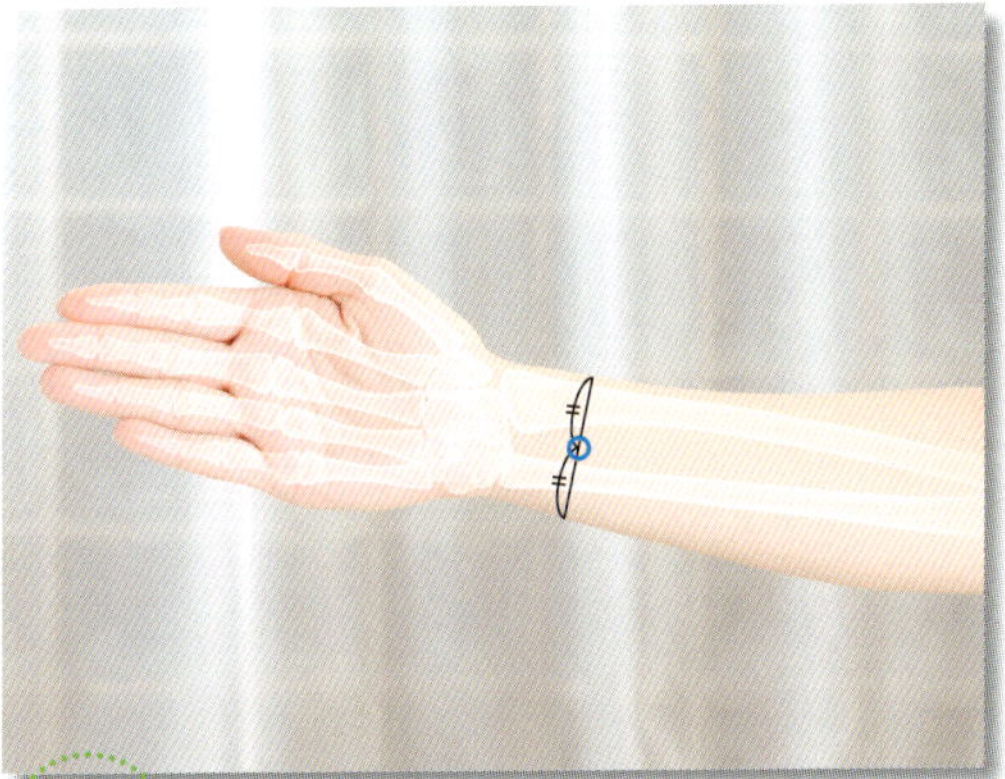

3～5回押す

ストレスや精神的な疲れからくる頭痛によく効くツボ。

ツボの見つけ方

手首の内側の横ジワの中心に薬指を当て、ひじに向けて指幅3本分を置いたあたり。

ツボ押しのコツ

ツボに親指の腹を当て、皮膚に対して垂直に押す。

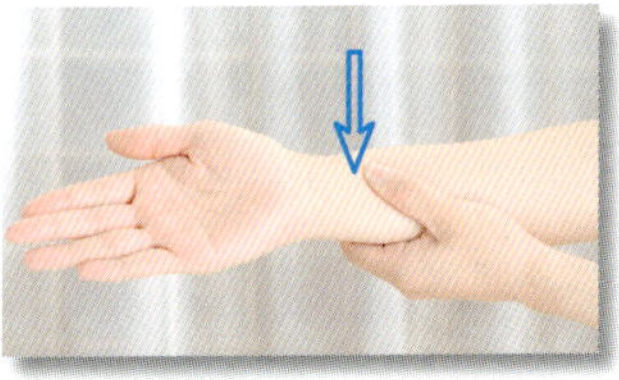

のこり、ストレスなど、原因はさまざまですが、ツボ押しで痛みを解消しましょう。

首の後ろにある天柱《てんちゅう》は、緊張性頭痛の特効ツボ。ストレスなどが原因の頭痛には、腕にあるツボ内関《ないかん》がよく効きます。

リンパのツボ話

危険な頭痛ってあるの？

危険な頭痛とは、脳内出血やクモ膜下出血、あるいは脳梗塞などのような、生命に直接関わる頭痛のこと。何かでドーンと殴られたような激しい痛みを感じたらすぐに病院に行って検査を受けよう。

腰痛

ツボ　腎兪《じんゆ》

「腎」は腎臓を、「兪」は穴で、ツボを意味する。腰のトラブルのほか、むくみや倦怠感など、腎機能や生殖器の障害にも効く。

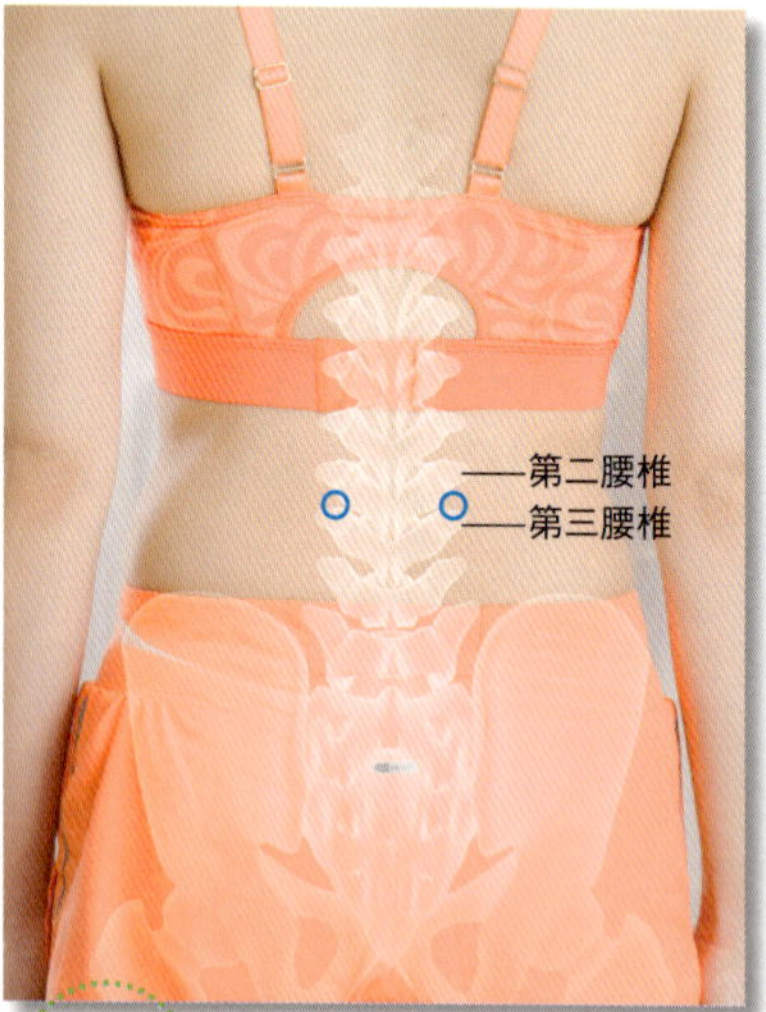

3〜5回押す

腰痛などの他にも、生理機能の調整、婦人科系疾患にも有効。

ツボの見つけ方

ウエストのいちばん細いところにある背骨（第二腰椎と第三腰椎の間）の中心から、左右に指幅2本分離れたところ。

ツボ押しのコツ

指の腹をツボに当て、体の中心に向かって押す。左右同時に。

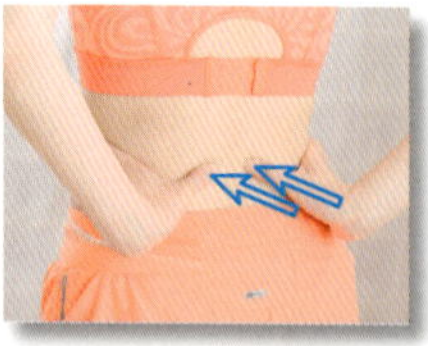

腰の痛みには、おなかと腰のツボ押しを

重苦しく感じたり、突然ズキンと痛みが走るなどの腰痛。筋肉の疲れ、加齢による生理痛、姿勢の悪さなどが原因ですが、意外に知られていないのが、腹筋と背筋のバランスの悪さ。体を支える二つの重要な筋肉のうち、どちらかが弱いと片方に負担がかかってしまうのです。

これらの痛みには、腰にダイレクトに効くツボを押します。腎兪《じんゆ》は、腰のトラブルに効くツボ。そこからお尻に近いところにある大腸兪《だいちょうゆ》は、おなかに

ツボ

大腸《だいちょう》兪《ゆ》

「大腸」に効く「兪＝ツボ」という意味。おなかのトラブルのほか、腰痛・痔・背中のこりにも効く。

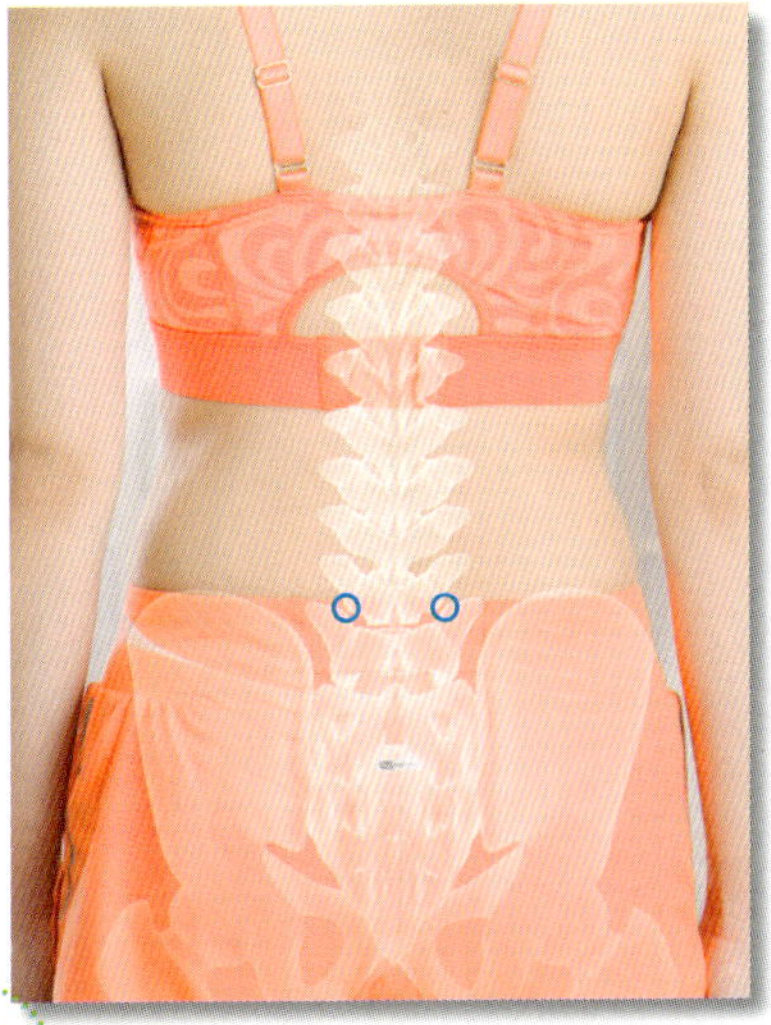

3～5回押す

腰痛はもちろん、腸の働きを促進し、便秘や下痢など腸の不調にも効く特効ツボ。

ツボの見つけ方

背骨をたどり、骨盤のラインとぶつかったところの左右のキワにある。

ツボ押しのコツ

ツボに親指の腹を当て、体の中心に向かって押す。左右同様に。

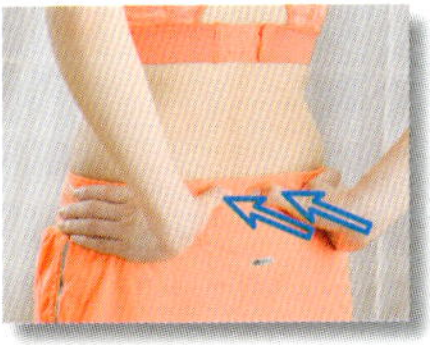

効くツボで、腰の血行もよくします。これらのツボを押すことで、おなかと腰のバランスがとれます。

腰の疲れを放っておくと、ぎっくり腰になりやすい。軽度のうちにきちんとケアを。

リンパのツボ話

意外な腰痛の原因

腰痛の原因が「腹筋と背筋のバランスの悪さ」にあることは、あまり知られていない。腹筋と背筋は、1：1.4の割合でバランスを保っているのだ。トレーニングをする時は、腹筋と背筋はセットで、を心がけよう。

背中の痛み

ツボ

兪穴《ゆけつ》

病気の原因が侵入する入口で、障害を退けるツボ。肺兪、心兪、肝兪など、各臓器に対応したツボがあり、兪穴はその総称。

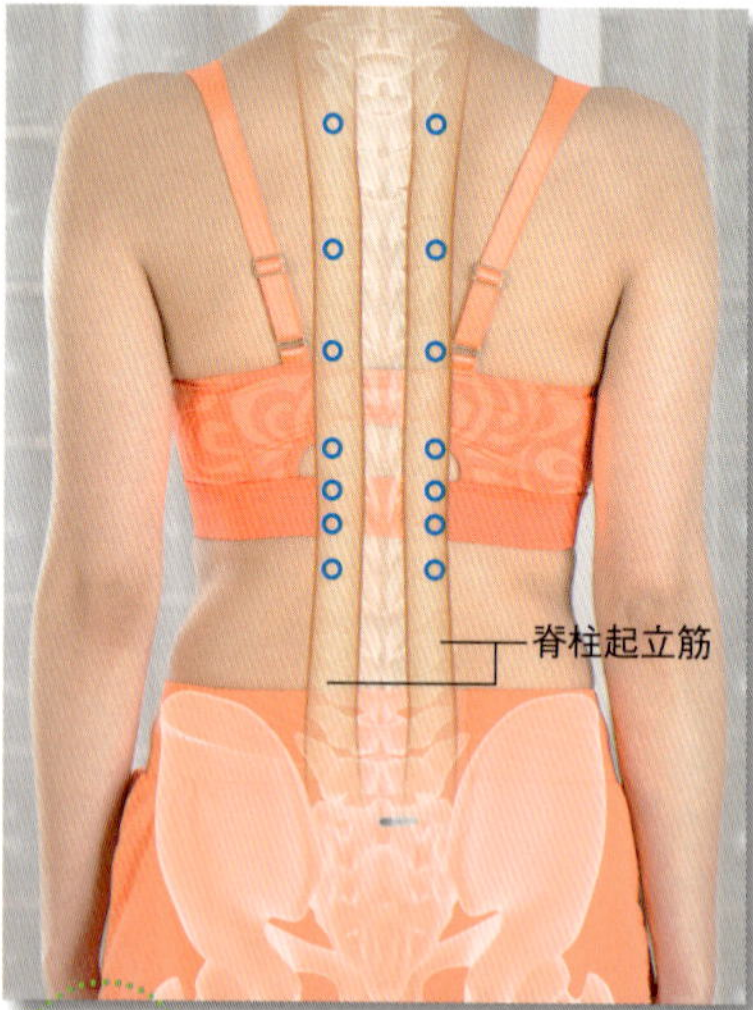

3〜5回押す

背中の筋肉の緊張やこわばりをやわらげたり、呼吸器や消化器の働きをよくする。

ツボの見つけ方

背骨に沿って走る「脊柱起立筋」という筋肉の両側に縦に並ぶ。

ツボ押しのコツ

ゴルフボールを背中の下に入れ、脊柱起立筋の上下を刺激する。

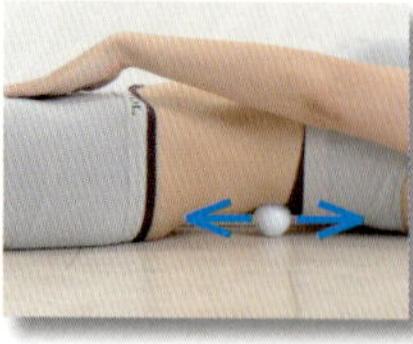

ゴルフボールや器具を使ってセルフケア

肩こりや腰痛に並んで、痛めやすいのが背中。長時間同じ姿勢や不自然な姿勢、冷え、首のトラブル、ストレスなどが原因です。

慢性化しないよう、痛みが軽度なうちにこまめにケアしておきたいところです。背中のツボには、ツボ押しグッズを使ったり、ツボを中心にした背中を蒸しタオルなどで温めるのが効果的です。

背中の痛みには、肺兪《はいゆ》、心《しん》兪《ゆ》、隔兪《かくゆ》、肝兪《かんゆ》、胆兪《たんゆ》、脾兪《ひゆ》、

ツボ

曲池《きょくち》

「曲」は曲がったところ、「池」は病気の元が池のようにたまる場所を示す。腕のトラブルのほか、五十肩・肩こりなどにも効く。

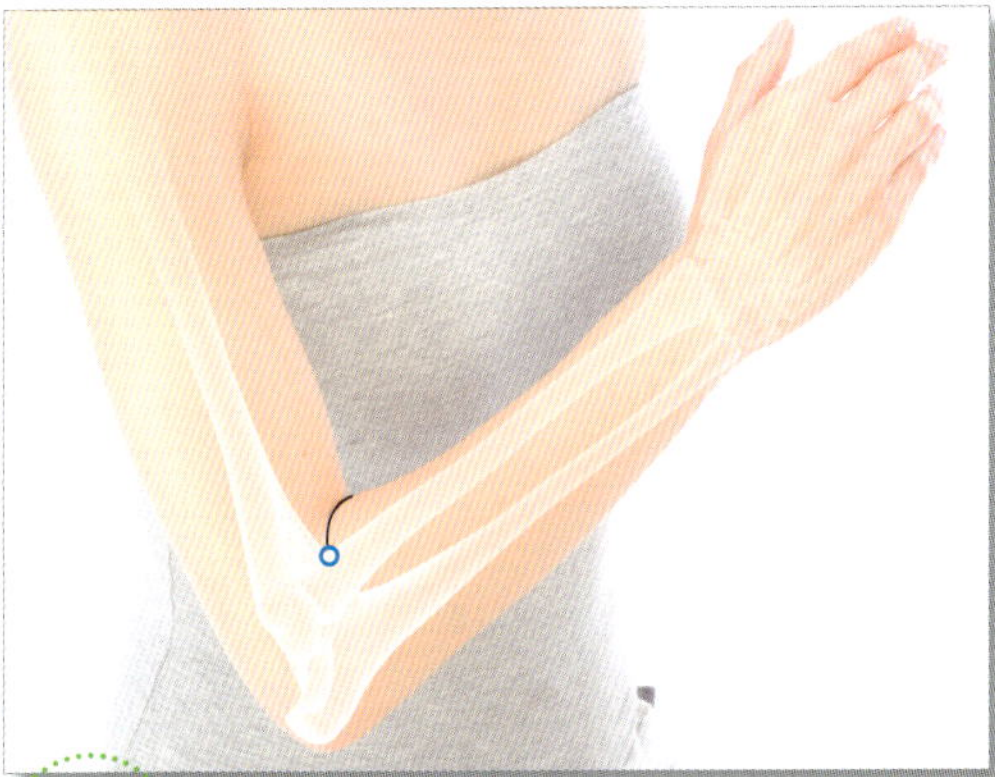

3〜5回押す　腕の血行をよくして代謝を促進させる。二の腕のシェイプにも効果がある。

ツボの見つけ方

ひじの関節のキワにあるツボ。ひじを曲げてできる横ジワ外側の端にあるくぼみ。

ツボ押しのコツ

ひじを曲げ、手でひじをつかむように親指をツボに当て、骨のキワを押す。左右同様に。

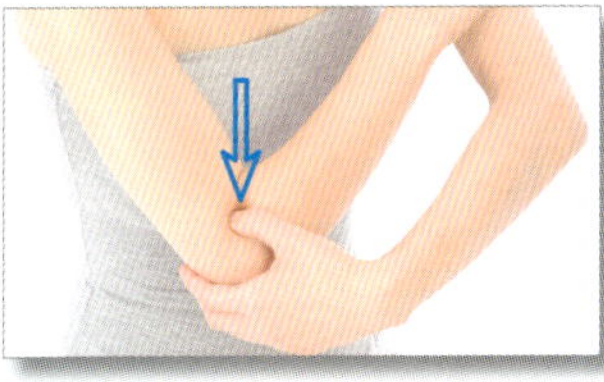

胃兪《いゆ》などからなる複数のツボの総称である兪穴《ゆけつ》を、ゴルフボールなどを使ってマッサージするとよい。呼吸器や消化器の働きをよくして自然治癒力を高め、背中の痛みやこわばりをほぐします。ひじにある曲池《きょくち》も、肩や背中の痛みをやわらげます。

リンパのツボ話

朝と夜とでは身長が違う?

体は一日生活しているだけで、背骨の脊椎板が圧迫され、1センチ以上も縮んでしまう。身長は、睡眠中に元どおりに伸びるが、体は一日の間に、「縮んで伸びて」を繰り返している。

ひざの痛み

ツボ

曲泉《きょくせん》

ひざの曲がるくぼみにあり、エネルギーが湧くツボ。足のトラブルに効き、リンパや血液の循環をよくする。

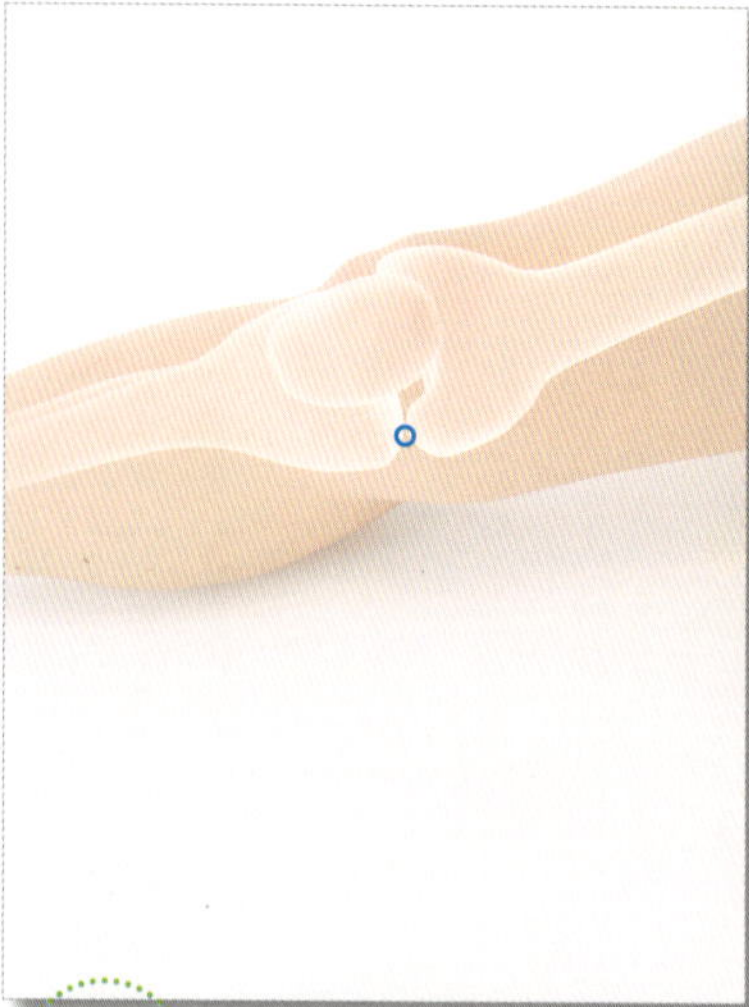

3～5回押す ひざ周辺の血液の流れを整えることで、痛みや違和感を緩和する。

ツボの見つけ方

脚を伸ばし、力を入れた時にひざの内側にできるくぼみのややつま先側。

ツボ押しのコツ

ひざをつかむようにして親指をツボに当て、内側に押し込むように押す。左右同様に。

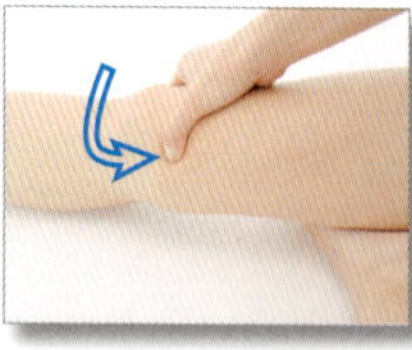

血行をよくして痛みをやわらげる

ひざの痛みは、ひざの軟骨がすり減って関節が変形したり、太ももの筋肉の衰えなどが原因です。ひざのまわりの血行をよくし、痛みをやわらげるツボを押します。

ひざの痛みに効くのは、曲泉《きょくせん》と陰陵泉《いんりょうせん》のツボです。ツボ名にふくまれている「泉」は、リンパ、血液、神経などが集まるところ。これらのツボを押すと、痛みはやわらぎ、だるさやむくみも解消。ツボの周辺を軽く押すだけで、リンパマッサージの

ツボ

陰陵泉《いんりょうせん》

ひざ下にある、エネルギーが湧き出る場所を示す。足・ひざ・腰のトラブルのほか、胃腸、泌尿器などにも効く。

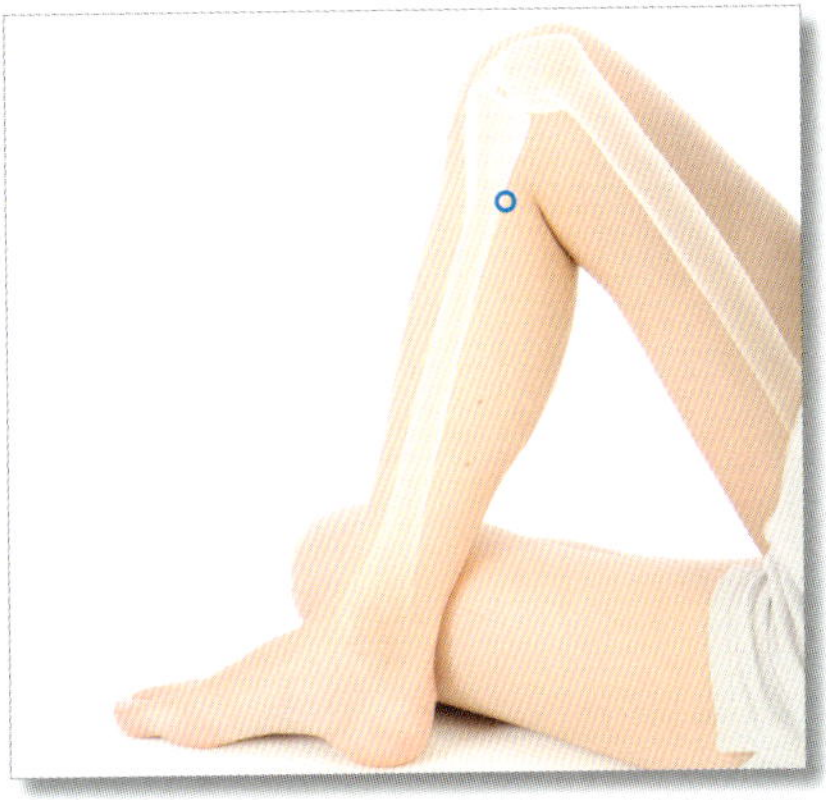

3〜5回押す

ひざから下の痛みやむくみ、だるさや、ふくらはぎのこわばりにも効果がある。

ツボの見つけ方

脚の内側、ひざ下の太い骨の内側沿いを指でたどり、太い骨にぶつかったキワがツボ。ぶつかるとツーンという感覚が得られる。

ツボ押しのコツ

親指の関節を曲げ、指先を立てて骨の裏側に沿って押し込むように。左右同様に。

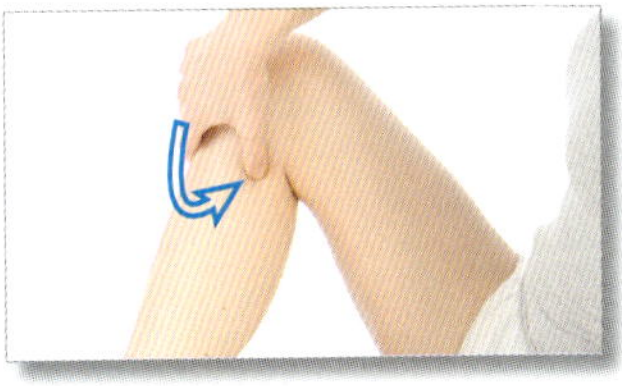

効果も得られ、ひざや足がすっきりします。

しかし、骨や筋肉の損傷をツボで治すことはできません。関節リウマチや痛風から起きることもあるので、激しい痛みがある時は必ず医師による診断を。

リンパのツボ話

コラーゲンは食材から

ひざの痛みに関係する栄養素は、コラーゲン、エラスチン、ヒアルロン酸、コンドロイチン硫酸など。これを単独のサプリメントで摂っても効果はない。これらがすべて入っている、豚の角煮や手羽先などを食べよう。

坐骨神経痛

ツボ 風市《ふうし》

エネルギーを集めるツボ。痛みやしびれが引き、脚全体を軽くする。

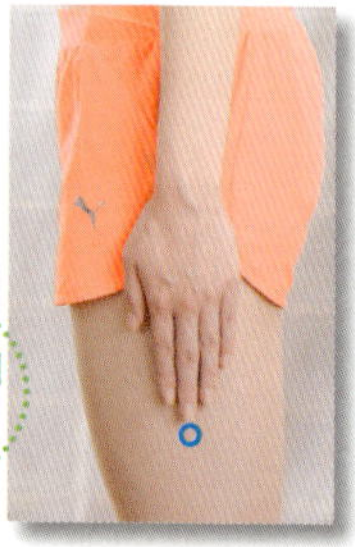

3～5回
押す

ツボの見つけ方

「気をつけ」で両腕をおろした時、中指の先が当たる太ももの外側中央にある。

ツボ押しのコツ

さぐりあてた中指で、そのまま体の中心に向かって押す。左右同様に。

ツボ 承扶《しょうふ》

背中、腰の痛み、坐骨神経痛や膀胱炎にも効くツボ。

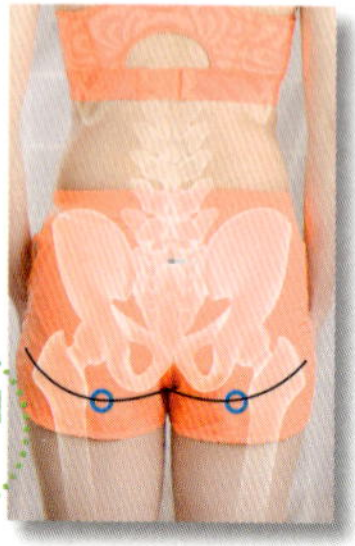

3～5回
押す

ツボの見つけ方

左右のお尻の山の中心から下ろした線と、お尻の下の横ジワが交わる部分。脚の骨とお尻の骨のくぼみにある。

ツボ押しのコツ

中指の腹をツボに当て、お尻を持ち上げるように押す。左右同時に。

下半身のしびれや痛みに効く特効ツボ

坐骨神経痛は、腰椎から足先まで走っている坐骨神経が圧迫されて生じる神経痛です。腰の下、太ももの裏、すね、ふくらはぎがしびれたり、痛みが走ったりします。「腰痛」との違いは、お尻をたたくと分かります。ビンビンと響くなら「坐骨神経痛」の疑いがあります。

坐骨神経の痛みやしびれをやわらげるツボが風市《ふうし》。坐骨神経の通り道にあるツボ承扶《しょうふ》は、お尻や太ももの筋肉の収縮・伸長を助ける働きがあります。

リンパマッサージ

太ももの裏側から腰をマッサージ

マッサージのコツ

太ももからお尻、お尻から腰にかけてのリンパマッサージで筋肉をほぐしながら、リンパと血液の流れをよくする。まとわりつくようなタッチで。

前後
各3セット

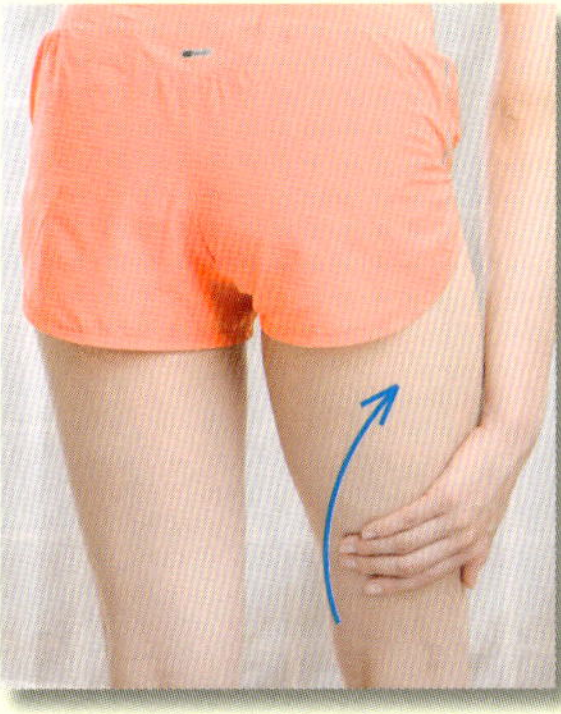

1 ひざ裏の内側に手を置き、少し圧力をかけながら、内側から外側へねじるように、お尻の下あたりまでマッサージする。

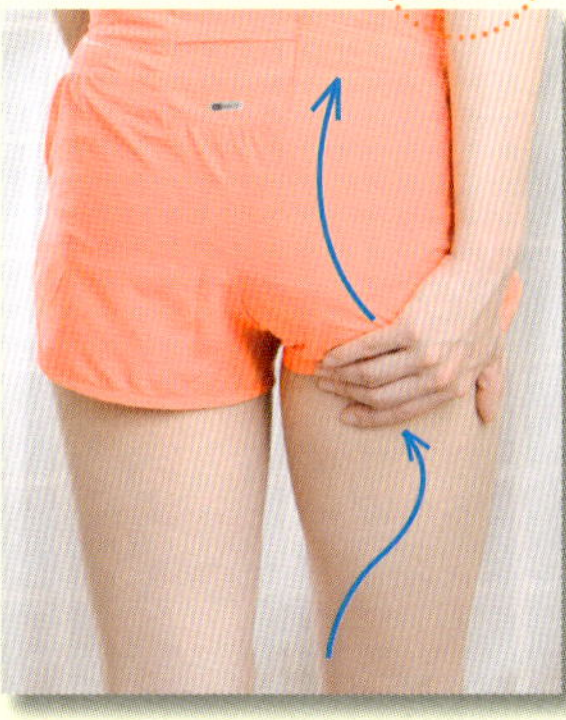

2 お尻の下あたりまできたら、そのままお尻を持ち上げるようにして、腰のあたりまでマッサージ。

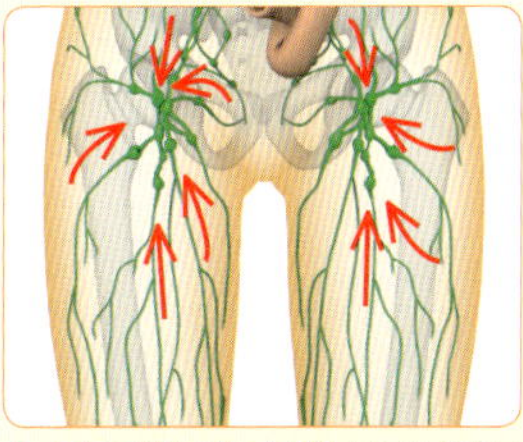

太もものリンパ　足先からひざのリンパ節を通過し集まったリンパ液を、そけい部のリンパ節に流すように。

坐骨神経痛で特に効果を発揮するのがリンパのケアですが、軽くさする程度のマッサージにすること。過敏な状態の神経を刺激しすぎないように。

ひじの痛み

ツボ
曲池《きょくち》

「曲」は曲がったところ、「池」は病気の元が池のようにたまる場所。腕のトラブルのほか、五十肩・肩こりなどにも効く。

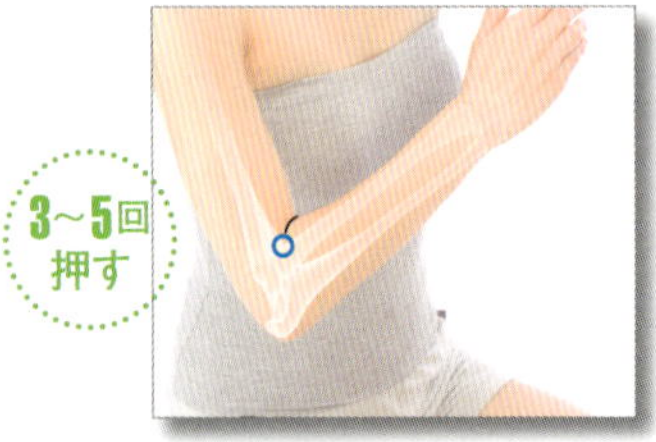

ツボの見つけ方

ひじの関節のキワにあるツボ。ひじを曲げてできる横ジワ外側の端にあるくぼみ。

ツボ押しのコツ

ひじを曲げ、反対側の手でひじをつかむように親指をツボに当て、骨のワキを押す。左右同様に。

ツボ
肘髎《ちゅうりょう》

ひじの内側にあるツボ。腕やひじのリウマチ、神経痛、しびれなどをやわらげる。

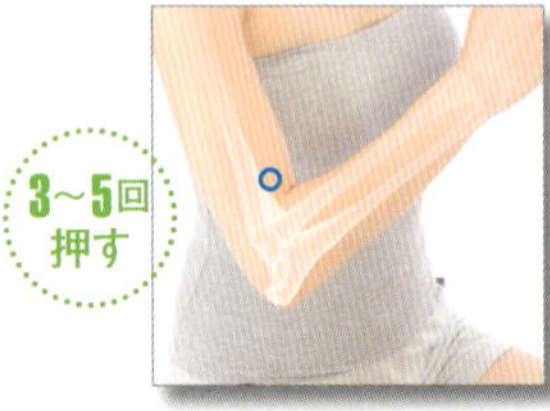

ツボの見つけ方

「曲池」から親指1本分上にある。

テニスひじにはリンパマッサージを

ひじの痛みは、ひじの関節を包む筋肉の炎症が原因です。テニスでスマッシュした時や、手をひねったり重い荷物を持ったり、極端にひじに負担がかかった際に起こるテニスひじといわれる痛みもあります。

患部に熱がある場合は冷たい湿布で冷やし、それ以外の場合は蒸しタオルやカイロなどで温めるとよいでしょう。

ひじやひざなどの関節はリンパ節がある、リンパのターミナルです。関節周辺の「ひじのリ

リンパマッサージ

ひじのマッサージ

マッサージのコツ

手首からひじ、ひじから肩へ、リンパの流れに沿って、マッサージ。腕の特効ツボ「曲池」「肘髎」を通過するように。痛みのあるひじの部分は包み込むようにやさしくマッサージしよう。

左右10回

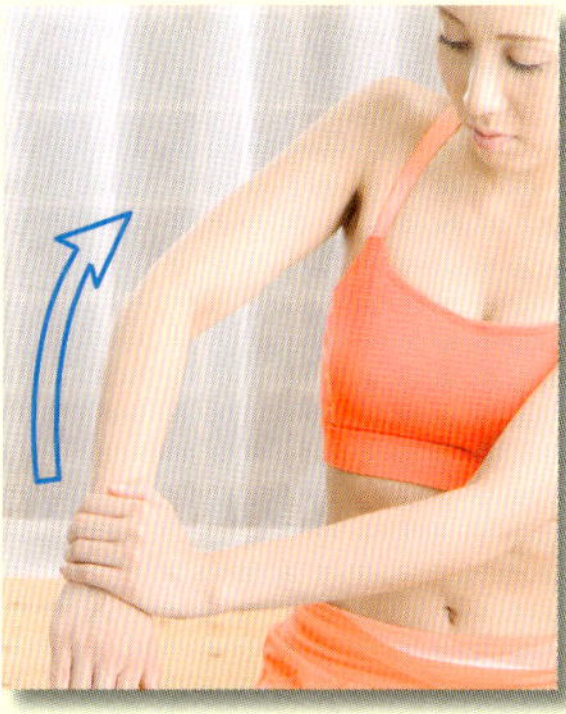

1 腕を軽く曲げ、手の甲からひじに向かって軽くマッサージする。

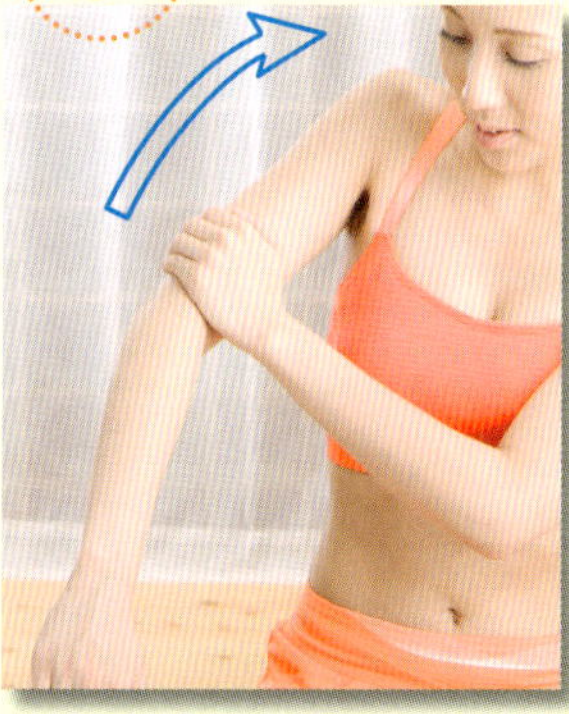

2 ひじのあたりは包み込むようにし、二の腕から肩にかけても同様にマッサージ。

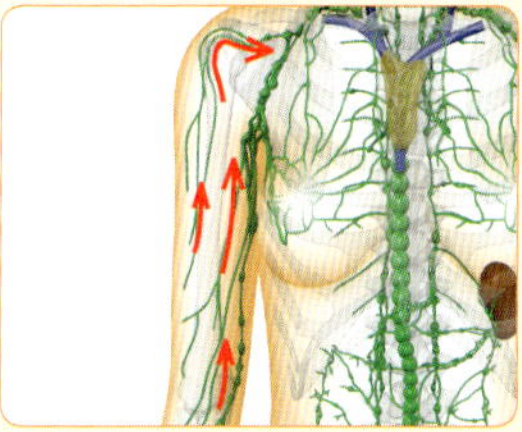

腕のリンパ　ひじとわきにはリンパ節が集中。手首からひじ、肩へとリンパを流すようにマッサージ。

ンパマッサージ」で、痛みをやわらげることができます。炎症を起こしているので、あくまでもやさしい、さするようなタッチでマッサージを。

ツボは、腕のトラブルに効く特効ツボ、曲池《きょくち》、肘髎《ちゅうりょう》を押すとよい。

歯の痛み

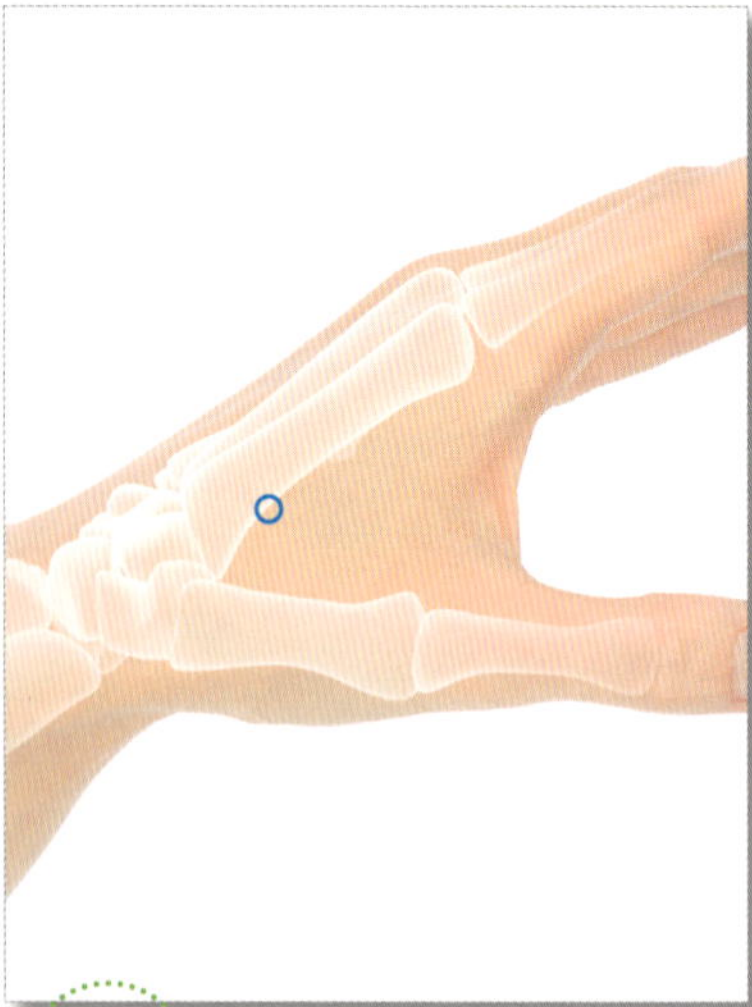

ツボ

合谷《ごうこく》

谷のようなくぼみであることからつけられた名前。鎮痛効果が高い特効ツボで、首から上の痛みにはよく効く。

3〜5回押す

自律神経系の乱れを調整して落ち着かせる。手軽にツボ押しできる。

ツボの見つけ方

手の甲側の人差し指の骨のキワ。手の甲を上にして指を広げ、親指と人差し指の骨が接する部分。

ツボ押しのコツ

親指をツボに当て、人差し指の骨のキワに引っ掛けるようにして押し上げる。左右同様に。

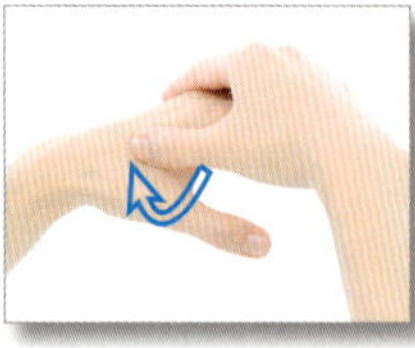

突然の歯の痛みに効く特効ツボ

ズキズキしたり、冷たい飲み物がしみたりする歯の痛み。その多くは、虫歯菌が原因です。ツボで痛みを抑えることはできます。

合谷《ごうこく》と温溜《おんる》は鎮痛効果の高いツボで、歯痛によく効きます。とくに「合谷」は痛みの万能ツボ。即効性があるので、歯の痛みだけでなく、頭痛や胃痛、のどの痛みなど、急な痛みの応急処置に使えます。

激しい痛みがある時は、ツボを少し痛いくらいに強く5秒間

ツボ

温溜《おんる》

「温」はあたたかさ、「溜」はエネルギーを流すこと。歯痛のほか、腕から肩にかけてのトラブルにも効く。

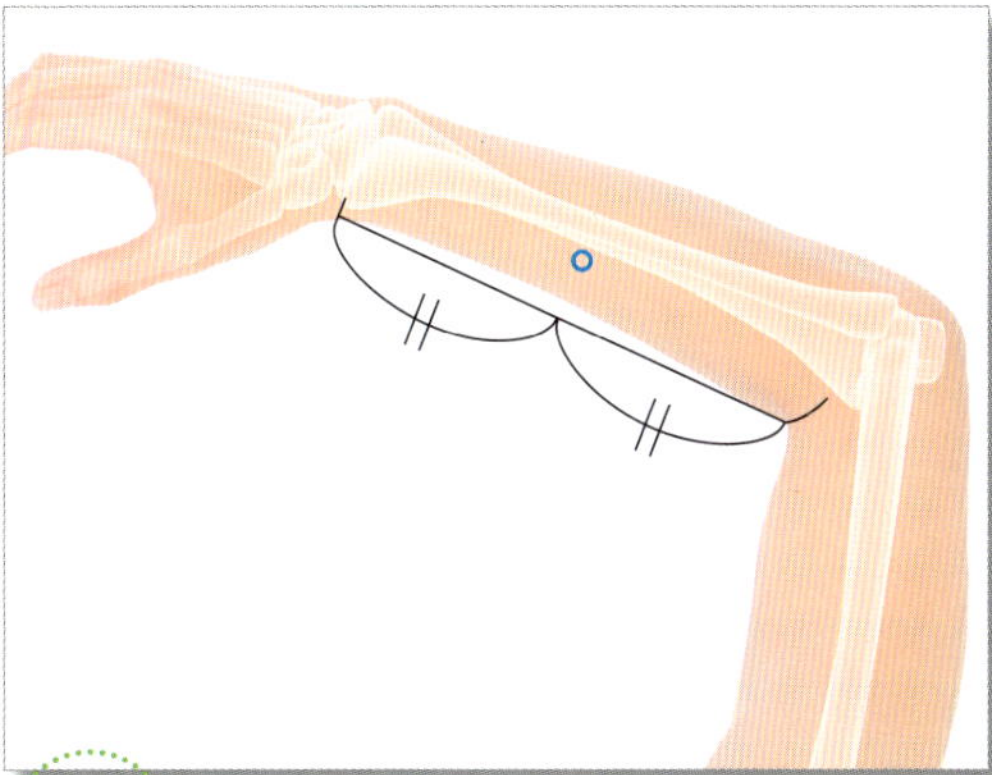

3～5回押す 鎮痛効果が高いツボで、応急処置用として即効性も高い。

ツボの見つけ方

手首を曲げた時にできる手首の横ジワとひじの横ジワの真ん中。手前側の骨のキワ。

ツボ押しのコツ

腕を上からつかむように親指をツボに当て、骨のキワからゆっくりと押し上げるように押す。左右同様に。

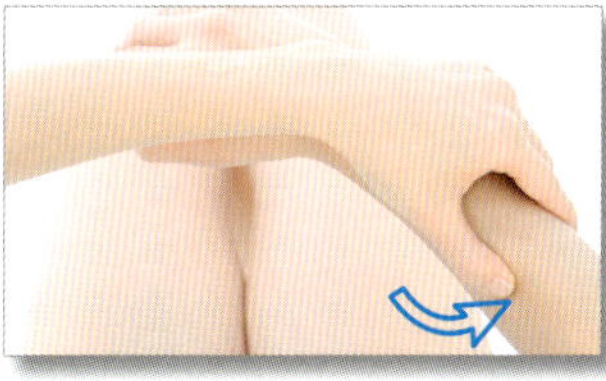

押します。それを3セット繰り返してください　どちらのツボも、右の歯が痛ければ右、左の歯が痛むのなら左のツボを押すとよい。

リンパのツボ話

奥歯がないと力が入らない？

力を入れる時に奥歯を噛みしめると、交感神経が刺激されて戦闘モードになり、筋肉にエネルギーが集まる。一度口を開けて重い物を持ってみよう。奥歯がいかに重要かが分かるはずだ。

キレイになる生活習慣のヒント

リンパマッサージ&ツボ押しは、簡単に、美しさと健康をもたらしてくれるセルフケアです。でも、お酒の飲み過ぎや喫煙、睡眠不足などで生活リズムが乱れていては、せっかくのセルフケアも台なし。バランスのよい食事や、適度な運動を心がけ、規則正しい生活を習慣にしましょう。ほかにも、より美しく健康になるための、こんなヒントがあります。

- 体を冷やさない
- ストレスをためない
- 水分を摂る
- 睡眠をしっかり取る
- よく笑う

「よく笑う」ことは、キレイになるためにはとても重要。脳内ホルモンのセロトニンが不足すると、気分が沈みがちになり、ストレスを感じやすくなるといわれています。そのセロトニンの分泌を促してくれるのが、声を出して笑うこと。脳がセロトニンを分泌し、楽しい気分にさせてくれるのです。

沈んだ気持ちになっている時、口角を上げてみてください。愛想笑いでもいいのです。笑顔をつくるだけでも、脳は笑っていると認識し、セロトニンを放出。だんだんと本当に楽しい気分になってくるのです。笑顔は表情を明るくイキイキと見せてくれますよね。

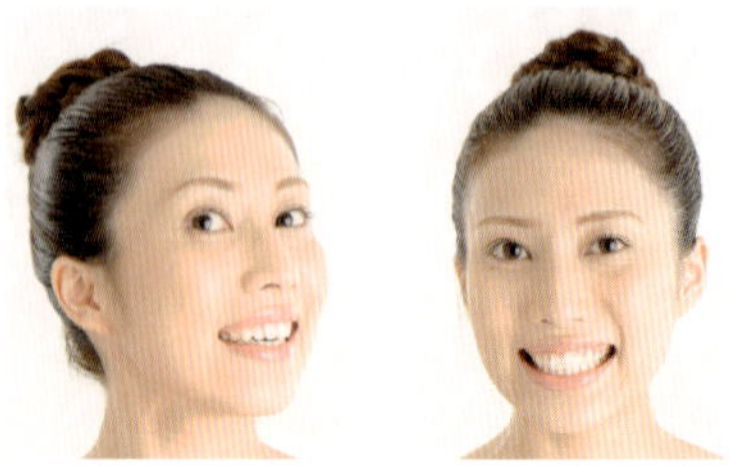

目や口、頬を動かして、笑顔の訓練をしてみよう。

Chapter 5

心を整える

リンパ&ツボは、心の悩みにも有効です。
体と脳、神経に働きかけることで、
心と体の疲れもリフレッシュ。
心のトラブルに特化した
ヒーリング系のケアメニューを紹介します。

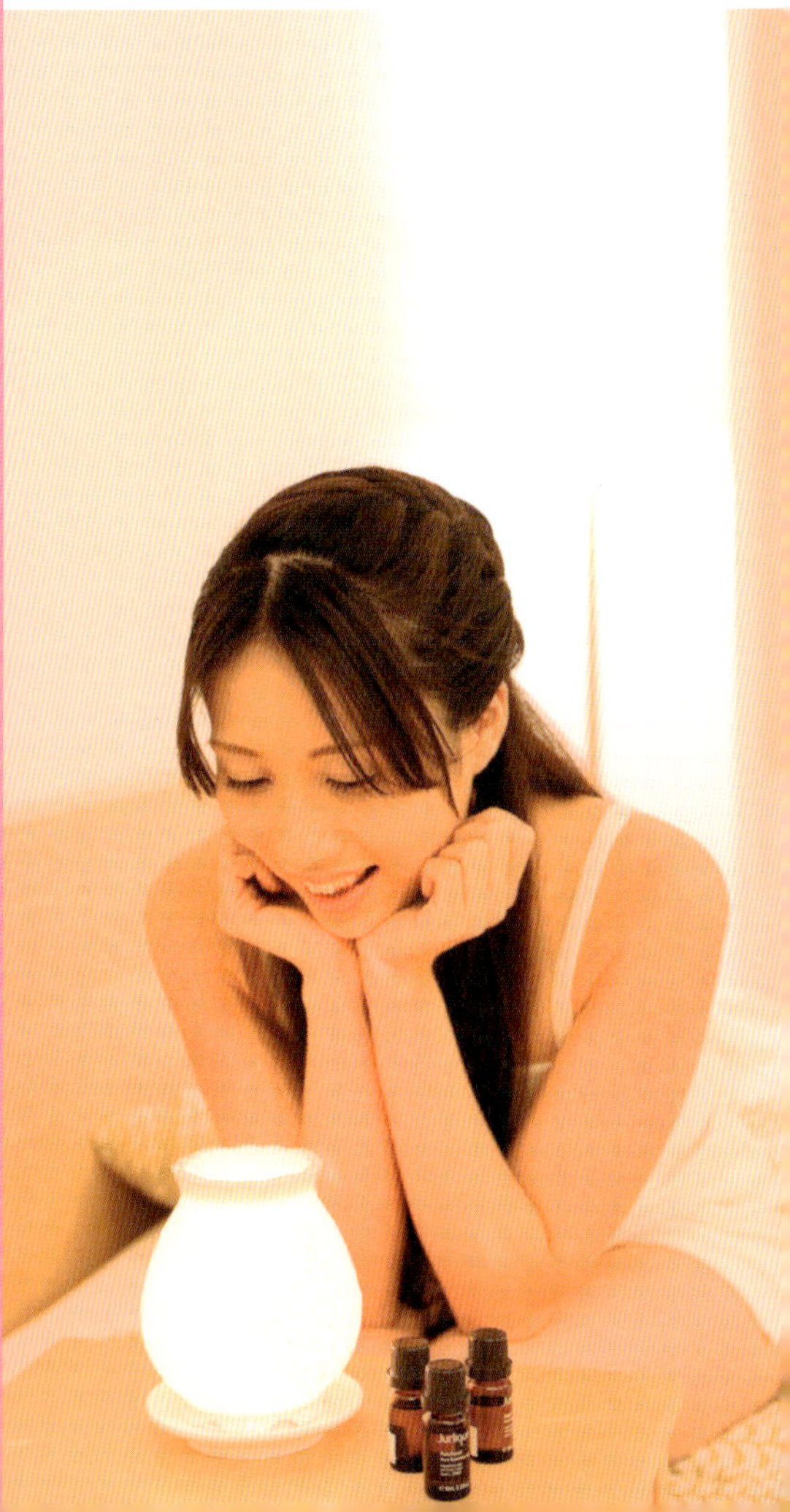

憂うつなとき

ツボ

百《ひゃく》会《え》

「百会」の「百」は、たくさんの効果があることを示す。頭頂部の中央にあり、めまい、立ちくらみ、頭痛、寝違えなどにも効く。

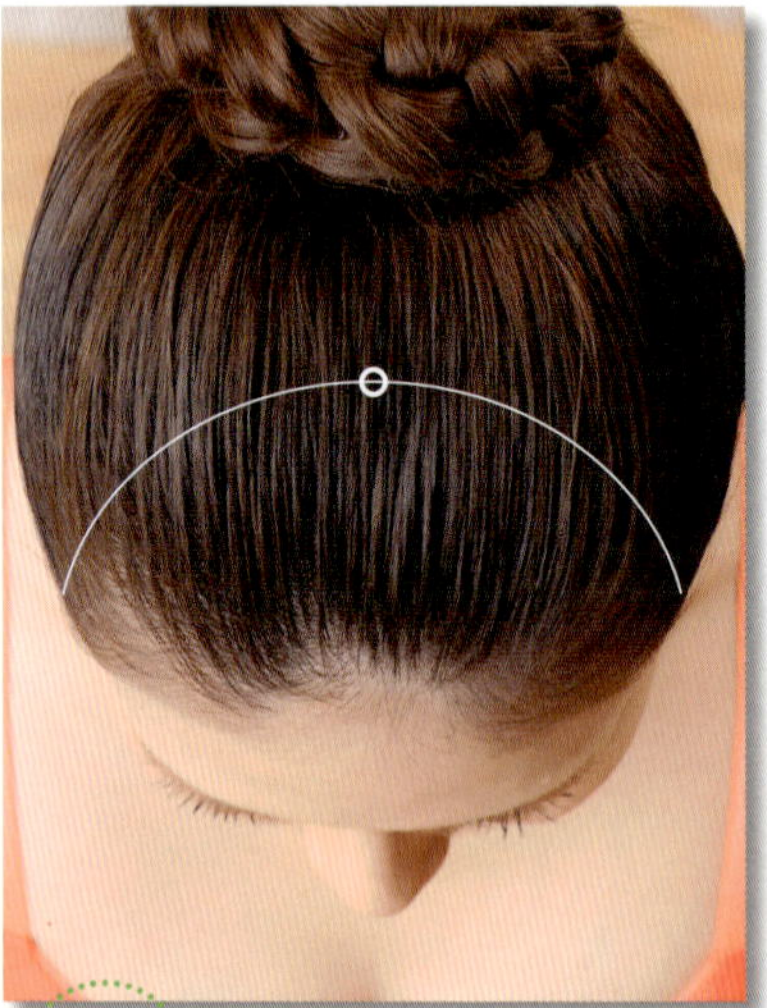

3〜5回押す

応用範囲が広い「万能ツボ」。頭をすっきりさせる効果もある。

ツボの見つけ方

左右の耳の上端を結んだ線の真ん中にあるツボ。眉の間の線上。

ツボ押しのコツ

中指を立ててツボに当て、真下にゆっくりと押していく感じで。

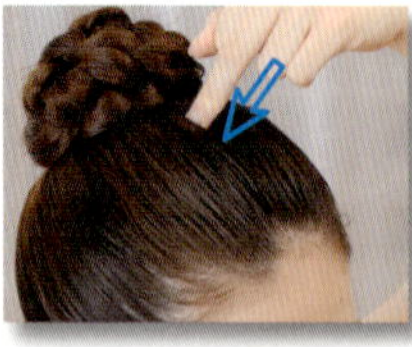

感情を安定させるセロトニン

うつ症状は、脳内のセロトニンが減っている状態です。セロトニンは感情を安定させる神経伝達物質です。興奮した時に放出されるドーパミンや、恐怖を感じた時に放出されるノルアドレナリンなどを抑えるので、不足すると、うつの症状に陥りやすくなる。

セロトニンは、リズムホルモンとも呼ばれ、一定のリズムを感じると放出されるといわれています。電車の音やお経を聞いていると気持が落ち着くのはそ

ツボ

完骨《かんこつ》

耳の後ろの垣根のような骨（乳様突起）の下にあるツボを示したもの。片頭痛、めまい。不眠症などにも効果的。

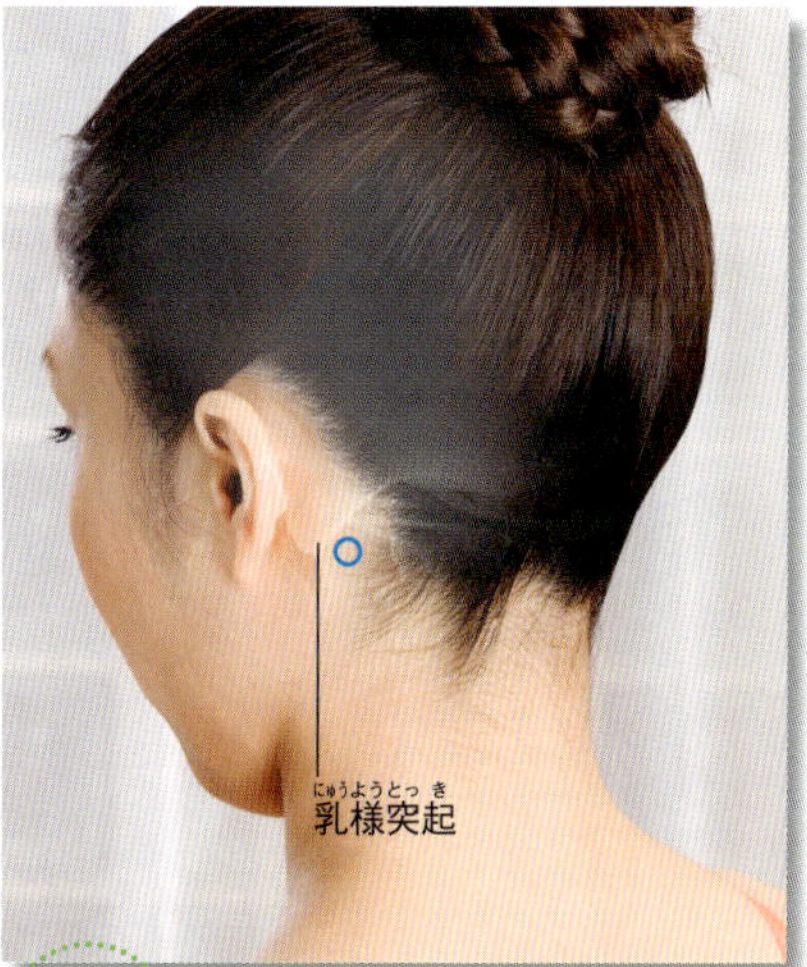

3～5回押す

頭部の血流をよくするツボ。血行を改善し、セロトニンの分泌を安定させる。

ツボの見つけ方

耳の後ろの出っ張った骨（乳様突起）の先端を指でたどり、その後ろにあるくぼみ。

ツボ押しのコツ

親指をツボに当て、骨のキワを押し上げるように押す。左右同様に。

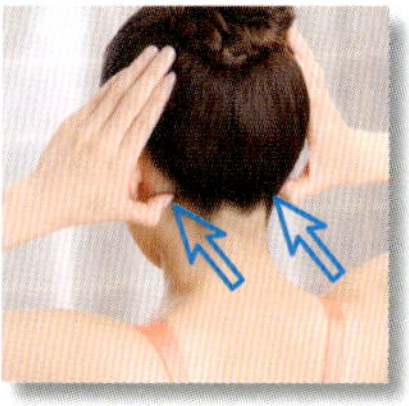

のため。リズミカルにツボ押しや頭部のマッサージを行なうのも効果的です。百会《ひゃくえ》は、自律神経を整えるツボ。そして完骨《かんこつ》は、頭部の血流をよくするツボ。精神に安らぎをもたらし、衰えた活力を回復させてくれます。

リンパのツボ話

肉を食べないとうつになる？

感情を安定させる神経伝達物質・セロトニンを脳内でつくるには、トリプトファンとビタミンB6が必要。人間の体内ではつくられないため、食物から摂るしかない。両方の栄養素が含まれているのが「豚肉」だ。

集中力を高める

ツボ

手《て》の三里《さんり》

「三里」は、体を整える意味。消化器系のトラブルに用いられ、歯痛・口内炎などにも効果がある。

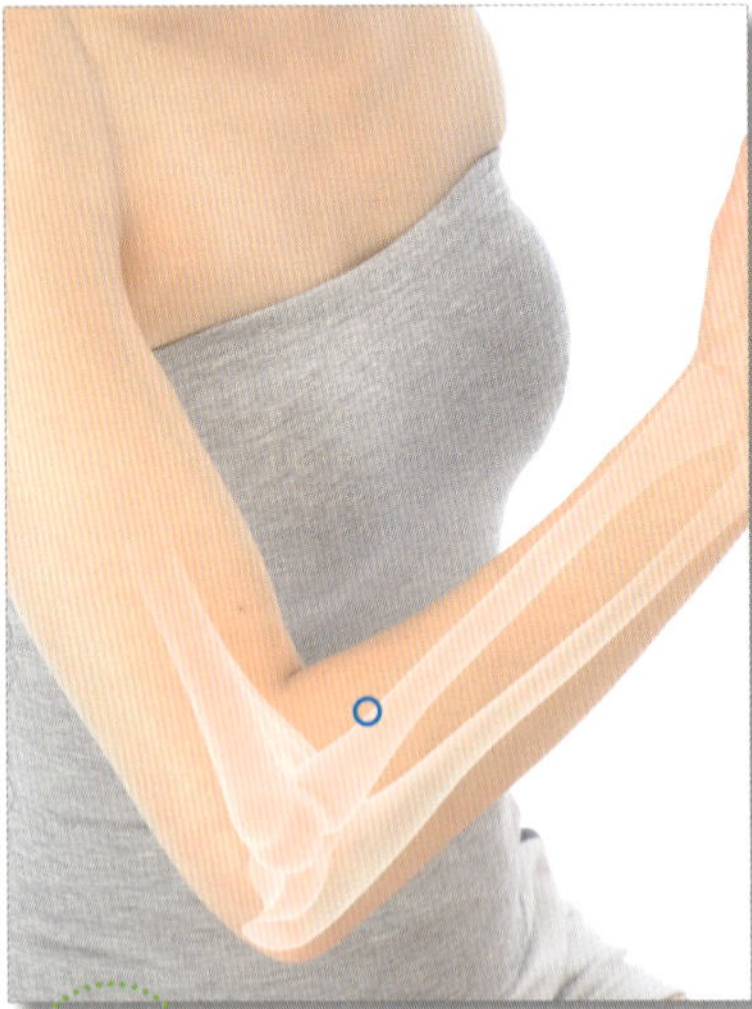

3~5回押す

胃腸の不調と全身の痛みをやわらげる、腕にあるツボ。肩や首、ひじなどの痛みやこり、だるさなどにも効果的。

ツボの見つけ方

ひじの横ジワに人差し指の端を当て、手首方向に指幅3本分にあるツボ。

ツボ押しのコツ

骨の内側にもぐらせるようにして押す。左右同様に。

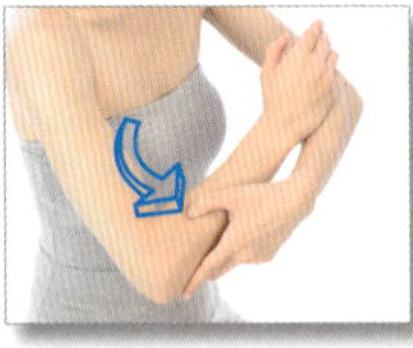

気分転換に効果的な手と腕にあるツボ

過労やストレス、睡眠不足が続くと、自律神経が乱れ、心が疲れてきます。

おしゃれをしたり、会話を楽しんだり、本来楽しいはずのことが、何をするにもおっくうになる時があります。そんな時は、気力を高めてくれる、腕と手にあるツボを押してみましょう。

手《て》の三里《さんり》は、不安をやわらげ、精神を安定させて元気にしてくれる万能ツボ。エネルギーの源である胃腸を元気にするので、体の内側からやる気が出てきます。

手の甲にある合谷《ごうこく》も、ストレスや頭痛を解消したり、内臓の不調を回復させるなど、活動エネルギーを回復させせます。

ツボ

合谷《ごうこく》

谷のようなくぼみであることからつけられた名前。鎮痛効果が高い特効ツボで、首から上の痛みにはよく効く。

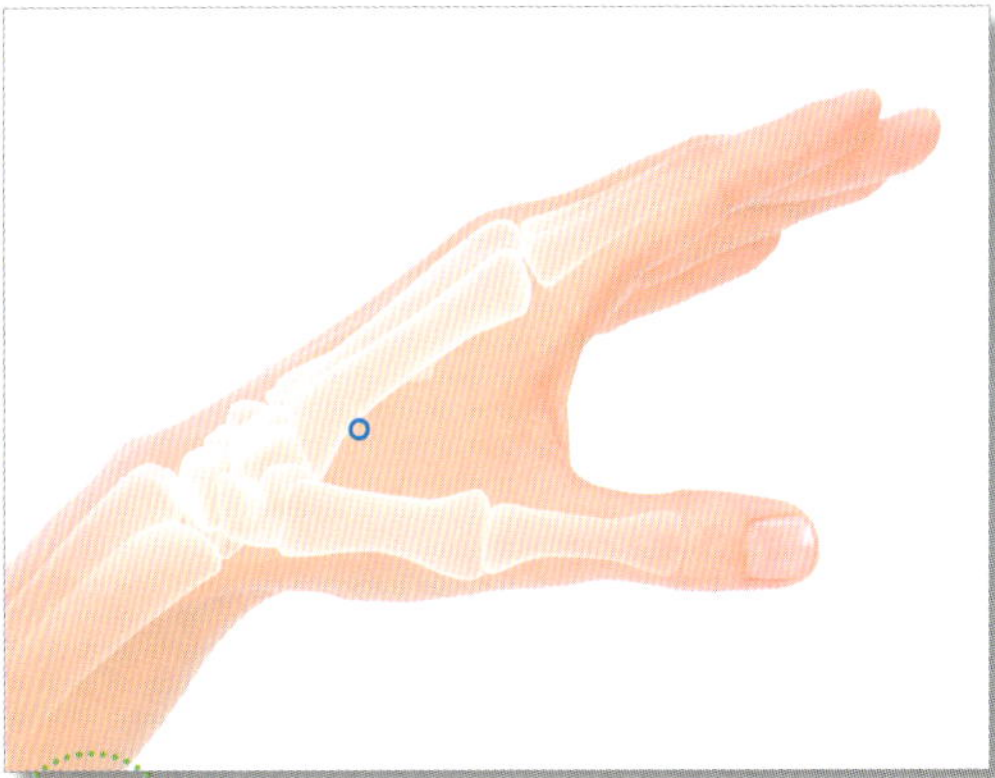

3～5回押す

自律神経に作用し、心身をリラックスさせる。首から上のトラブルに効果的。

ツボの見つけ方

手の甲側の人差し指の骨のキワ。手の甲を上にして指を広げ、親指と人差し指の骨が接する部分。

ツボ押しのコツ

親指をツボに当て、人差し指の骨のキワに引っ掛けるようにして押し上げる。左右同様に。

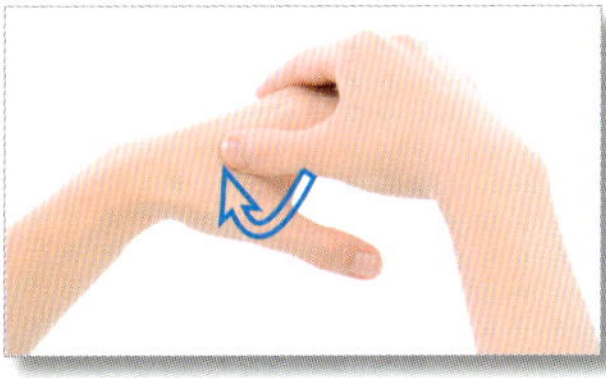

リンパのツボ話

集中力UPには「あくび」を

面白くない講義などで、「あくび」が出ることがある。退屈だから、ではない。脳が酸素不足の時に起こる生理現象だ。集中力を高めたい時は、意図的にあくびをして、脳に酸素をいっぱい送り込もう。

不安なとき

ツボ

膻中《だんちゅう》

「膻中」は、邪気をさえぎり、胸の中（心や心臓）を守ること。ストレスをやわらげ、不安を取り除く。

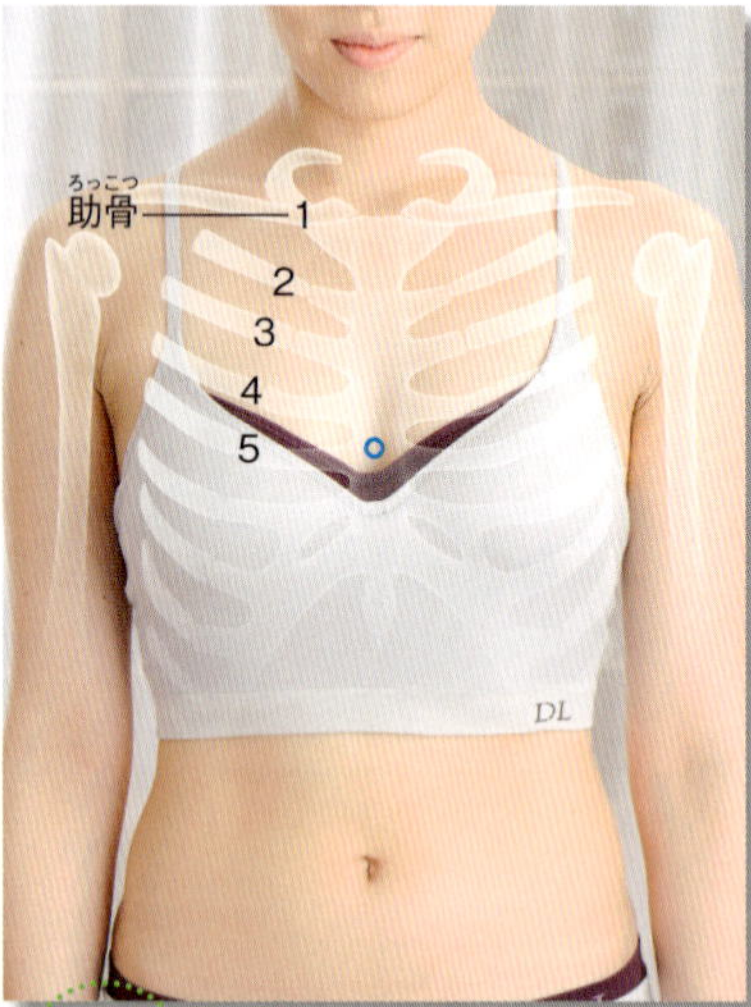

3〜5回押す

急なストレスを感じた時は、このツボを押してみよう。

ツボの見つけ方

第四肋骨と第五肋骨の間の高さ。

ツボ押しのコツ

中指をツボに当て、体の中心に向かって押す。

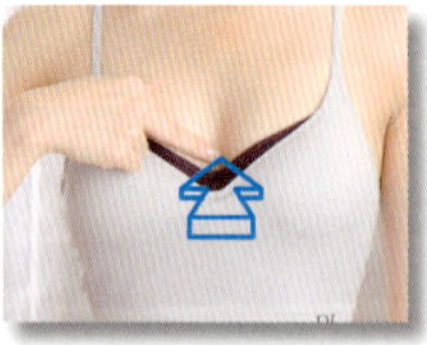

リラックスできる心と体をつくる

「不安」は誰もがもつものです。特別な理由がないのに、不安でたまらない時は、心がストレスに負けそうになっているサイン。ツボ押しで精神を安定させましょう。

膻中《だんちゅう》は、心とつながりのあるツボ。ストレスがたまると、胸に圧迫感を覚えることがありますが、このツボを刺激すると、心のこわばりがとれてすっきりします。

また、天容《てんよう》は、自律神経のバランスをとり、心をリラックス

ツボ

天容《てんよう》

自律神経の乱れを安定させ、気持ちをリラックスさせてくれるツボ。ストレス解消にも効果がある。

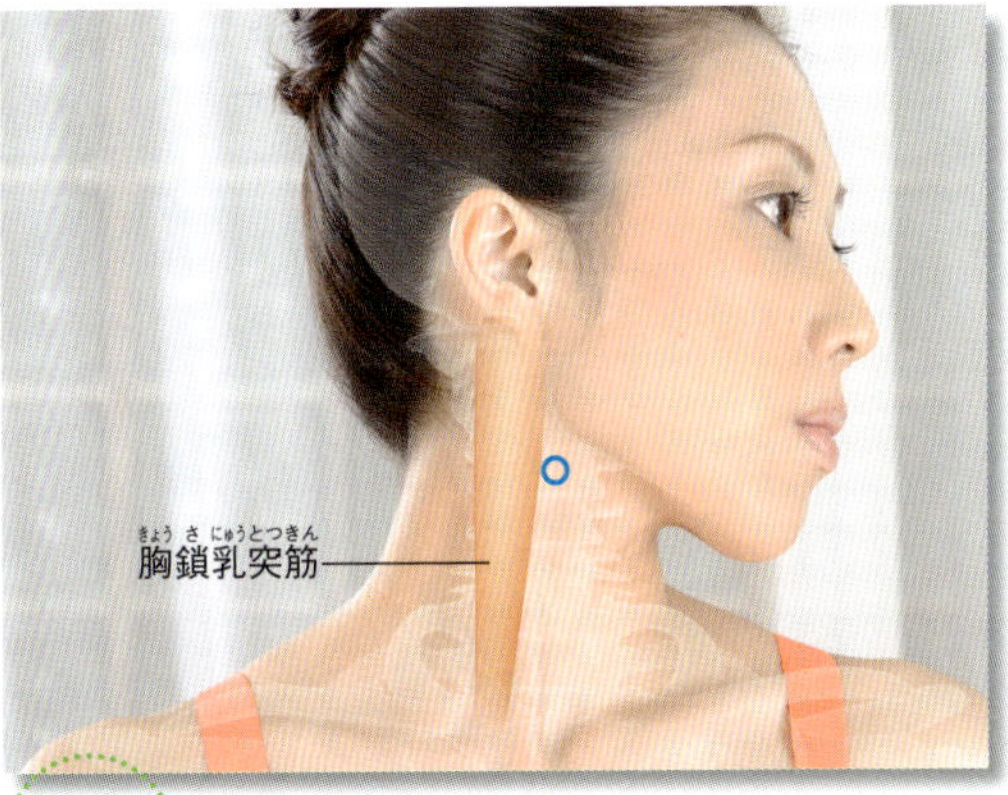

3〜5回押す 耳やのど、頭など、鎖骨より上の部分のトラブルに効く。

ツボの見つけ方

両耳の下、下あごの骨の角の後ろにある。耳の下から首筋に走る太い筋肉（胸鎖乳突筋）の前側のキワ。首を横に向けると筋肉が浮き出てくるので、見つけやすい。

ツボ押しのコツ

中指をくぼみに引っかけ、内側に押し込むように。左右同様に。

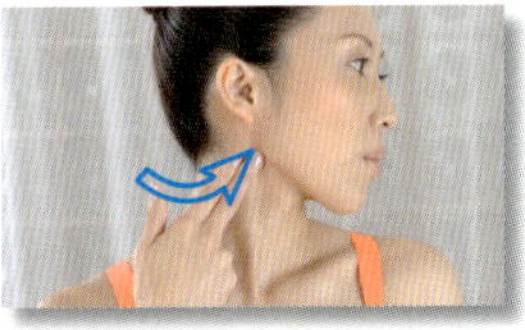

させます。

不安を感じる時には、リラックスするのがいちばん。首から肩、鎖骨のリンパをマッサージすると、体のこわばりがとれ、気持ちも落ち着いてきます。

リンパのツボ話

不安になるのは健康な証拠

不安になるのは、心が健康なしるし。不安物質「ノルアドレナリン」が出なくなると、死ぬことも怖くなくなる。「うつ」も、このノルアドレナリンの低下が原因のひとつなのだ。不安とうまくつき合って、心のバランスをとろう。

眠れないとき

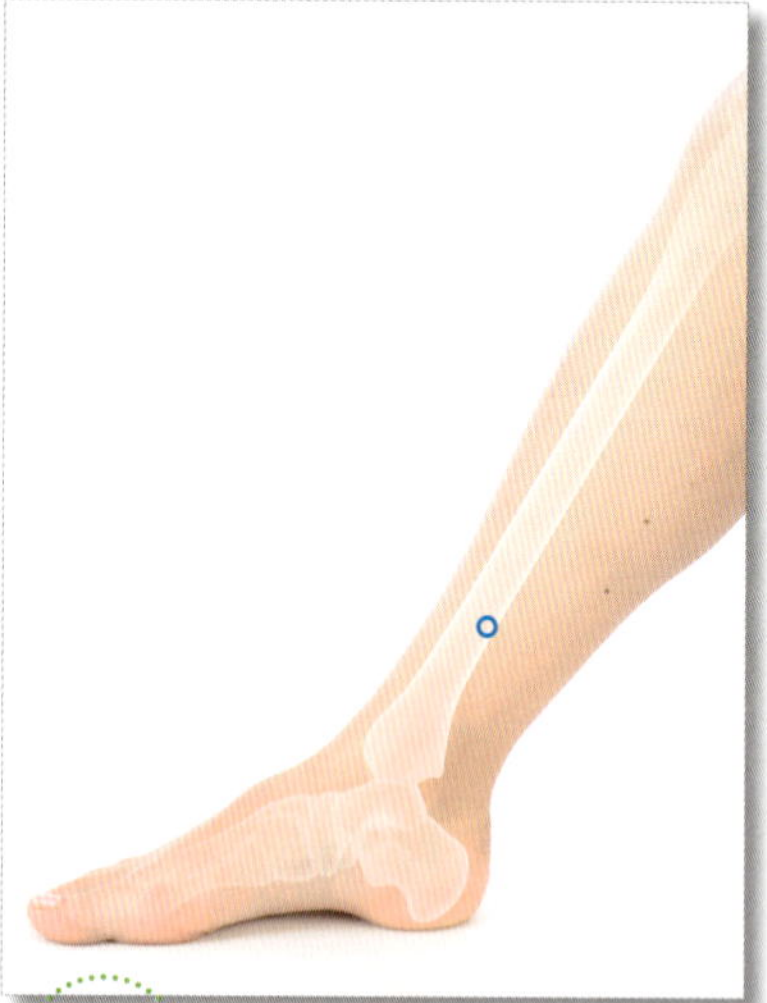

ツボ

三陰交《さんいんこう》

3つの陰の経絡が交わるツボ。めまい、むくみに効くほか、手足の血行をよくし、リラックスさせる効果も。

3～5回押す むくみや冷えを解消し、安眠へと誘うツボ。

ツボの見つけ方

内くるぶしの中心に小指の端を当て、ひざ方向に指幅4本分のところにある。

ツボ押しのコツ

脚をつかむようにして骨のキワに親指を当て、骨の内側に指を入れ込むようにして押す。左右同様に。

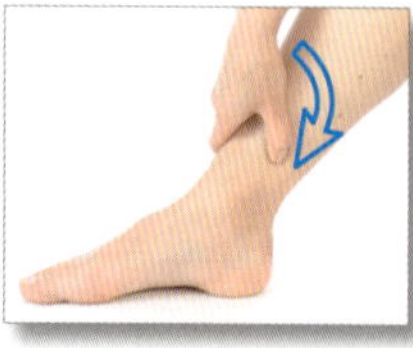

リラックスできる心と体をつくる

睡眠は、心の健康のバロメーター。脳が疲れていると眠れず、眠れないと脳が疲れ……。そんな「不眠」のスパイラルに陥らないよう、眠る前にはリラックスを心がけたいもの。

ツボ押しは、自律神経に働きかけ、副交感神経を活発にしてリラックス効果を高めます。安眠の特効ツボは、ふくらはぎ内側にある三陰交《さんいんこう》と、かかとにある失眠《しつみん》。全身の血行をよくし、リラックスさせてくれます。

体のリラックスには、お風呂

ツボ

失眠《しつみん》

ツボ名は、「眠りを失った時」によいツボであることを示す。不眠、足底の痛み、足のだるさ、足のむくみなどに効果がある。

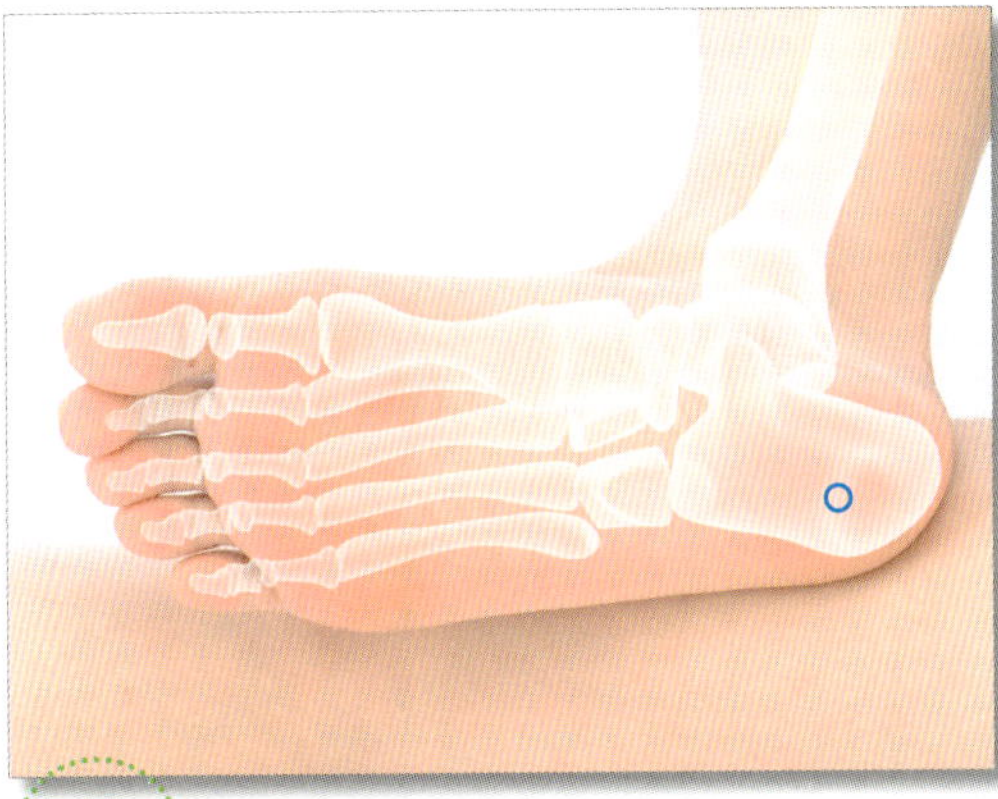

3〜5回 押す　かかとの真ん中にあるツボ。不眠に効く。

ツボの見つけ方

かかとの中心で、肉づきが丸く膨らんでいる部分。足がむくんでいる時に押すと、鈍い痛みが伝わる。

ツボ押しのコツ

親指をかかとの中心に置いたら、体全体でかかとにのる感じで押す。

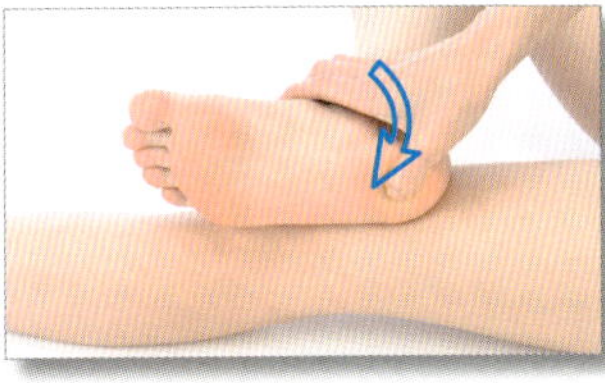

やリンパマッサージも効果大。眠る前にぬるめのお風呂に入ったり、ベッドのなかでゆっくりとおなかをマッサージすることで、全身の血行がよくなり、リラックスできます。

リンパのツボ話

夢を見るのは？

眠りには、「深い眠り（ノンレム睡眠）」と、「浅い眠り（レム睡眠）」があり、交互に繰り返されている。夢を見るのは、浅い眠りの時だけ。8時間睡眠をとる人は、大体4回夢を見ているといわれている。

緊張をほぐしたいとき

ツボ

労宮《ろうきゅう》

自律神経のバランスを安定に導いてくれるツボ。落ち込みやイライラなど、心の疲れからくる症状に効く。

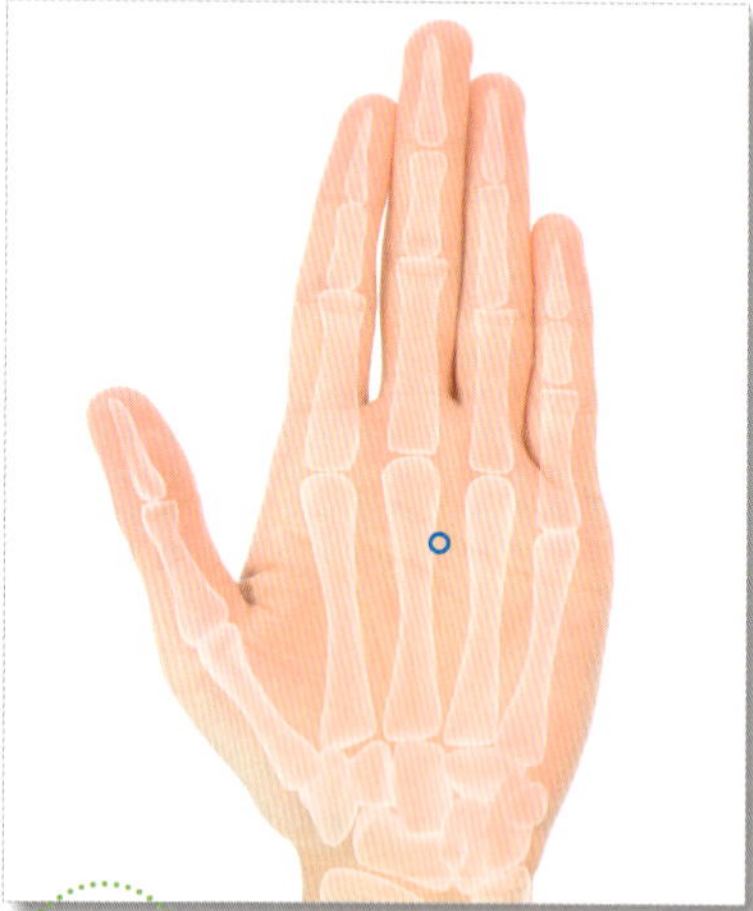

3〜5回押す

手のひら中央にあるツボ。ここを中心に手のひらをマッサージしているとリラックスできる。

ツボの見つけ方

中指の骨を下にたどっていくとくぼみに当たる。その少し薬指側にある。

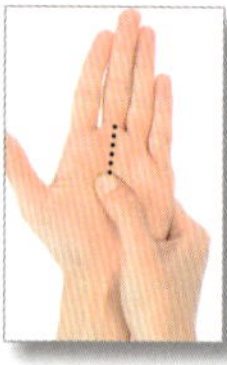

ツボ押しのコツ

親指をツボに当てたら、押してから、指に向かって突き上げる感じで。

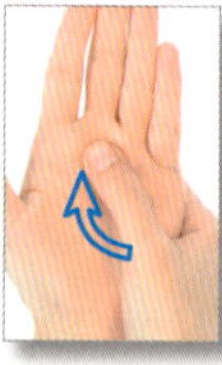

イライラの素をコントロールしよう

物事がうまくいかない時は、イラついたり、変な緊張感にとらわれてしまい、コントロールできないもの。

緊張感の原因のひとつには、体の疲れがあります。一見関係ないようですが、体が疲労していると、脳は体へエネルギーを送るために、交感神経をアップさせます。そのため、緊張状態が続いてしまうのです。

緊張を解消するには、労宮《ろうきゅう》、巨闕《こけつ》のツボを押すとよい。「労宮」は押しやすい手のひらにあ

ツボ

巨闕《こけつ》

ツボ名は、「大いなる心臓」という意味。動悸、息ぎれなどの心臓のトラブル、胃腸病、心の疲れなどに効く。

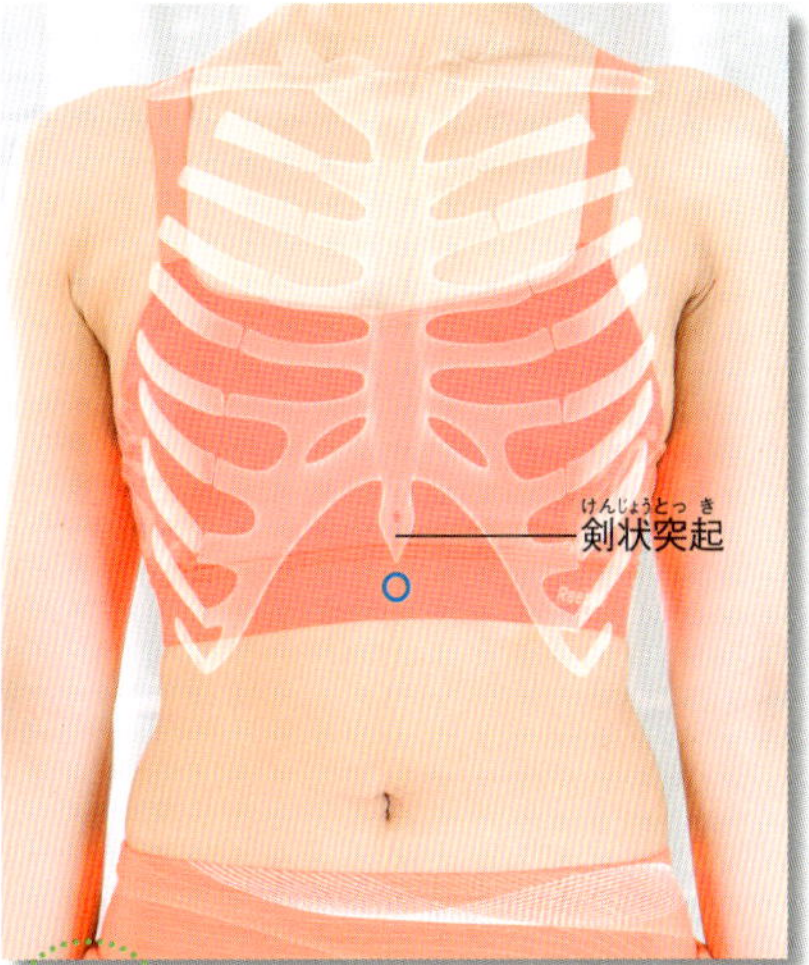

3〜5回押す　大きく深呼吸しながら押そう。

ツボの見つけ方

みぞおちの真ん中にある。胸骨のいちばん下の剣状突起から指幅3本分下にある。

ツボ押しのコツ

中指の腹をツボに当て、体の中心に向かってやさしく押す。

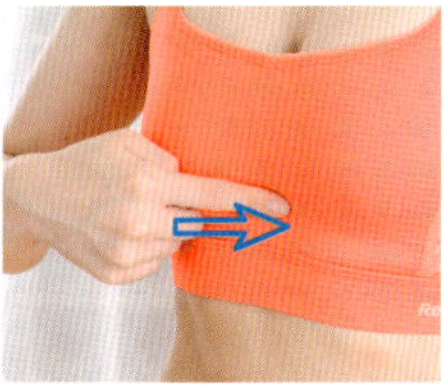

るツボ。ほぐしたい時は、押し上げてみましょう。「巨闕」は、おなかのツボ。長く息を吐きながらゆっくりと押す。息を吸っている間は交感神経に、息を吐いている時は副交感神経に働きかけています。

リンパのツボ話

犬は汗をかかない？

人は暑いと汗をかいて体温を下げ、体温調節をしている。人と違って、犬には汗を出す「汗腺」があまりない。犬は暑さに弱いので、口を開けてハアハアしながら、体温を下げているのだ。

豊かな食生活で体の中からキレイに

美しく健康な毎日を送るには、食事できちんと栄養を摂ることです。

体内に栄養が送り込まれないのでは、せっかくマッサージやツボ押しをしても、細胞の新陳代謝はよくならず、肌にハリやツヤを取り戻すのは難しい。

バランスのとれた食事を摂るのはもちろんですが、食事と一緒に薬効成分を摂るのも大事です。市販のスパイスを調理に加えたり、生のままのフレッシュハーブティや乾燥ハーブをブレンドするなど、体をキレイにしてくれるハーブを取り入れるようにしましょう。

また、漢方は、さしずめ“食べる薬”。体質に合わせた生薬をブレンドできるのが大きな魅力です。生薬の匂いや味が苦手な人は、市販のカプセルに詰めて飲むとよいでしょう。

料理でおなじみのショウガ、サンショウ、ゴマなども漢方です。わたしたちは日々の食事で、知らず知らずに体によい物を取り込んでいるのですね。漢方やハーブ、野菜などに含まれている栄養素を知ることで、栄養に対する興味も湧いてきます。豊かな食事は、気持ちも豊かにし、自分自身を美しくしてくれます。

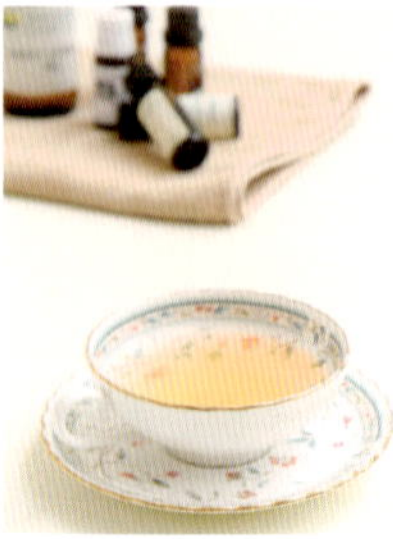

Chapter 6

女性の悩みを解決！

生理やホルモンなどに由来する
女性特有の悩みやトラブルに効くメニューです。
リンパとツボの両方からアプローチすることで
血行をよくし、ホルモンバランスを調整します。
習慣にして、悩み知らずの
体質に変えていきましょう。

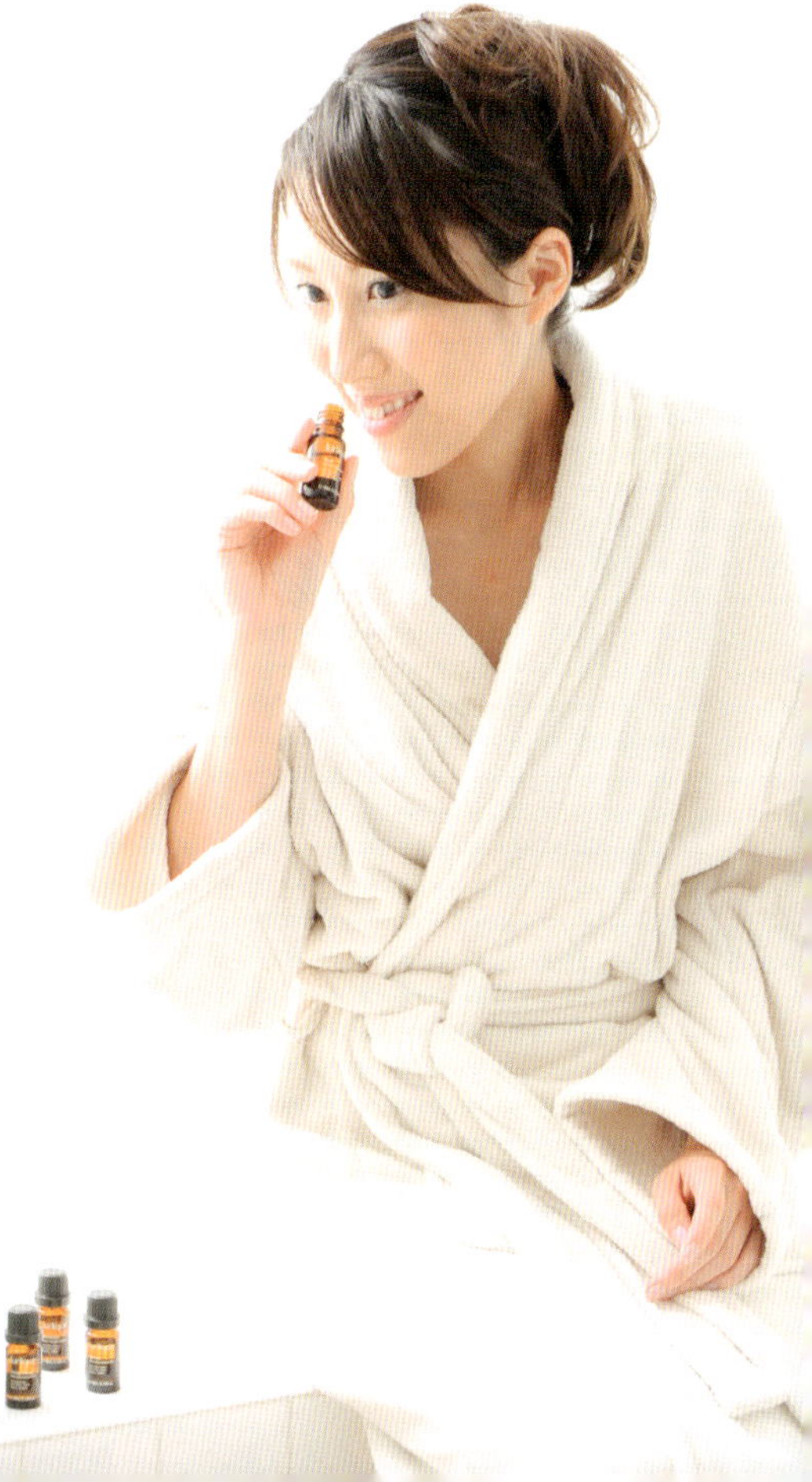

冷え性

ツボ 足《あし》の井穴《せいけつ》

左右の足指、全20か所のツボの総称。体のエネルギーを調整し、血行不良を解消。

ツボの見つけ方

左右の足指の爪の付け根の両側にある。

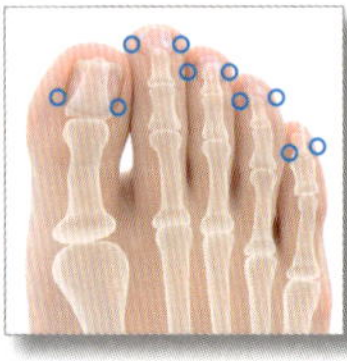

3~5回 押す

ツボ押しのコツ

親指から順に、爪のキワをつまむようにして押す。左右同様に。

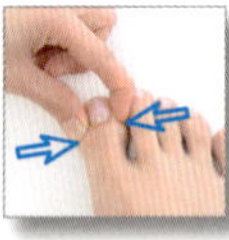

ツボ 三陰交《さんいんこう》

女性特有の病気に効くツボ。めまい、むくみに効く。手足の血行をよくし、リラックスさせる。

ツボの見つけ方

内くるぶしの中心に小指の端を当て、ひざ方向に指幅4本分上にある。

3~5回 押す

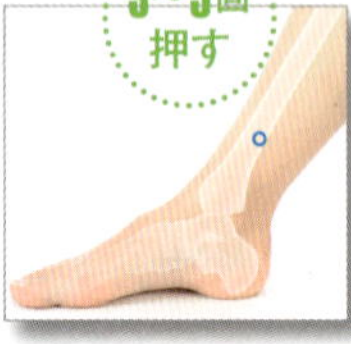

ツボ押しのコツ

脚の骨のキワに親指を当て、骨の内側に指を入れ込むようにして押す。左右同様に。

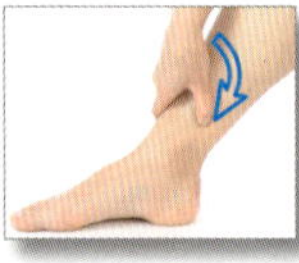

ツボで血管を広げ ストレッチで血行アップ

女性に多い「冷え」は、血液やリンパの循環が悪くなっていることが原因。内臓の冷えにまで及ぶと、さまざまな不調や病気の引き金になるので、症状が軽いうちにケアしましょう。

血行をよくするには、ツボ押しが効果的。副交感神経に刺激が伝わり、血管が拡張されて、血液の流れを促す神経伝達物質が放出。その働きで、血行がよくなるのです。足《あし》の井穴《せいけつ》はとくに末端の冷えに、三陰交《さんいんこう》は下半身の冷えに効き目があります。

リンパマッサージ

足首のリンパを伸縮させる

マッサージのコツ

リンパ管は、それ自体がポンプ機能を備え、周囲の骨格筋が運動している時に活発になる。足先は、リンパの流れの始点なので、足首をストレッチして、機能の働きを活性化させよう。

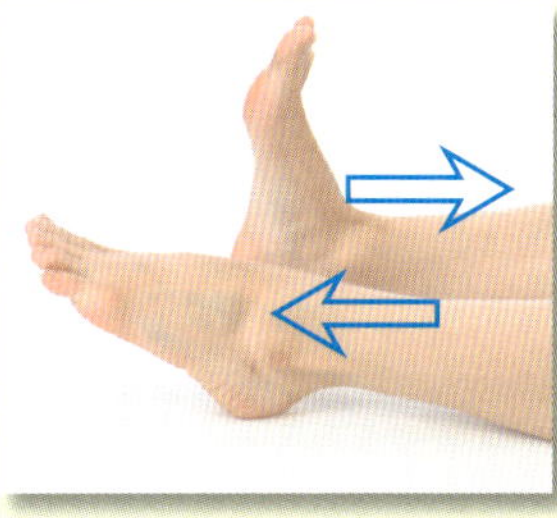

1　両脚をそろえて伸ばし、右足首をぐっと縮め、反対側の足首をぐっと伸ばす。

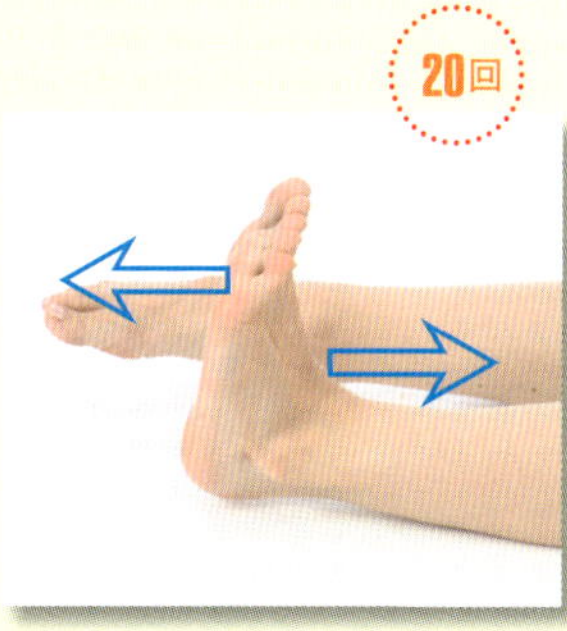

2　縮めた足は同じようにぐっと伸ばし、伸ばしていた足は縮める。左右で1セットを20回ほど繰り返そう。

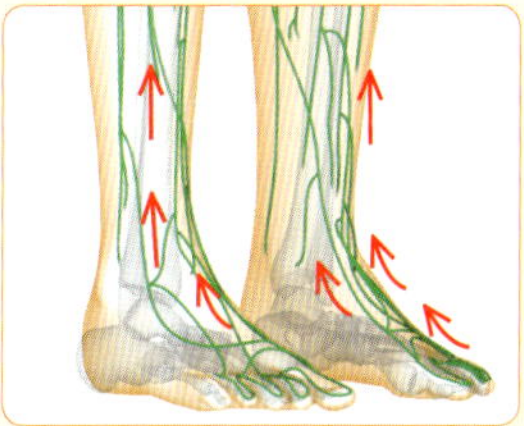

足首のリンパ　リンパの流れの末端。静脈と同じように、管のなかに弁の機能があり、上へ流れていく。

血液やリンパ管に働きかける「足首のリンパストレッチ」も、血行をよくするのに効果的。リンパの流れの始点となっている足首をストレッチすると、リンパや血液の流れがよくなり、冷えが改善するだけでなく、足首をすっきりさせます。

生理痛・生理不順

ツボ 血《けっ》海《かい》

生理関係のトラブルや、むくみ、ひざの痛みによい。

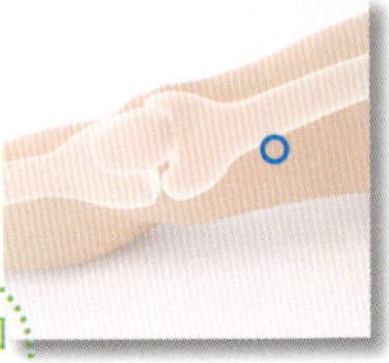

ツボの見つけ方
ひざのお皿の内側上端から、指幅4本分上がったところ。

3〜5回押す

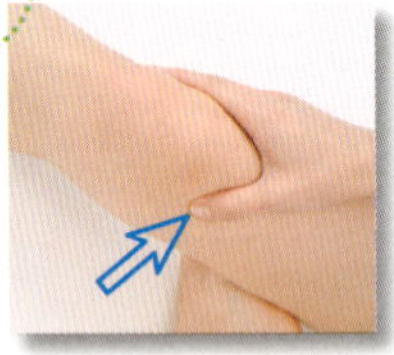

ツボ押しのコツ
ひざをつかむように、親指の腹をツボに当て、骨のキワを押す。左右同様に。

ツボ 腎《じん》兪《ゆ》

腰や生殖器のトラブル、むくみ、腎機能、生理機能によい。

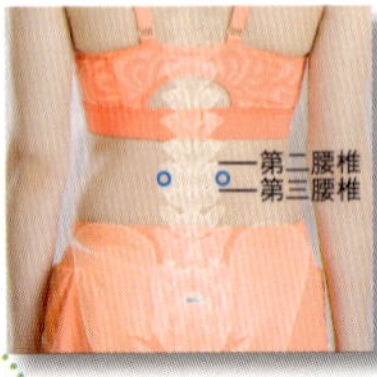

ツボの見つけ方
ウエストのいちばん細いところにある背骨(第二腰椎と第三腰椎の間)の中心から、左右に指幅2本分離れたところ。

3〜5回押す

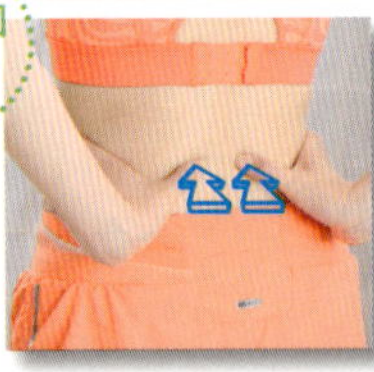

ツボ押しのコツ
親指の腹をツボに当て、体の中心に向かって押す。左右同時に。

子宮、卵巣の血行を促し機能を安定させる

「生理痛」は、経血を体外に出す時に子宮が収縮して起こるおなか、腰、頭などの痛みです。腹部や腰をあたため、ツボ押しや、「そけい部周辺のリンパマッサージ」で、子宮、卵巣の血行をよくしましょう。血海《けっかい》は、婦人科系疾患のツボで、子宮や卵巣の血液循環をよくし、経血量を安定させます。

「生理不順」は、生理周期が不安定になること。おもな原因は、過労やストレス、ダイエットの影響で生理が来なくなることも

リンパマッサージ

へそ下からそけい部にかけマッサージ

マッサージのコツ

そけい部周辺には、泌尿器や生殖器などが、おなかには、腹部内臓のリンパが集まっている。婦人科系疾患には、おなかからそけい部のリンパをマッサージして子宮や卵巣などの婦人科系の器官の血行をよくし、機能を安定させよう。

20回

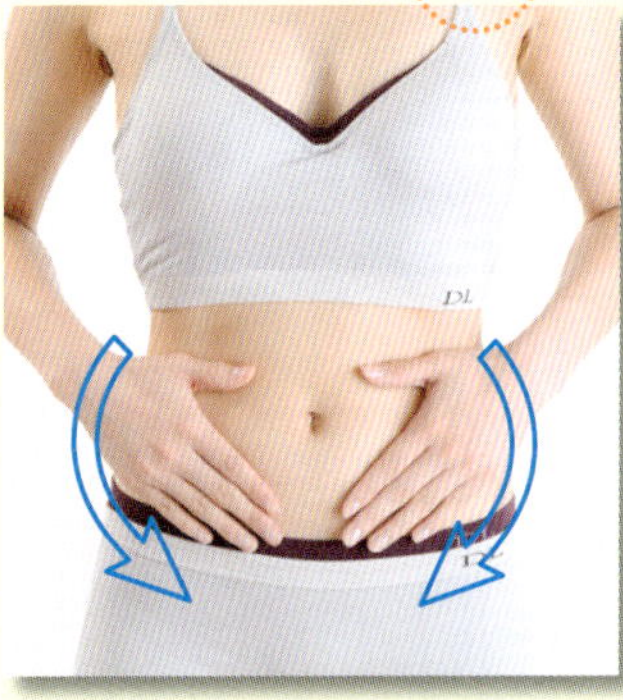

おへその斜め下あたりに手を置き、そけい部に向ってゆっくりとマッサージ。おなかからそけい部にかけてのリンパを流す。

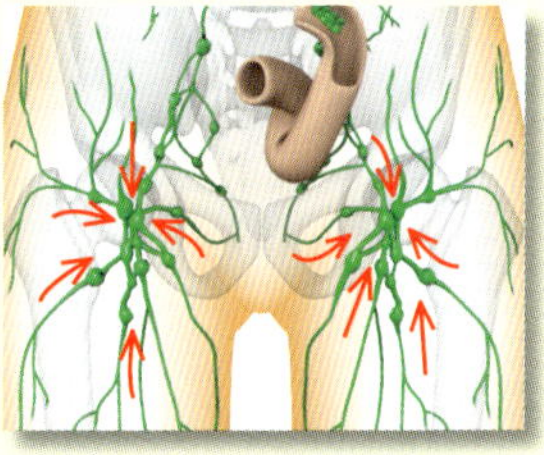

そけい部のリンパ

そけい部のリンパ節には、脚や外陰部組織からのリンパ液が集まってくる。

リンパのツボ話

ピルは元々生理不順の薬だった

避妊薬の「ピル(低用量経口避妊薬)」は、元々は、生理不順や経血量を減らす目的の薬だった。生理痛に悩んでいる人はピルを上手に活用すれば、つらい生理痛を軽くすることができる。有効活用を考えてみよう。

あります。放っておくと、ホルモンバランスが崩れ、無月経や不妊症になったりも。不調を感じたら、すぐにケアする習慣をつけましょう。腎臓のツボとして知られる腎兪《じんゆ》は、婦人科系の疾患にも効果を発揮。

PMS（月経前症候群）

ツボ 百会《ひゃくえ》

精神を安定させるツボ。めまい、たちくらみ、頭痛、に効く。

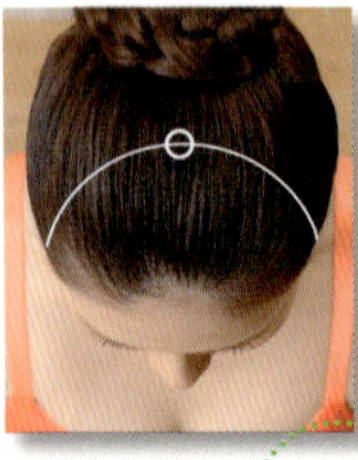

ツボの見つけ方

左右の耳の上端を結んだ線の真ん中にあるツボ。眉の間の線上。頭の中心にある。

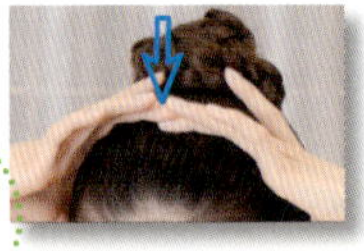

3～5回押す

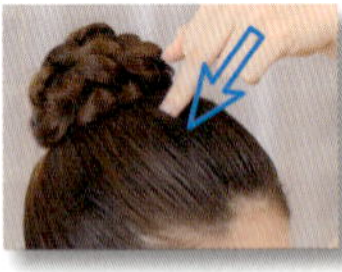

ツボ押しのコツ

中指を立ててツボに当て、頭の中心に向かって、体の芯に抜けるように押す。

ツボ 四《し》神《しん》聡《そう》

情緒やホルモンを安定させる。心身症などに効く。

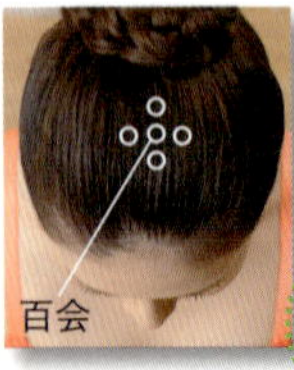

ツボの見つけ方

「百会」を中心に、前後左右に指幅1本分離れたところにある4つのツボ。

3～5回押す

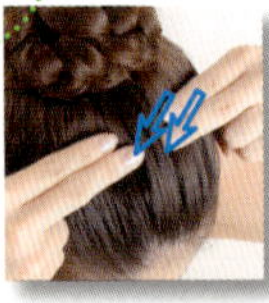

ツボ押しのコツ

中指の腹をツボに当て、頭の中心に向かって押す。前後左右を同時に。

ホルモン分泌を促し生理前のイライラを解消

生理が近づくとイライラしたり気分が落ち込んだりする精神的な不快症状と、乳房の張りや頭痛、むくみなどの体の不快症状を、「PMS（月経前症候群）」といいます。ホルモン分泌をうながすツボや、精神を安定させるツボを押して、つらい症状を緩和させましょう。

頭のてっぺんにある百会《ひゃくえ》と四《し》神聡《しんそう》は、ともに自律神経を安定させるツボ。自律神経に働きかけ、心に安定を与えます。この2つのツボを押した後で、ツボ

リンパマッサージ

おでこから後頭部をマッサージ

マッサージのコツ

生理前にイライラするのは、セロトニンが低下するから。おでこから後頭部にかけてのモヒカンラインを、指をぎゅっと立てて押し、ぱっと離しながらリズミカルにマッサージ。

20回

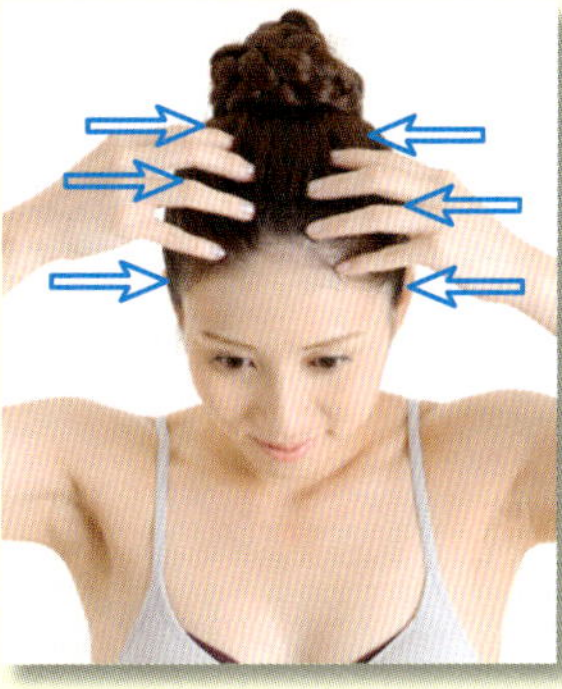

1 指をぎゅっと立てて押す。

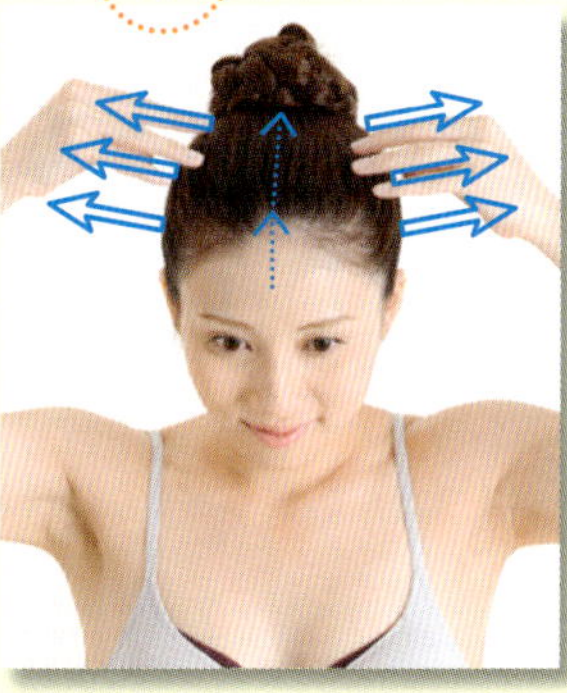

2 ギュッと押した指をそのままパッと離す。この動作でリズミカルにマッサージしていく。ヘッドスパ効果による心地よさとリズムが、イライラを解消。

を通過するように「頭部のリンパマッサージ」をすると、頭の血行がよくなり、気分がすっきりとします。

生理が始まる1週間ほど前からこれらの施術をすることで、症状はやわらぎます。

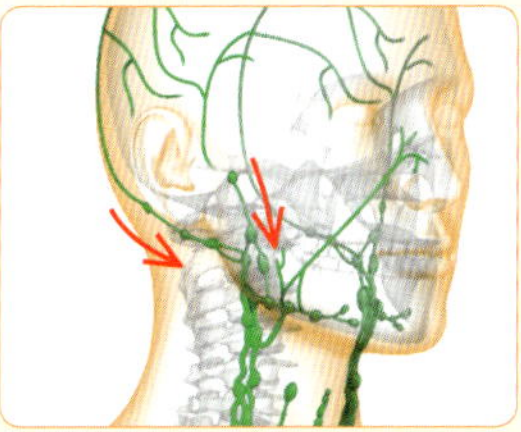

頭のリンパ　頭部にあるリンパ管は、首のリンパ節に集まる。マッサージで頭の血行とリンパの流れをよくしよう。

更年期障害

ツボ　足《あし》の三《さん》里《り》

胃腸などの消化器系を整え、全身のトラブルを解消してくれる万能ツボ。

ツボの見つけ方

ひざのお皿の下に人差し指の端を当て、指幅4本分下がったところ。

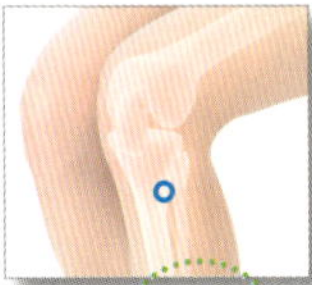

3～5回押す

ツボ押しのコツ

ツボに両手の親指を重ねて置き、V字のくぼみにあるツボを、押して引き寄せるように力を入れる。左右同様に。

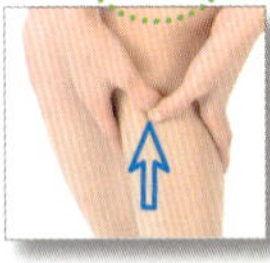

ツボ　三《さん》陰《いん》交《こう》

婦人科系のトラブルにはこのツボ。下半身の冷えやむくみ、不眠にも効果。

ツボの見つけ方

内くるぶしの中心から、ひざ方向に指幅4本分上にある。

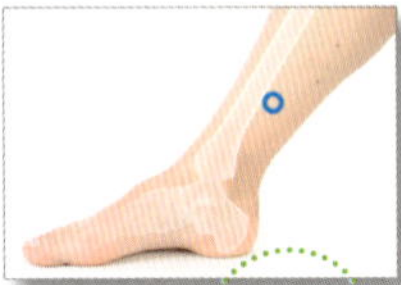

3～5回押す

ツボ押しのコツ

脚をつかむようにして骨のキワに親指を当て、骨の裏側に指を入れ込むような感じで。

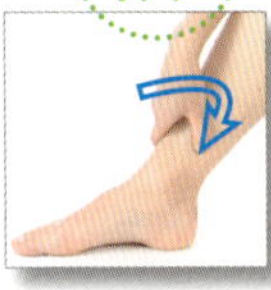

ホルモンのバランスを調整して血行をよくする

閉経期前後に、ホルモンの分泌バランスが変わるために起こる体のトラブルが「更年期障害」です。突然の発汗、ほてり、のぼせ、手足のしびれなど、体に現れる症状の他、イライラしたり不安になったり、精神面で症状が出る人もいます。

東洋医学ではこのようなトラブルを、体のエネルギーの流れ（循環）が悪いことから起こる「血の道症」といいます。ツボ押し、「足のリンパマッサージ」が有効です。血行やリンパの流

リンパマッサージ

リンパに沿って脚をマッサージ

マッサージのコツ

更年期障害のトラブルが出ると体力が落ちます。過度な圧力をかけず、「足の三里」と「三陰交」の2つのツボを通過するように、マッサージをしていこう。

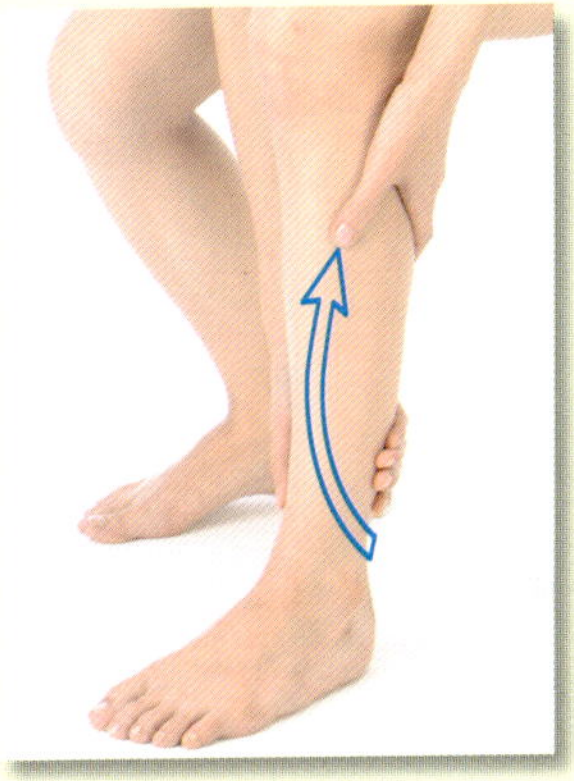

1 内手でつかみ、内側から外側へ引き上げるように、「足の三里」へ向けてマッサージする。

左右各10回

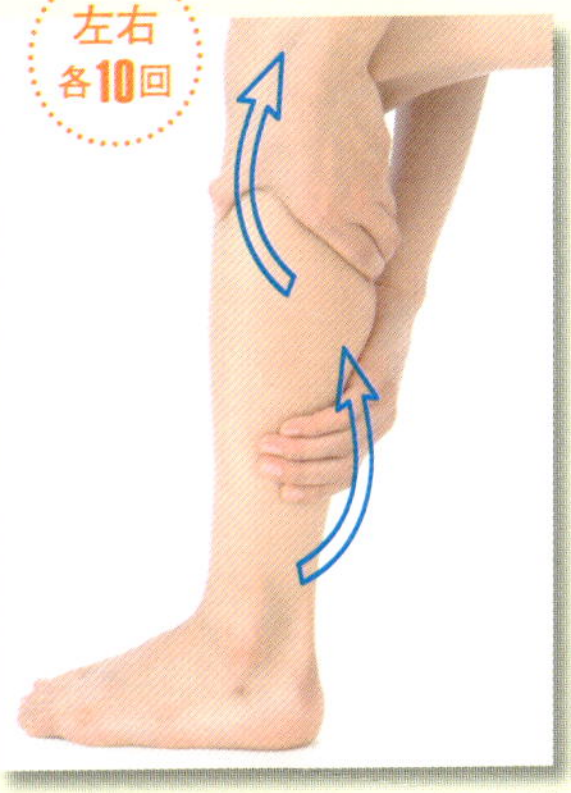

2 「足の三里」のあるふくらはぎから、ひざ上にある「血海」のあたりまで、同様にマッサージをしていく。

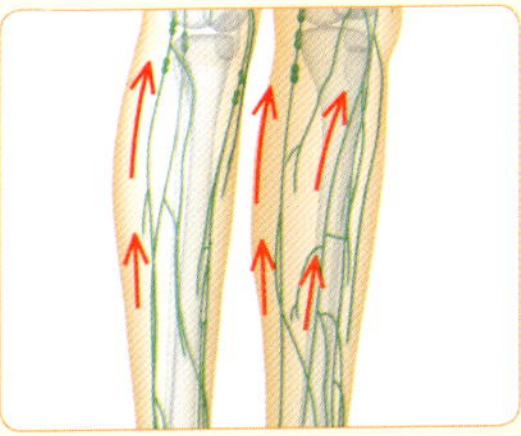

ふくらはぎのリンパ　ひざ裏にあるリンパ節は、足先からリンパがそけい部に向けて流れていく。

れをよくすることは、体のエネルギーの流れ（循環）をよくすることと同じなのです。

更年期障害には、特効ツボがあります。血行を促す足《あし》の三里《さんり》と婦人科系トラブルに効く三陰《さんいん》交《こう》は女性ホルモンの働きや、自然治癒力も高めます。

不妊

卵巣や子宮の機能を高め妊娠しやすい体質へ

数年以上も妊娠しない場合は、不妊症の疑いがあります。虚弱、冷え性、血行不良などで内臓機能が低下すると、子宮や卵巣にも影響が出やすいのです。卵巣や子宮、女性ホルモンの分泌に異常があることも考えられます。

即効ツボはありませんが、卵巣や子宮の機能を高めることで、妊娠しやすい体質へと改善しましょう。骨盤まわりの血行を促す石門《せきもん》や、卵巣の機能をよくする関元《かんげん》がおすすめです。

ツボ 石門《せきもん》

不妊によいとされる婦人科系に効くツボ。骨盤まわりの血行を促す。

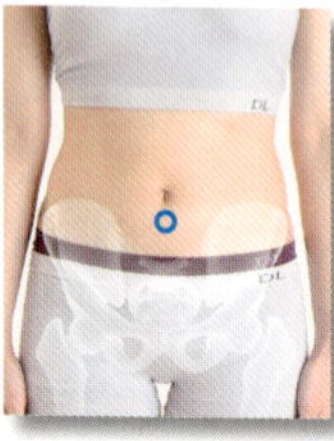

ツボの見つけ方

おへその中央下に人差し指を当て、指幅3本分下がったところ。

3～5回押す

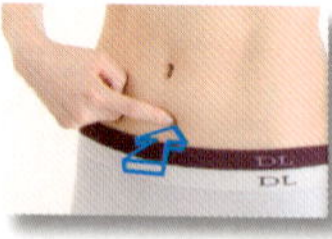

ツボ押しのコツ

人指し指の腹をツボに当て、体の中心に向かって押す。

ツボ 関元《かんげん》

元気の源を表す。卵巣の機能をアップして、不妊など婦人科系に効果。

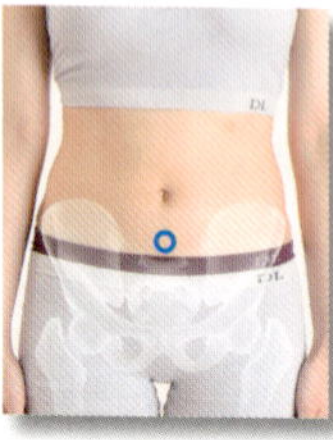

ツボの見つけ方

おへその中央から指幅4本分下がったところ。

3～5回押す

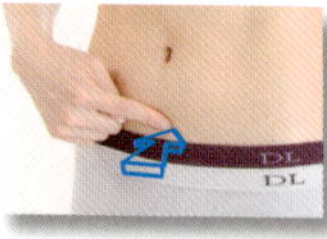

ツボ押しのコツ

人指し指の腹をツボに当て、体の中心に向かってやさしく押す。

リンパマッサージ

おへそからみぞおちをマッサージ

マッサージのコツ

妊娠には、まず卵巣の働きを高めることが大切。卵巣や子宮などのあるおへそからみぞおちまでを、2つのツボを通過するように、上下にマッサージ。

10回

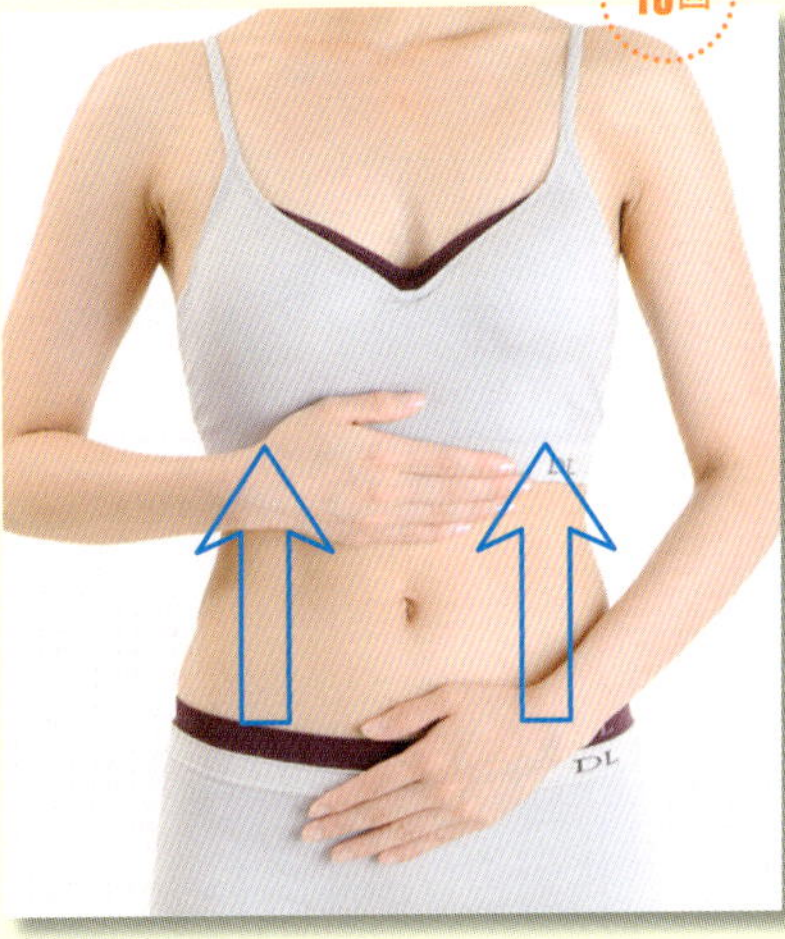

卵巣や子宮の位置をイメージしながらマッサージを。おへそからみぞおちに向けて、手を左右交互に、下から上へリンパの流れをよくしていく。

「おなかのリンパマッサージ」も内臓の働きをよくし、妊娠へと導きます。不妊に効果が高いとされるローズの精油を使ったマッサージオイルで、ペアマッサージをするのもよいでしょう。

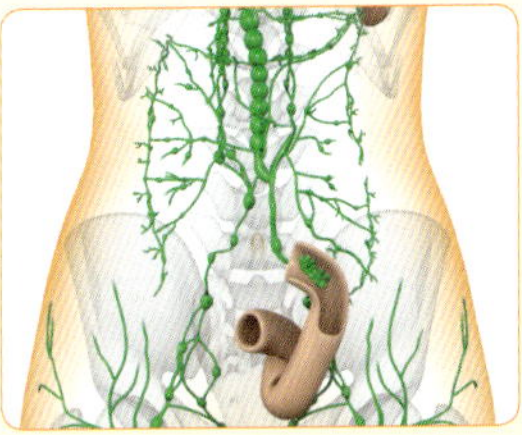

おなかのリンパ　卵巣や子宮のあるおなかは特に大切。内臓のまわりもリンパが張り巡らされている。

バランスのよい顔と体をつくろう

　鏡の前に立って、顔と全身をじっくり見てください。あなたの顔と体、バランスは整っていますか？

　どこかが歪んでいませんか？

　顔がむくみ、体が歪んでいると、リンパや血液が滞り、老廃物や毒素を体内に溜めることになります。

　以下の項目をチェックしてみましょう。

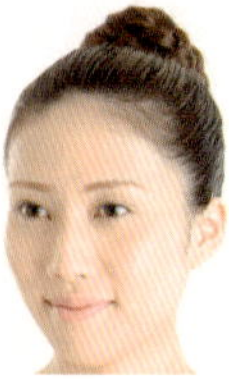

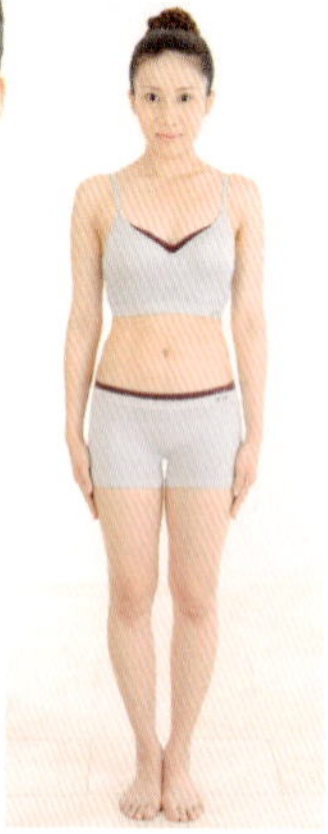

体のバランスをチェック

□両肩の高さが、左と右で違っていませんか？

□背中が硬くて、猫背になっていませんか？

□下腹が、ぽっこり出ていませんか？

□骨盤の位置や高さが、左と右で違っていませんか？

□いつも足が、むくんでいませんか？

□手や足が、冷えていませんか？

顔のバランスをチェック

□最近、シワやたるみが、増えていませんか？

□クマやくすみが、増えていませんか？

□朝、顔が、むくんでいませんか？

□顔全体で笑っていますか？

□鼻の黒ずみが、最近増えてきていませんか？

□肌のハリが、弱くなっていませんか？

Chapter 7

美容とダイエットに効く

すっきりとしたボディラインの
最大の敵はむくみと体の歪みです。
リンパ&ツボにはたらきかける
正しいセルフケアで
美しくハリのある肌や、すっきりとした
ボディラインを手に入れましょう。

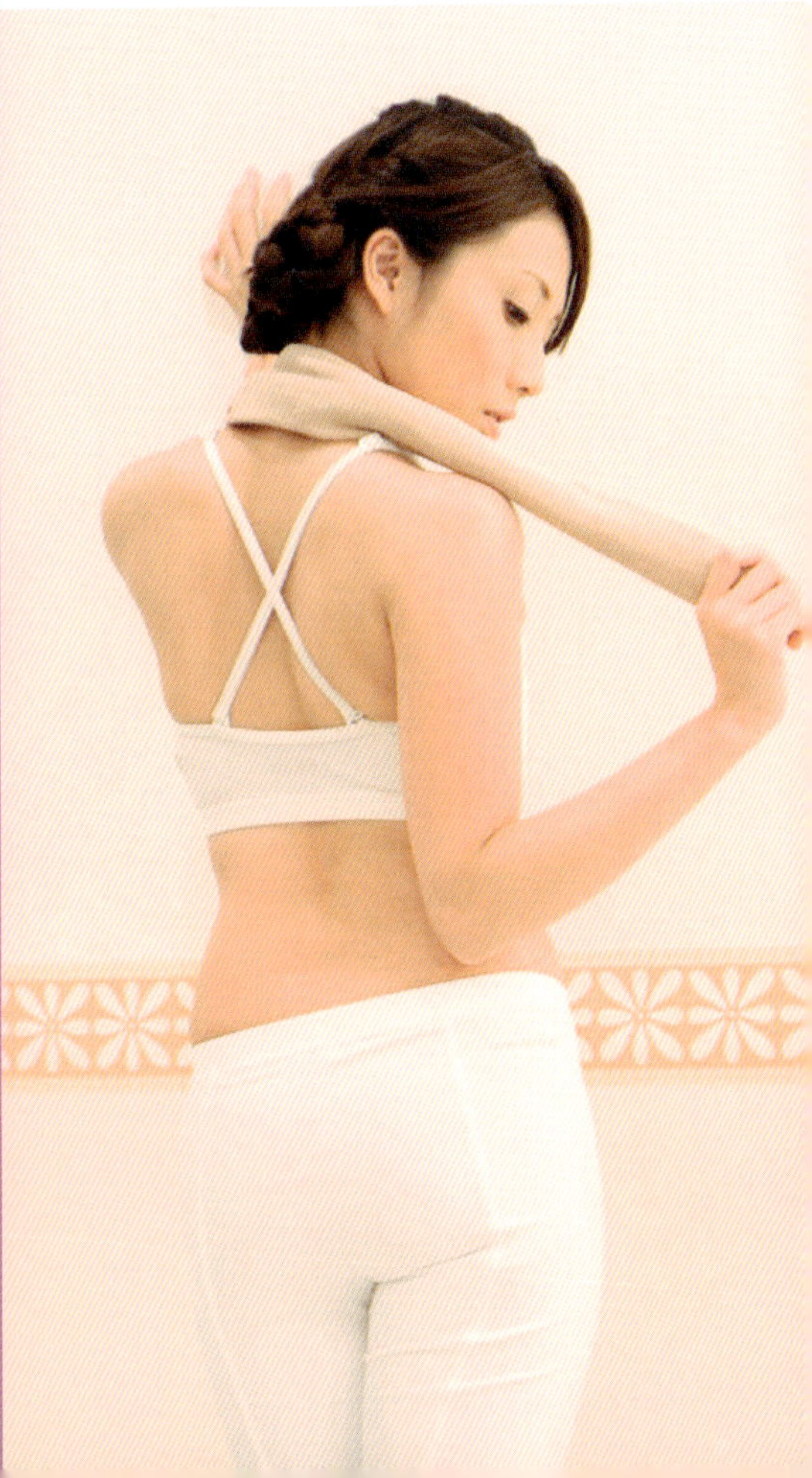

小顔をつくる①

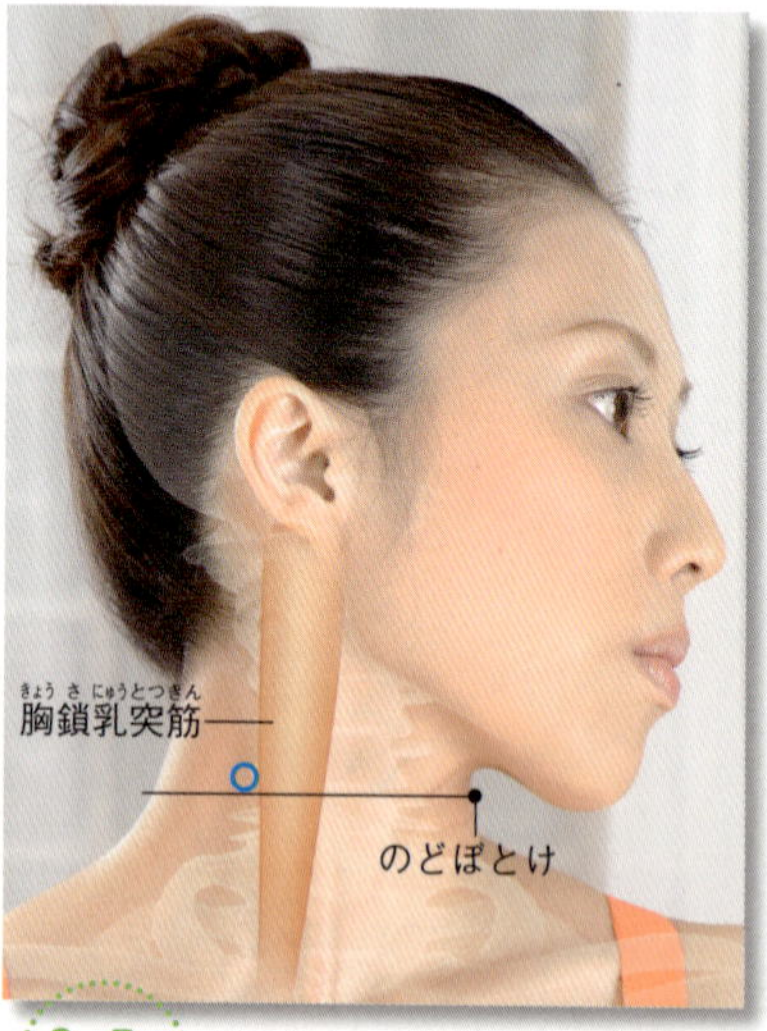

ツボ 天窓《てんそう》

東洋医学では「天」は鎖骨より上の部分を示す。「窓」は耳を表す。耳のトラブルに効くツボ。顔や頭部の血行もよくする

3〜5回押す 顔のむくみを改善するツボ。強く押さず、程良い刺激を与えるように押そう。

ツボの見つけ方

のどぼとけから水平に引いた線上で「胸鎖乳突筋」の後ろにある。首を横に向けると、筋肉が浮き出て見つけやすい。

ツボ押しのコツ

人差し指の腹をツボに当て、筋肉のキワから指をもぐらせるようにして押す。左右同様に。

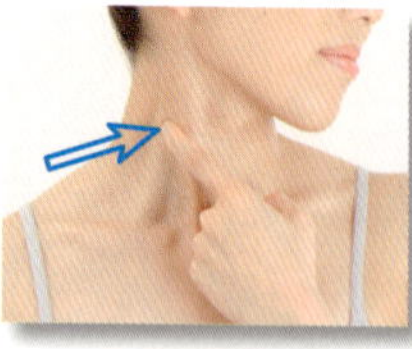

顔のむくみを取る 小顔のツボ

小ぶりでキュッと引きしまった「小顔」は女性の憧れ。私たちが「小顔」と呼ぶのは、ハリがあって、むくみのない顔のこと。あごから頬にかけてのフェイスラインが気になる方は、顔に出たむくみを取り除きましょう。このむくみこそが、すっきりした「小顔」の敵なのです。

フェイスラインをすっきりさせる、首にあるツボを2つ紹介します。天窓《てんそう》は、顔や頭の血行をよくし、むくみを解消してくれるツボ。耳の下から首筋へ走

ツボ

天容《てんよう》

前ページの「天窓」同様、「天」は鎖骨より上の部分を示している。首の筋肉のこわばりを解消したり、のどのトラブルに効く。

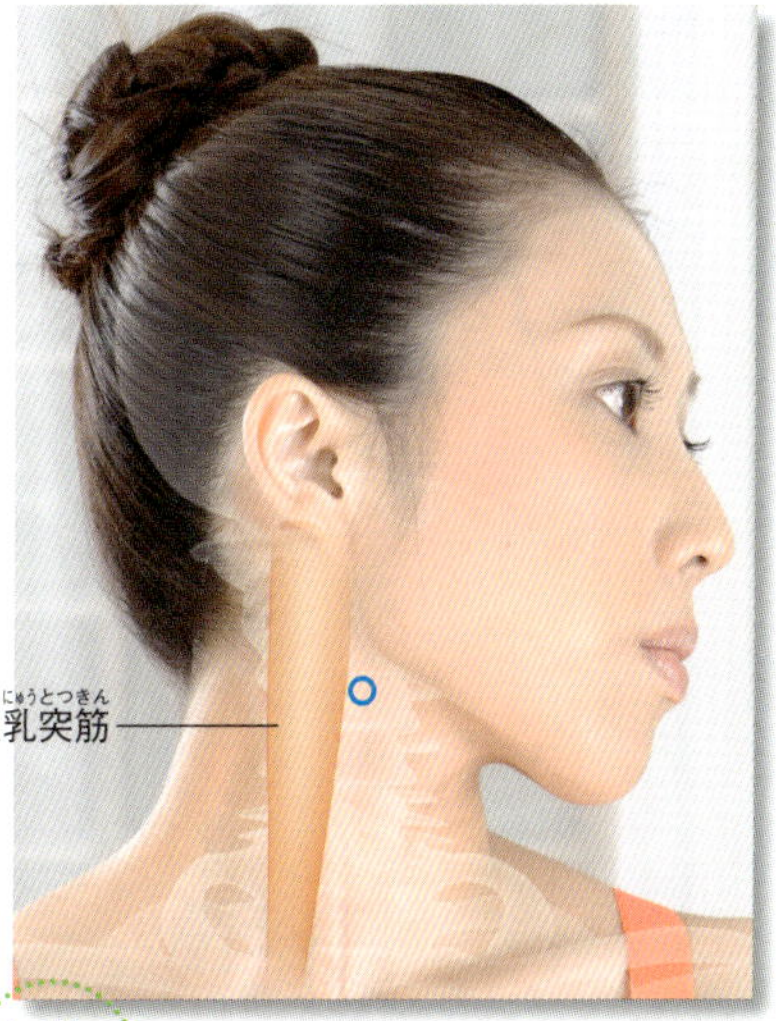

3～5回押す

自律神経の乱れを安定させる効果もある。気持ちをリラックスさせたい時に押してみよう。

ツボの見つけ方

下あごの骨の角の後ろにある「胸鎖乳突筋」の前側のキワ、首を横に向けると筋肉が浮き出て、見つけやすい。

ツボ押しのコツ

人差し指を使ってツボにあるくぼみに指を押し込むように。左右同様に。

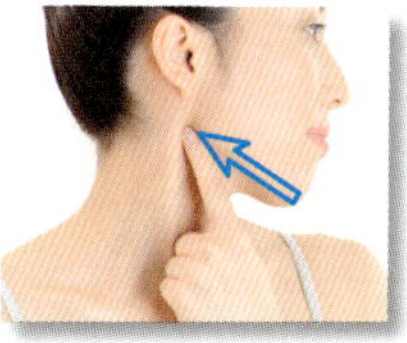

る胸鎖乳突筋の後ろ側にある。天容《てんよう》は、胸鎖乳突筋の前側にあるツボ。顔のむくみや、自律神経の乱れも調整してくれます。どちらも見つけやすく、手軽に押せるので、「小顔のツボ」と覚えましょう。

リンパのツボ話

人は無意識に左の顔を見ている!

鏡に映った自分の顔、他人の顔を見る時に、無意識に左の顔を見ることが多い。それは、右脳で「顔認識」をしているから。自分の好きな顔の角度が“左斜め45°”というのは、自分をキレイに見せる本能なのだ。

小顔をつくる②

リンパマッサージ

小顔即効エクササイズ

マッサージのコツ

二日酔いの朝などに、効果てきめん。滞っている顔のリンパを、マッサージですっきり小顔にしてくれる。むくみだけでなく肌のたるみにも効果があり、顔からデコルテ周辺を美しくする。圧はこする程度に。

3セット

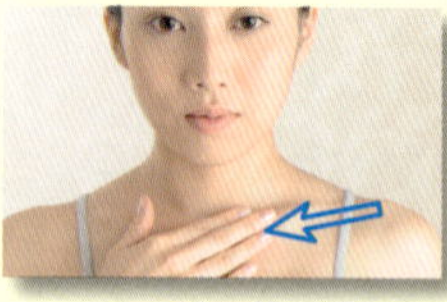

1 4本の指を押し当て、リンパの合流点である「左鎖骨のリンパ」をマッサージ。右も同様に。

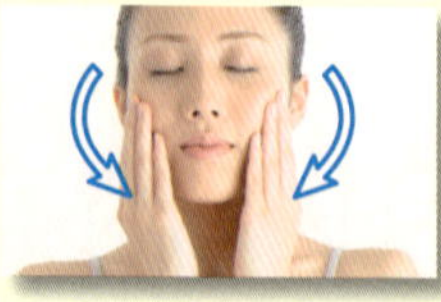

2 手のひらで顔を包み込むようにして、フェイスラインを、左右の鎖骨に向けてマッサージ。

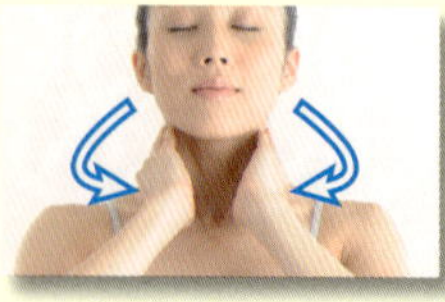

3 首は両手で包むようにして、後ろから前へやさしくマッサージする。

皮膚の下にたまった水分はマッサージですっきり

朝起きた時に、顔がむくんでいるのはなぜ?それはリンパが停滞しているから。睡眠中はリンパが正常に代謝されにくく、老廃物や水分が皮膚の下にたまった状態に。

むくんでいる顔には、「顔から鎖骨のリンパマッサージ」が効果的。皮膚の下にたまった老廃物や水分を、マッサージで排出させましょう。

二日酔いの日や、朝起きて、顔がむくんでいると感じた時にも、リンパマッサージを。

リンパマッサージ

目、口、頬のストレッチ

マッサージのコツ

顔の表情は、いくつもの表情筋が作り出している。顔が美しく見える人は、表情筋がよく動く人。目、口、頬を思いきり動かして、筋肉を鍛えよう。

3セット

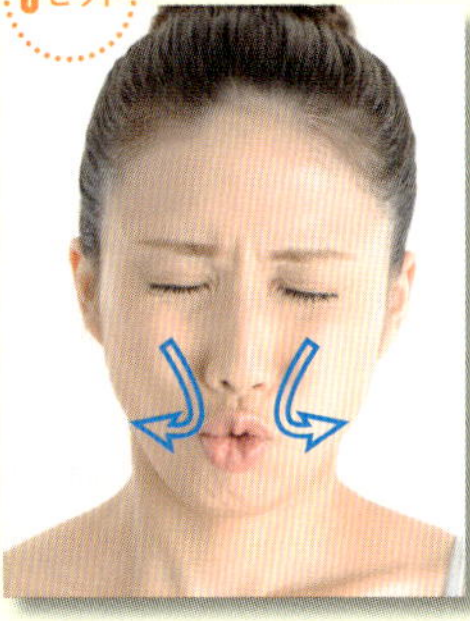

1 口を大きく開けたり、すぼめたり、顔の筋肉を思いきり動かす。口のまわりの「口輪筋《こうりんきん》」や口の下の筋肉を入念に。

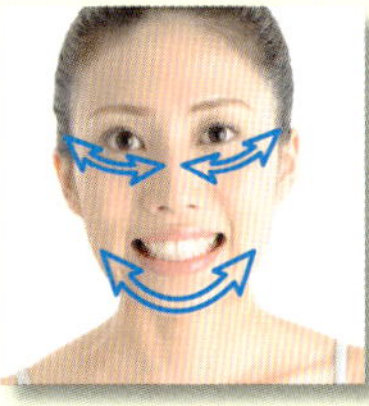

2 口を思いきり横に開き、頬の下の「笑筋《しょうきん》」「頬筋《きょうきん》」の2つの筋肉を伸ばす。この筋肉が衰えるとフェイスラインが崩れていく。

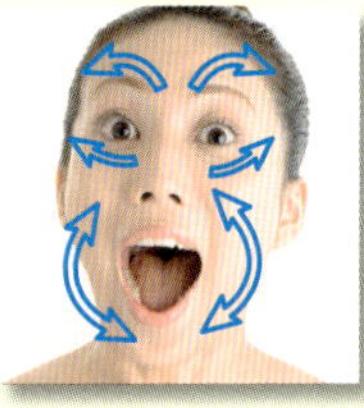

3 口を開けて目を大きく見開き、目のまわりの「眼輪筋《がんりんきん》」を動かす。まぶたのたるみや目尻のシワをシャットアウト。

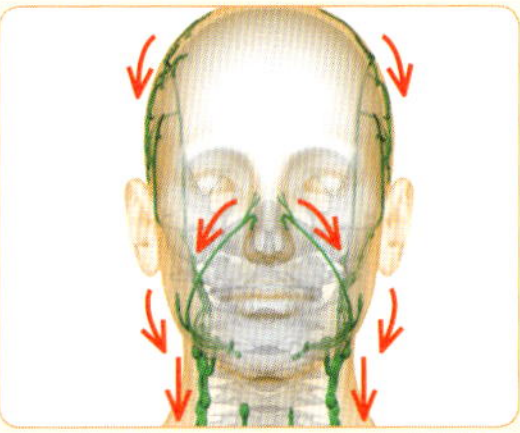

顔のリンパ　顔・頭にある毛細リンパ管は、耳の下から首を通り、鎖骨のリンパ節へ。

また、イキイキした動きのある表情が、あなたの顔を何倍にも魅力的に見せてくれます。「顔のストレッチ」で表情筋を鍛えれば顔の筋肉の動きが柔軟になり、表情が変化に富んでより豊かになります。

デコルテラインをすっきり

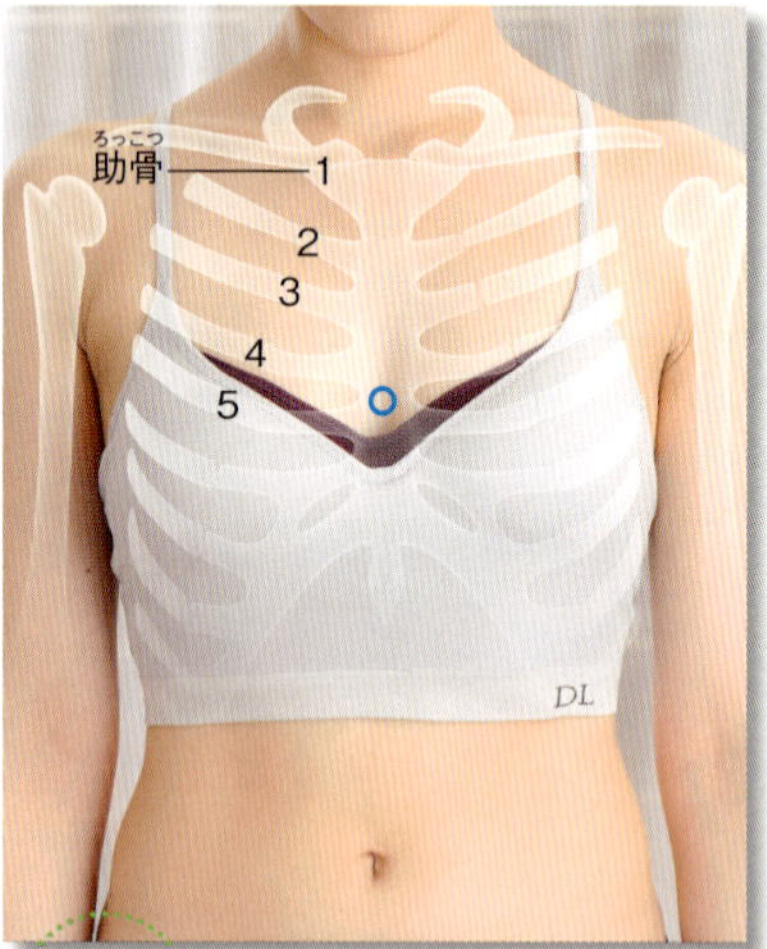

ツボ

膻中《だんちゅう》

ツボ名は、心臓を包み守ることを示す。呼吸器や循環器系のトラブルに効くツボで、ストレスを緩和し、不安を取り除く。

3〜5回押す　肋骨の上にあるので、やさしく押そう。

ツボの見つけ方

第4肋骨と第5肋骨の間の高さで、胸骨の中心線が交わるところ。

ツボ押しのコツ

人差し指をツボに当て、体の中心に向かって押す。

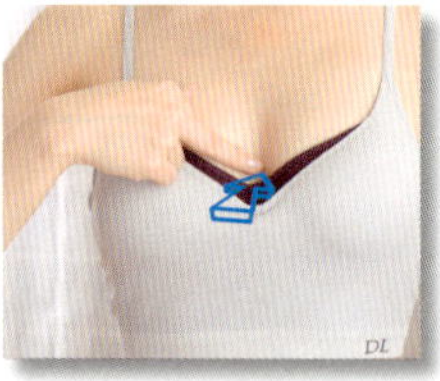

意外に気づかないデコルテラインのむくみ

むくみが出るのは、脚や顔だけではありません。鎖骨から胸のデコルテラインがむくんでいる人は意外に多いのです。

首筋がすっきりと伸びて鎖骨がはっきりと見え、なだらかなカーブを描いた美しいデコルテラインは、小顔とともに女性の憧れ。デコルテラインをすっきり見せるには、「胸のリンパマッサージ」が効果的。起床時や就寝前など、決まった時間に行なう習慣を。デコルテもフェイスラインもすっきりします。

リンパマッサージ

胸のリンパを流す

マッサージのコツ

美しいデコルテラインのポイントである鎖骨周辺は、全身のリンパの集合地点。体の中心をまっすぐ走る胸管に沿って、下から上へ流すようにマッサージ。

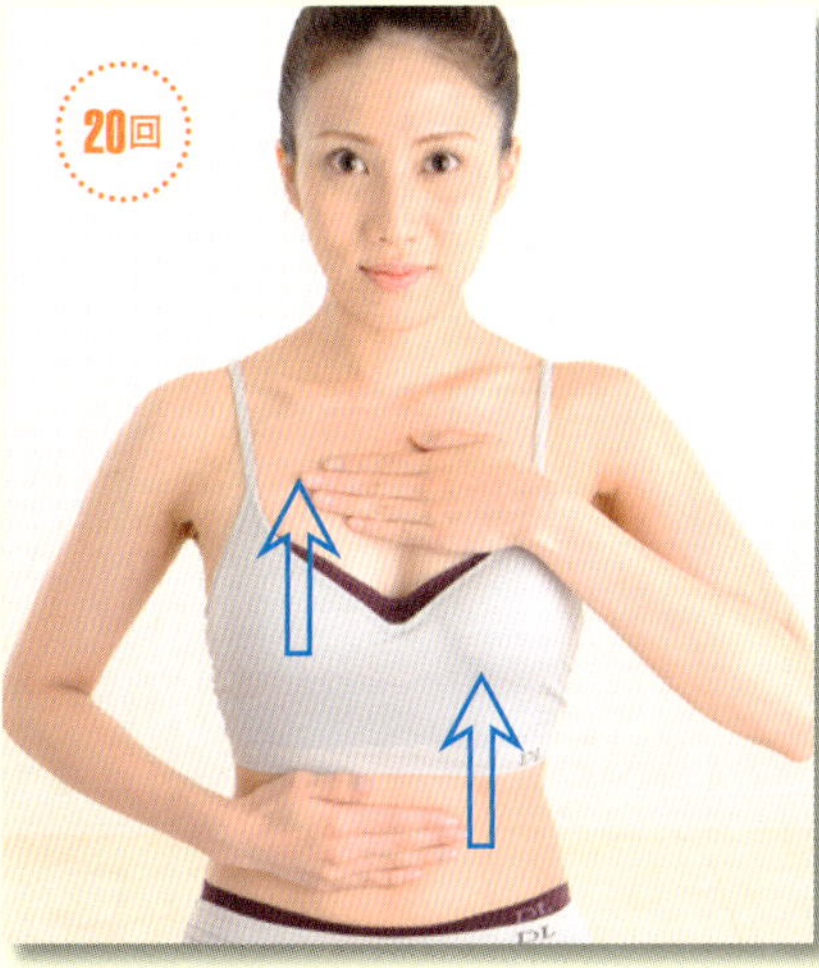

おなかに手を置き、手の平と指先全体で、下から上へ、鎖骨のリンパに向けて流すようにマッサージする。左右の胸を、それぞれ両手でゆっくりと。

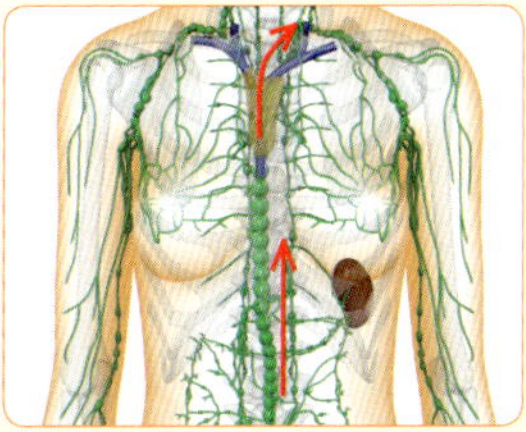

胸のリンパ　体の中心に太いリンパ管「胸管」が、左の鎖骨までのびている。

マッサージの前にツボ押しをしておくと、自律神経に刺激を与え効果がアップします。膻《だん》中《ちゅう》を押してからマッサージを始めるのがおすすめです。

顔のたるみ・シミ

ツボ

顴髎《かんりょう》

頬の血液循環を良くする美肌ツボ。頬の筋肉と皮膚にエネルギーをめぐらせる。

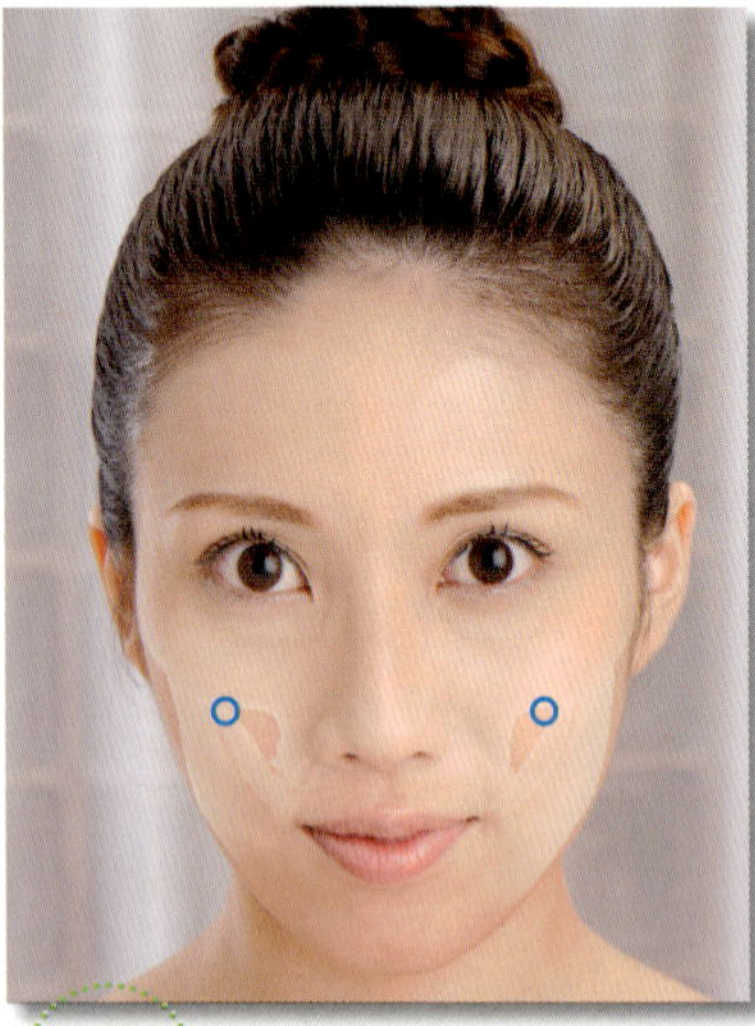

3〜5回押す

美顔・美肌のツボ。頬の筋肉を持ち上げるように押そう。

ツボの見つけ方

頬骨のいちばん下の角にある。目尻から頬骨をたどり、三角にとがった骨(頬骨の隆起している部分)のやや下のキワがツボ。

ツボ押しのコツ

人差し指の腹をツボに当て、骨のキワを押し上げると同時に、筋肉を持ち上げるように。左右同時に押す。

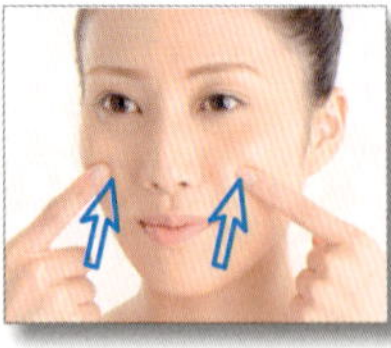

シワやたるみを防ぐ肌のアンチエイジング

年齢と共に、肌が衰えるのは避けられませんが、シワやたるみを抑え、肌にハリを与える努力は忘れたくないものです。

「シミ」は、紫外線を防ぐことが第一ですが、美肌のツボ顴《かん》髎《りょう》も、老廃物の排出を促し、シミをできにくくします。

肌の「たるみ」は、おもに加齢による、皮膚のすぐ下にある表情筋の衰えです。最大の予防策は、顔の筋肉を動かすこと。そして、「顔のリンパマッサージ」も効果的です。

リンパマッサージ

フェイスラインをマッサージ

マッサージのコツ

顔全体を引き上げているのは表情筋。笑うと口角が上がる笑顔は、美しく、若々しく見える。あごからこめかみにかけてのフェイスラインを、下から上へ持ち上げるようにマッサージを。

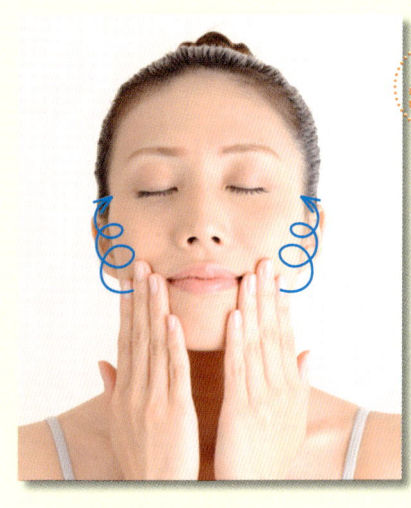

5回を3セット

人差し指、中指、薬指の3本で、あごからこめかみまでを、フェイスラインに沿ってマッサージ。「顴髎《かんりょう》」（右ページ参照）を通過するように。

隣接している血管や表情筋を鍛えるために、おでこ、こめかみ、頬のマッサージもしよう。顔全体を引き上げるように、上へ上へとリンパを流していく。

耳の下からあごへのフェイスラインには、リンパ節が集中しています。このエリアのリンパの流れをよくし、たるんで下がりかけている輪郭をすっきりさせましょう。おでこ、こめかみ、頬を引き上げるマッサージも取り入れましょう。

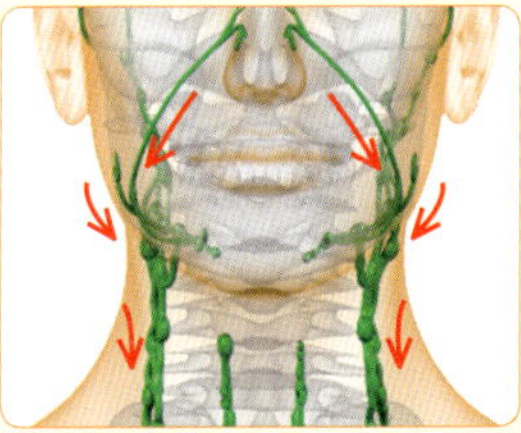

あごのリンパ　あごには、「顎下リンパ節」がある。歯や歯茎に炎症があると腫れて痛む。

目のクマ・顔のくすみ

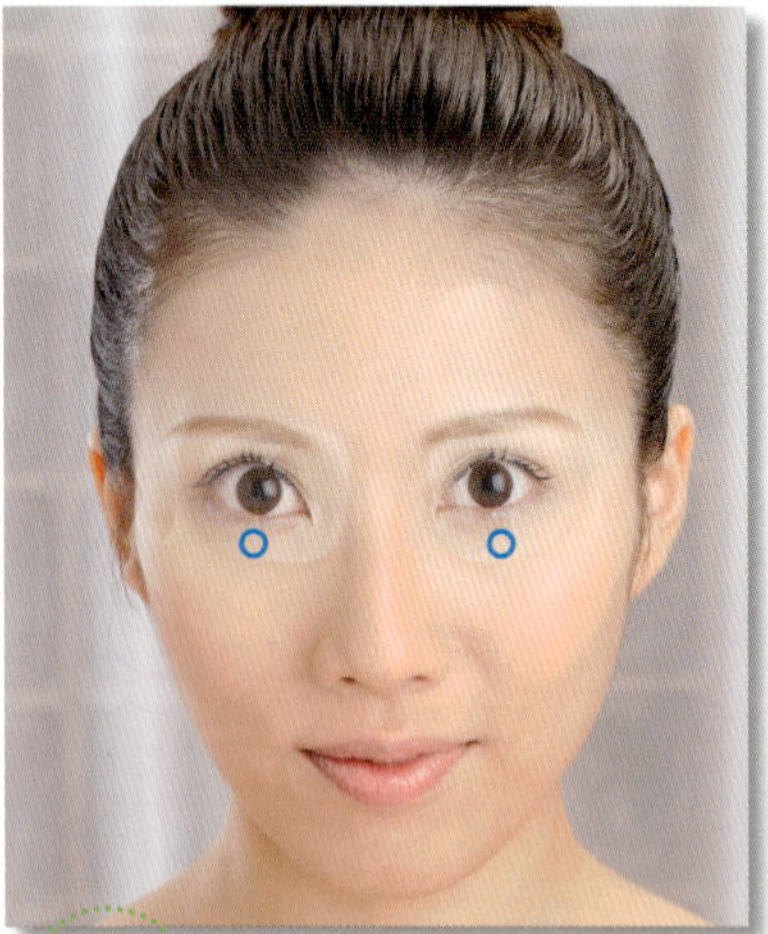

ツボ

承泣《しょうきゅう》

承泣の「承」は受ける、「泣」は涙の意味で、涙を受けるところのツボ。目のかゆみ、涙目、充血など、目の不調を改善する。

3〜5回押す　目のトラブル全般に効果がある。眼球を圧迫しないように押そう。

ツボの見つけ方

目の真下にある骨のキワにある。

ツボ押しのコツ

人差し指で、骨のキワを引っ掛けるように。左右同時に。

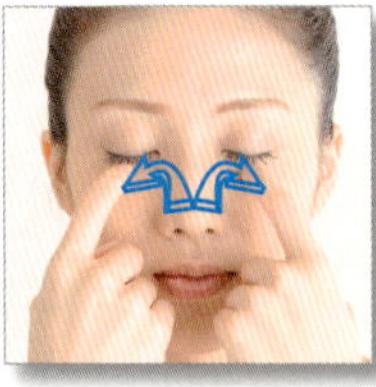

原因となっている血行不良に最適

目の下の「クマ」や「くすみ」は、疲れた印象を与えます。これらのトラブルは、顔の血行不良により、肌に必要な酸素や栄養が届かなくなって起こるもの。顔の血行をよくしたい時は、「目のまわりのリンパマッサージ」をしましょう。リンパや血液の流れがよくなり、血色のいい肌へと近づけます。朝、目の下のクマが目立つ時には、数分間施術するだけでも、効果が現れます。

頬骨にある承泣《しょうきゅう》も、美肌へと

リンパマッサージ

目のまわりをマッサージ

マッサージのコツ

デリケートな目のまわりの皮膚は、疲れがたまりやすい部分。目の上下の骨に沿って、ゆっくりとマッサージして、血行をよくしてあげよう。目をぎゅっと閉じる「リンパストレッチ」も効果的。

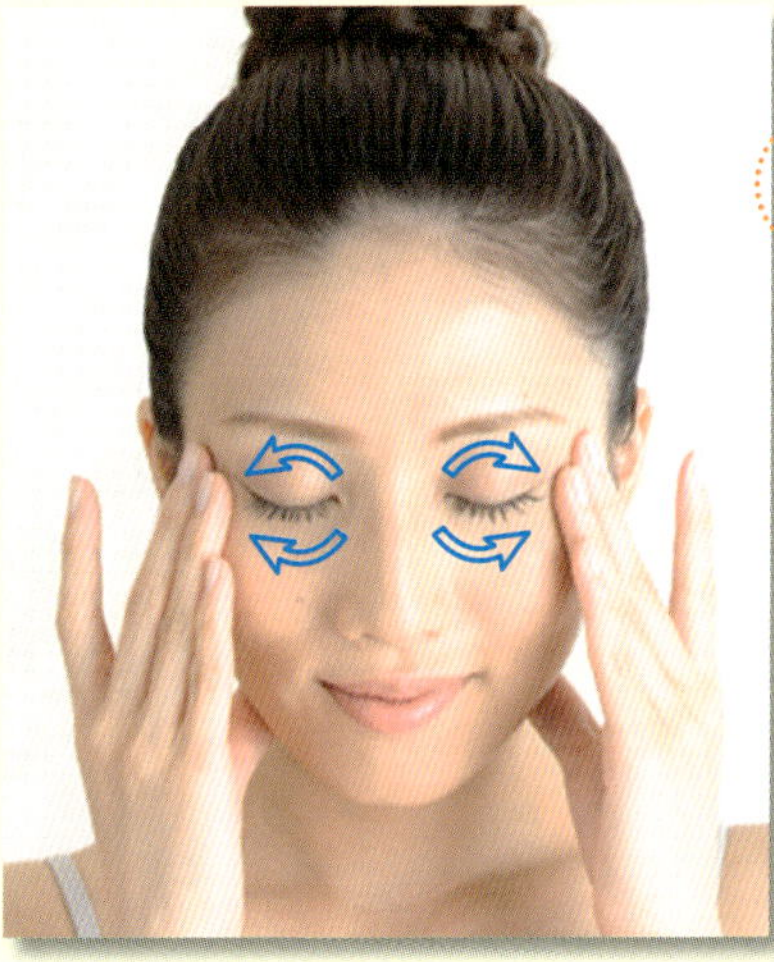

10回

目を閉じ、両手の中指を目頭のあたりに当て、眉下の骨のキワに沿って、やさしくゆっくりマッサージしていく。下側も同様に。

導いてくれるツボです。
加齢によって皮膚の層が薄くなると、効果は思うように得られません。普段から、ハリやうるおい、弾力があるか、目の下にクマやくすみがないかチェックをし、マッサージやツボ押しを習慣づけましょう。

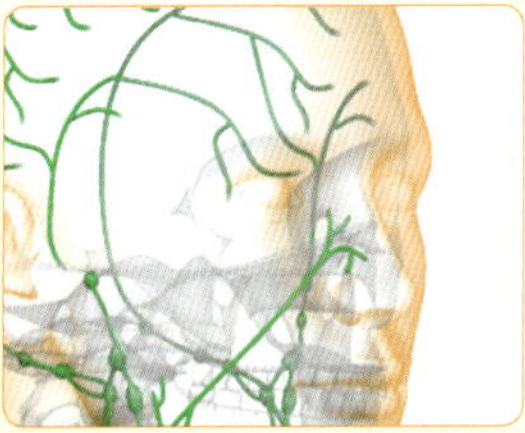

目のリンパ　目の下と横に毛細リンパ管があり、ここから涙を供給する。

抜け毛・白髪

ツボ

通天《つうてん》

「通」は通る、「天」は体の高い位置にあるツボ。頭皮の血行を改善し抜け毛や白髪など、髪のトラブルに効く美髪のツボ。

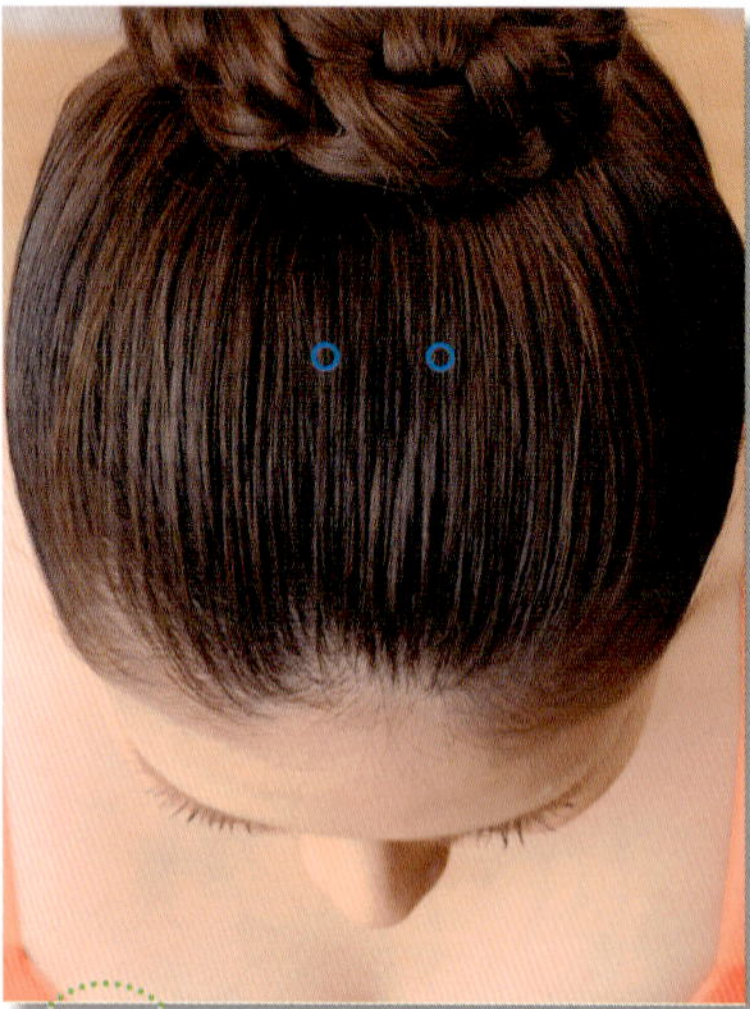

3～5回 押す

頭のてっぺんにある「百会《ひゃくえ》」の斜め前にある。一緒に押そう。

ツボの見つけ方

「百会」（100ページ）から、指幅2本分左右斜め前にある。

ツボ押しのコツ

中指の腹で、頭の中心に向かって左右同時に押す。

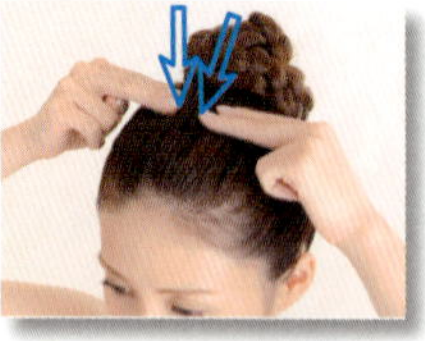

頭皮に適度な刺激を与え髪の生え替わりを促す

髪は毎日抜け、そして、生え替わるものですが、最近、若い女性でも抜け毛や髪が薄くなると訴える人が増えているようです。

約10万本あるといわれる頭髪は、毛根の底で新しい髪が作られ、毎日絶え間なく生え替わっています。しかし、頭皮や毛細血管が健康でないと、十分な栄養が毛母細胞へ届かず、髪がやせていき、抜けるのです。

髪が生え替わるサイクルを正常にするには、ツボ押しが最適

リンパマッサージ

頭皮をマッサージ

マッサージのコツ

頭部の中心に位置する3つのツボ、「上星《じょうせい》」「百会《ひゃくえ》」「四神聡《ししんそう》」をたどるように移動しながら、頭皮をマッサージしていく。

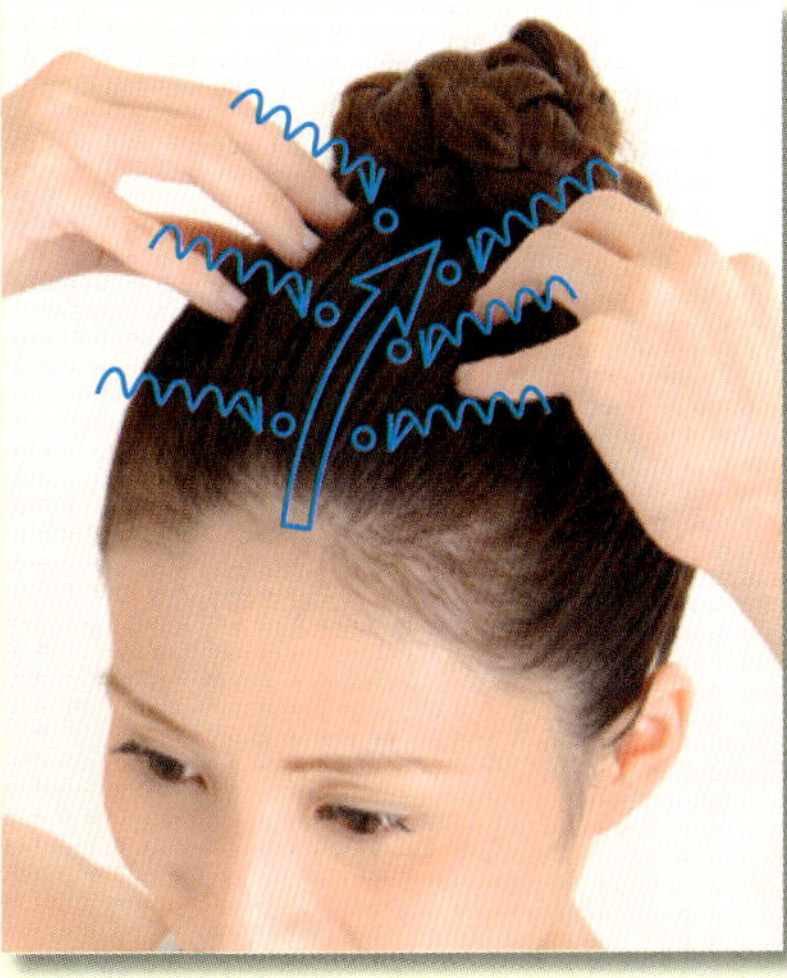

3カ所 5セット

①おでこのあたりに5本の指を立てて置き、指先に少し力を入れ、クリクリと10回くらい回す。「上星」を押すように。

②「四神聡」のあるライン上に移動し、同じようにクリクリと10回くらい。

③「百会」のある頭のてっぺんのライン上に移動し、同じようにクリクリと10回くらい。

です。通天《つうてん》は、頭皮の血行をよくするツボで、抜け毛や白髪を予防し、髪のツヤやコシも取り戻します。

また、「頭皮のリンパマッサージ」も非常に効果的。しかし、強すぎる刺激は、毛根を痛めるので注意しましょう。

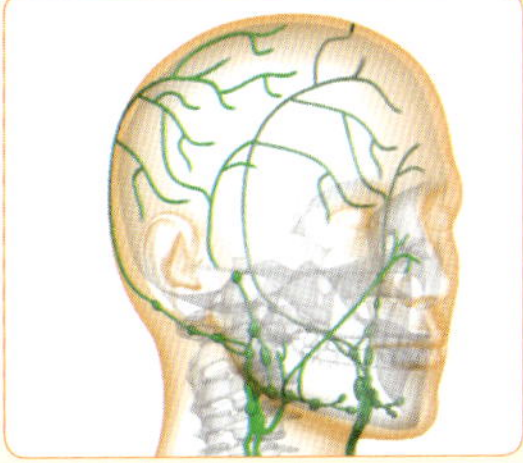

頭のリンパ　頭頂部には毛細リンパ管が張り巡らされている。

ニキビ・肌荒れ

リンパマッサージ

首のマッサージ

マッサージのコツ

ニキビや吹き出物のない美肌にするためには、肌の代謝機能を正常に保つこと。顔・頭のリンパの流れが滞らないよう、集合点である首のリンパをマッサージで流して、頭・顔の血行をうながす。首や鎖骨のまわりをマッサージしてから始めるとよい。

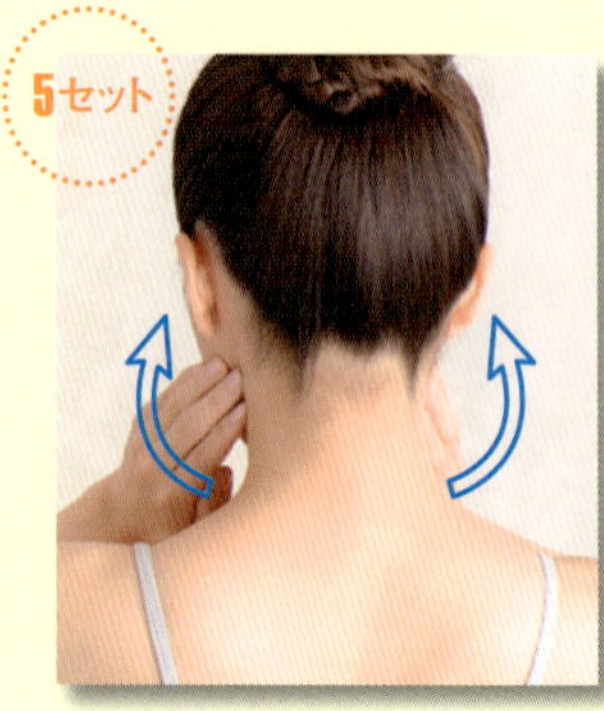

両手を「天柱」あたりに置き、軽くはさみながらマッサージして、ほぐした後に、前方に向かって両手をすっと抜く。5セット行なおう。

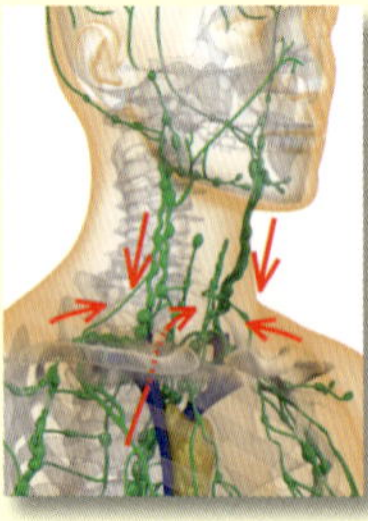

首のリンパ
右側と左側に、頸リンパ本幹が1本ずつある。この本幹を通して、リンパ液は「鎖骨下リンパ本幹」に注がれている。

肌の代謝機能を高めトラブルのない健康な肌へ

ニキビや吹き出物、肌荒れは、ホルモンのアンバランス、代謝機能や胃腸の不調などから起こります。肌の不調に気づいたら、食事や睡眠をきちんと取るなど、生活環境を整え、「首のリンパマッサージ」やツボ押しで皮膚の自然治癒力を高めましょう。

顔や頭のリンパは、耳の横から首にかけて流れ、鎖骨のリンパに集まります。このラインに沿って施術をすることで、代謝機能はアップ。肌を健康な状態

ツボ

完骨《かんこつ》

偏頭痛、めまい、不眠症などに効くツボ。精神を安定させ、免疫力を上げる働きもある。

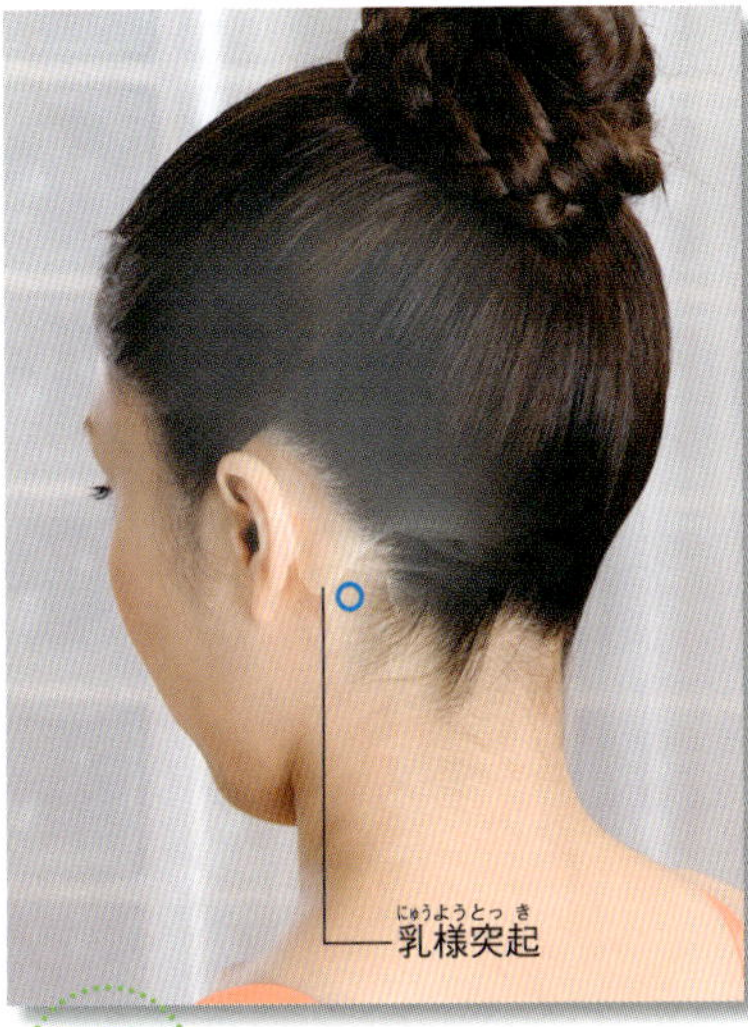

3〜5回押す　頭部の血流をよくし、自律神経に働きかけて代謝機能を整える。

ツボの見つけ方

耳の後ろの出っ張った骨(乳様突起)の先端を指でたどり、その後ろにあるくぼみ。

ツボ押しのコツ

親指をツボに当て、骨のキワを押し上げるように押す。左右同時に。

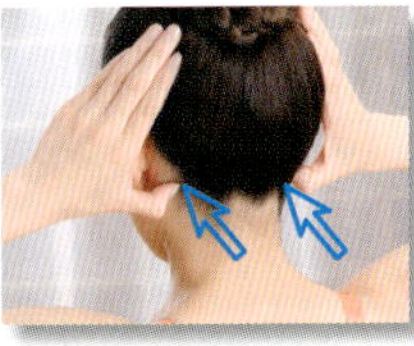

へと導いていきます。

耳の後ろ側にある完骨《かんこつ》は、免疫機能を高めるツボ。肌荒れからくるストレスを緩和し、肌のターンオーバー機能も高めます。手のツボ「合谷《ごうこく》」も、顔や頭のトラブルをやわらげます。

リンパのツボ話

ニキビの「ウミ」に感謝!?

ニキビのウミの正体……。それは、ニキビの原因菌であるアクネ菌と好中球(白血球)が戦った後の残骸なのだ。好中球は皮膚の下で、外からの菌の侵入を防いでくれている。ニキビのウミに感謝。

バストアップ

ツボ

天谿《てんけい》

「谿」は、母乳の流れを表す。乳房のトラブルに効く、美しいバストをつくるツボ。

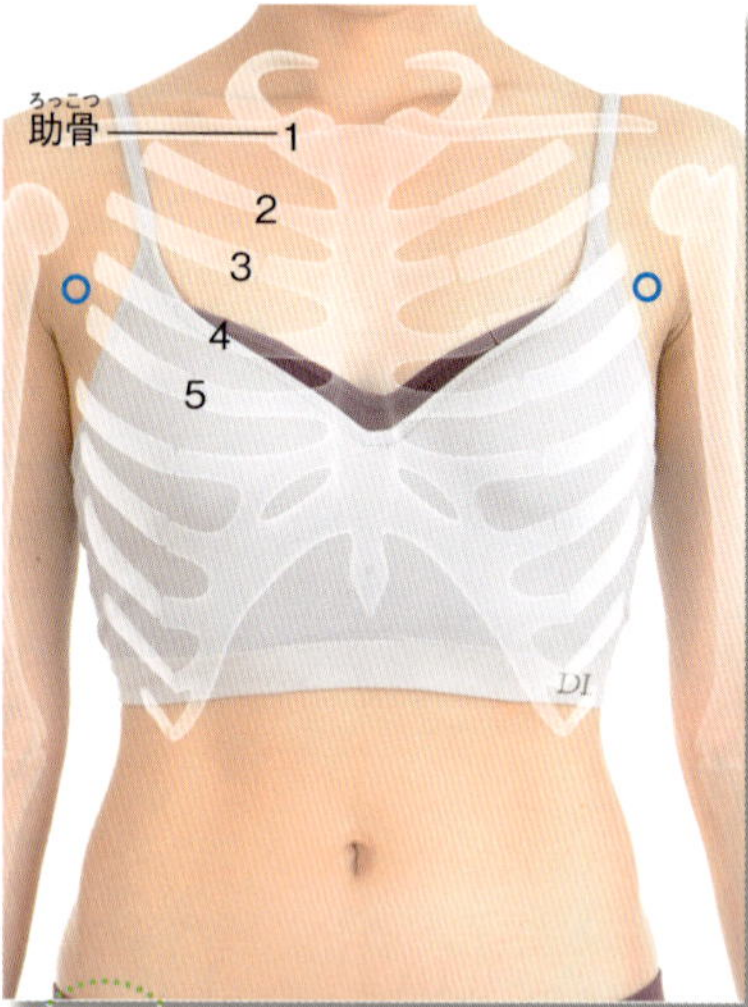

3～5回押す

女性のバストを美しく整えるツボ。鏡の前で押す習慣を。

ツボの見つけ方

第四肋骨と第五肋骨の間で、乳房の付け根のわきの下側にある。

ツボ押しのコツ

親指の腹をツボに当て、骨のキワを意識しながら体の中心に向かって押す。左右同様に。

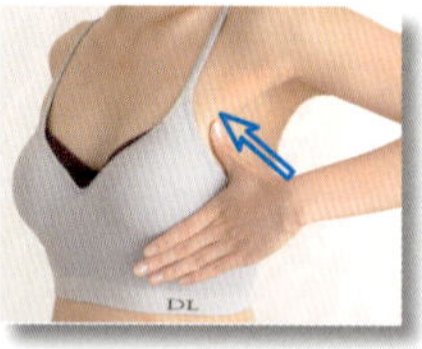

ツボとリンパマッサージでバストラインを美しく

ふっくらと丸みがあり、上を向いた形のよいバストを目指し、セルフケアをしましょう。天谿《てんけい》は、乳腺の発育にかかわるツボ。ここを刺激すると、バストラインがきれいになり、ボリュームもアップしてきます。

乳房にはたくさんのリンパ管が張りめぐらされています。乳腺などから回収されたリンパ液は、わきの下のリンパ節に集められ、ここから鎖骨のリンパ本幹へと送られます。このリンパの流れをマッサージでサポー

リンパマッサージ

バストのマッサージ

マッサージのコツ

乳房の丸みの上部分と下部分に、少し圧をかけて、さするようにマッサージを。リンパの流れをよくすることは、乳がんの予防にもつながる。リンパ節が集まるわきの下に向かって流そう。

5セット

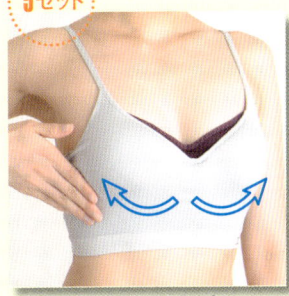

1 胸の中心にある「膻中《だんちゅう》」に、中指がくるようにし、乳房の下側にそってさするようにマッサージ。そのままわきの下まで流していく。左右同様に。

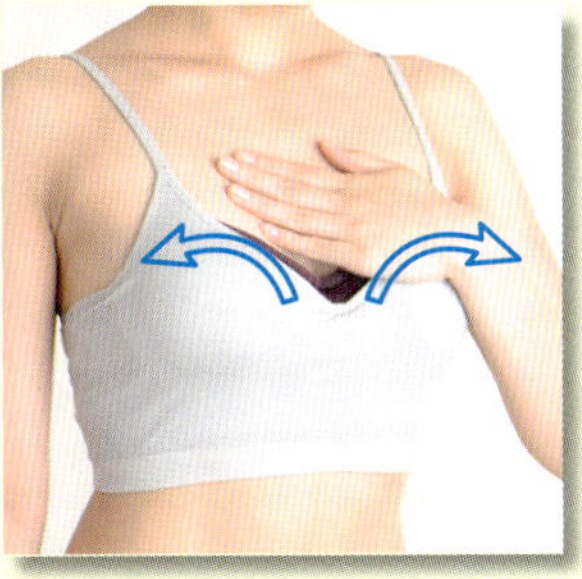

2 左手を、胸の中心から右側へ鎖骨下を通るようにして、わきの下まで流していく。左側も同様に。

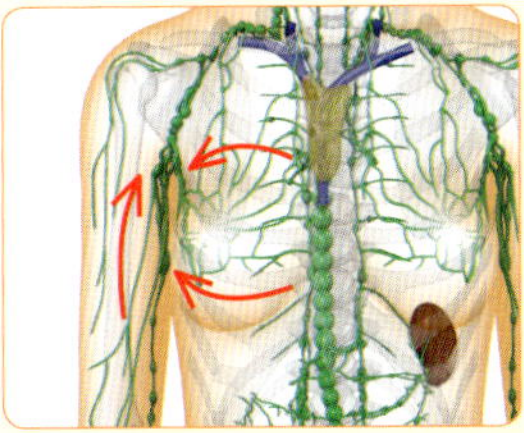

わきのリンパ　わきの下は、リンパ節が多く集まるエリア。上肢、胸、上腹部からリンパ液が集まってくる。

ト。乳房の新陳代謝がよくなり、ハリのある美しいバストをつくります。「バストのリンパマッサージ」は、乳がんの予防にも効果的。わきの下のリンパは重要ポイント。リンパ節に向かって、やさしくマッサージしてください。

ウエストをきゅっと

リンパマッサージ

ウエストまわりのマッサージ

マッサージのコツ

引き締まったウエストラインを目標に、ウエストからそけい部に向けて、少し強めの圧力でマッサージ。

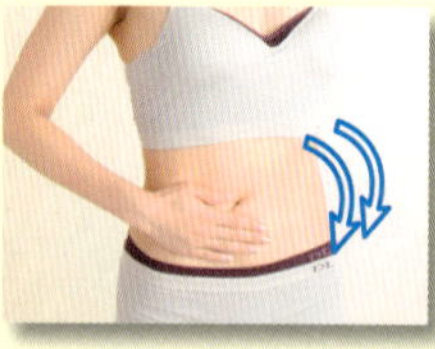

1 腰をひねらずに後ろを向き、左手を左側の腰の上に、右手を右側のおなかの上に置く。

左右各10回

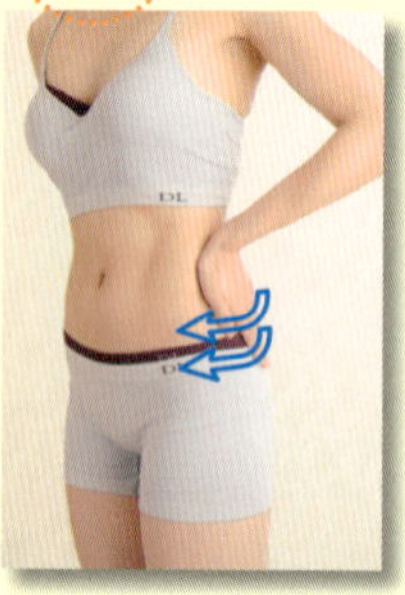

2 少し圧をかけ、両手でウエストのお肉をギュッと絞りながら、おなかに向かってマッサージ。腰をまわさないように。

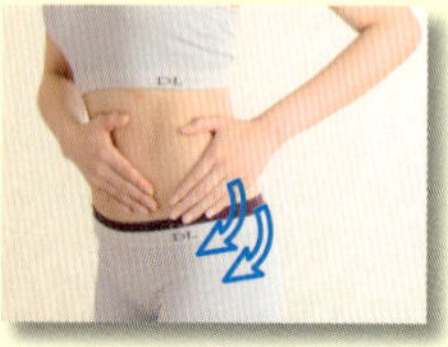

3 左腰に両手を置き、左そけい部へリンパを流す。右側も同様に。

おなかまわりの脂肪燃焼をサポート

ウエストのくびれをつくるには、おなかの皮下脂肪を燃焼させるのがいちばん。ウエスト部分は、脂肪がつきやすい場所です。だからこそ、「ウエストラインのリンパマッサージ」で、新陳代謝がよくなります。また、おなかのリンパの流れをよくすると、内臓機能が活性化し、美肌づくりにも役立ちます。

マッサージの後は、仰向けになってリラックスし、おなかのツボ中脘《ちゅうかん》をゆっくりと押しましょう。腰まわりの脂肪燃焼を

ツボ

中脘《ちゅうかん》

自律神経を整えながら、胃腸の働きを正常に戻すツボ。腰まわりについた脂肪を落とすのにもよい。

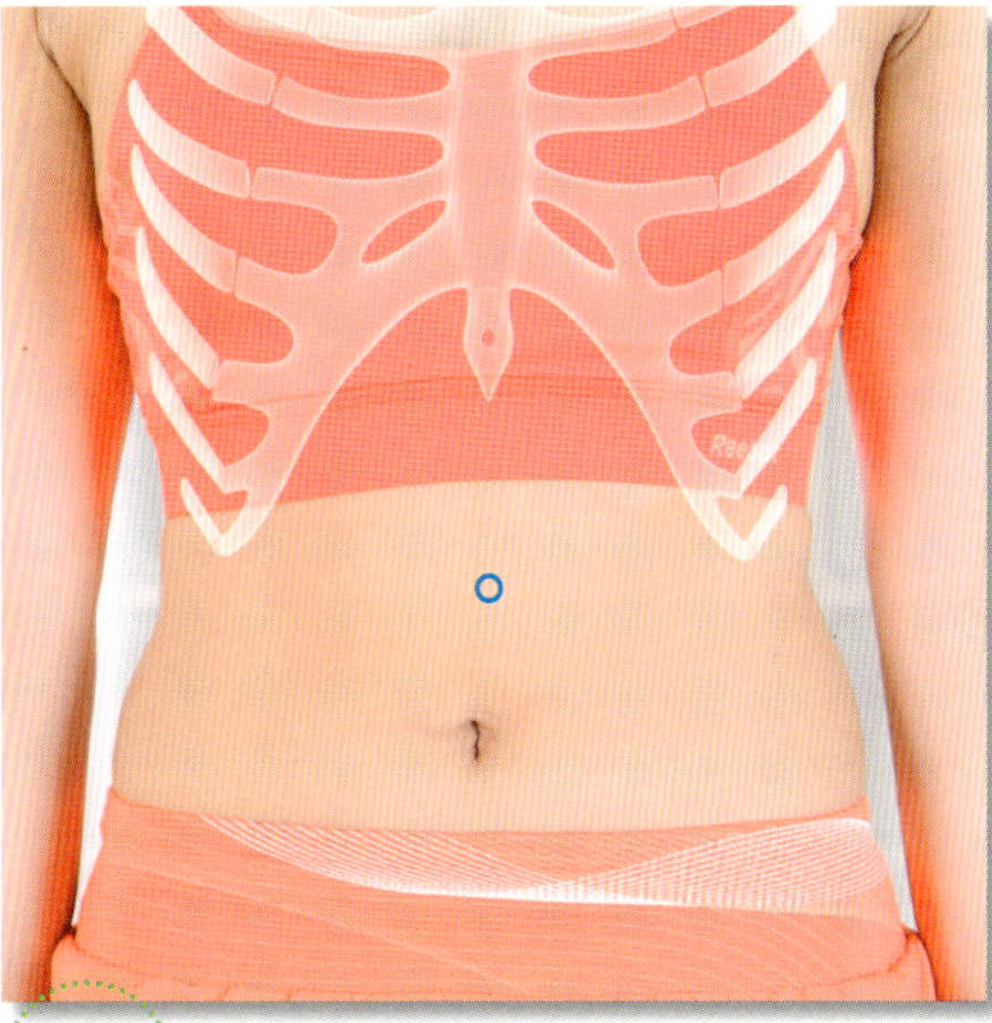

3～5回押す

おなかのツボは仰向けになり、筋肉をゆるめた状態で押すとより効果的。

ツボの見つけ方

おへその中央上に小指を当て、真上に指幅4本分上がったところにある。

ツボ押しのコツ

中指の腹をツボに当て、体の中心に向かってやさしく押す。

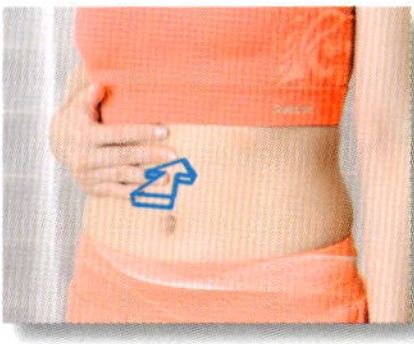

サポートしてくれます。

マッサージやツボ押しも大切ですが、美しいウエストづくりには運動がいちばんだということもお忘れなく。

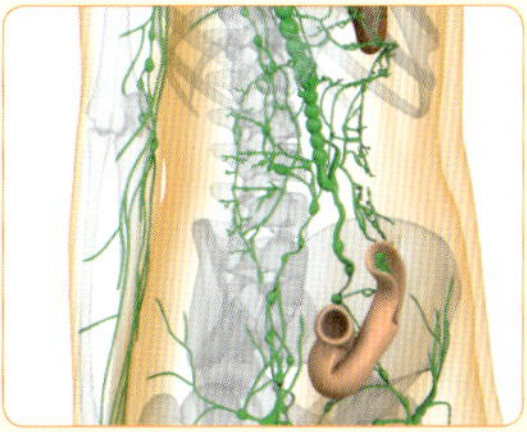

おなかのリンパ　毛細リンパ管は、皮膚の下だけでなく内臓の中もめぐっている。

ヒップアップ

リンパマッサージ

ヒップのマッサージ

マッサージのコツ

マッサージは、美尻づくりをサポートします。太もも→ヒップ→そけい部へ、少し強めの圧力でマッサージを。

左右 各10回

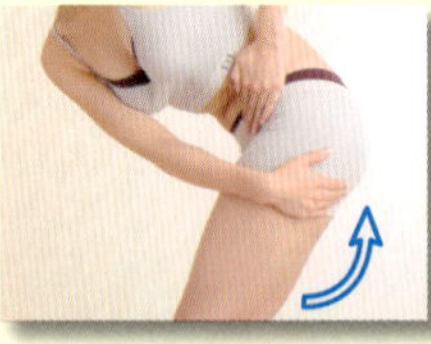

1 腰を左にひねり、両手で左ふともも上部を持ち上げるようにする。

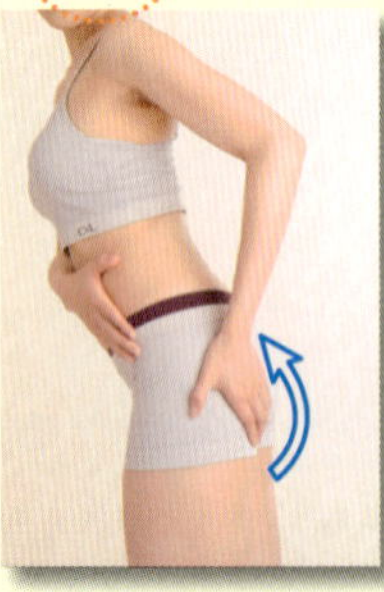

2 両手を使い、交互に左のお尻を持ち上げるように、腰までマッサージ。

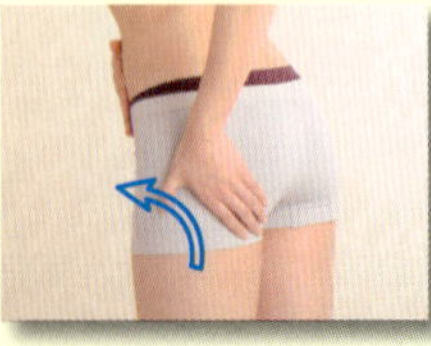

3 左のお尻から左のそけい部にリンパを流すように。右側も同様に。

ヒップ全体をキュッと持ち上げる

キュッと上がったヒップラインをキープするのは、お尻にある大殿筋《だいでんきん》という筋肉。

ヒップが1センチアップすると、脚は、その3倍長く見えるといわれています。太ももとの差が少ない扁平尻にならないように、ツボ押しと、リンパマッサージで、魅力的なヒップを。

美しいヒップラインをつくるためには、「ヒップのリンパマッサージ」がおすすめです。マッサージすることで大殿筋を引き締め、血行をよくして栄養素を

ツボ

秩《ちっ》辺《ぺん》

お尻全体を引き締めて、キュッと持ち上げる、美尻のツボ。

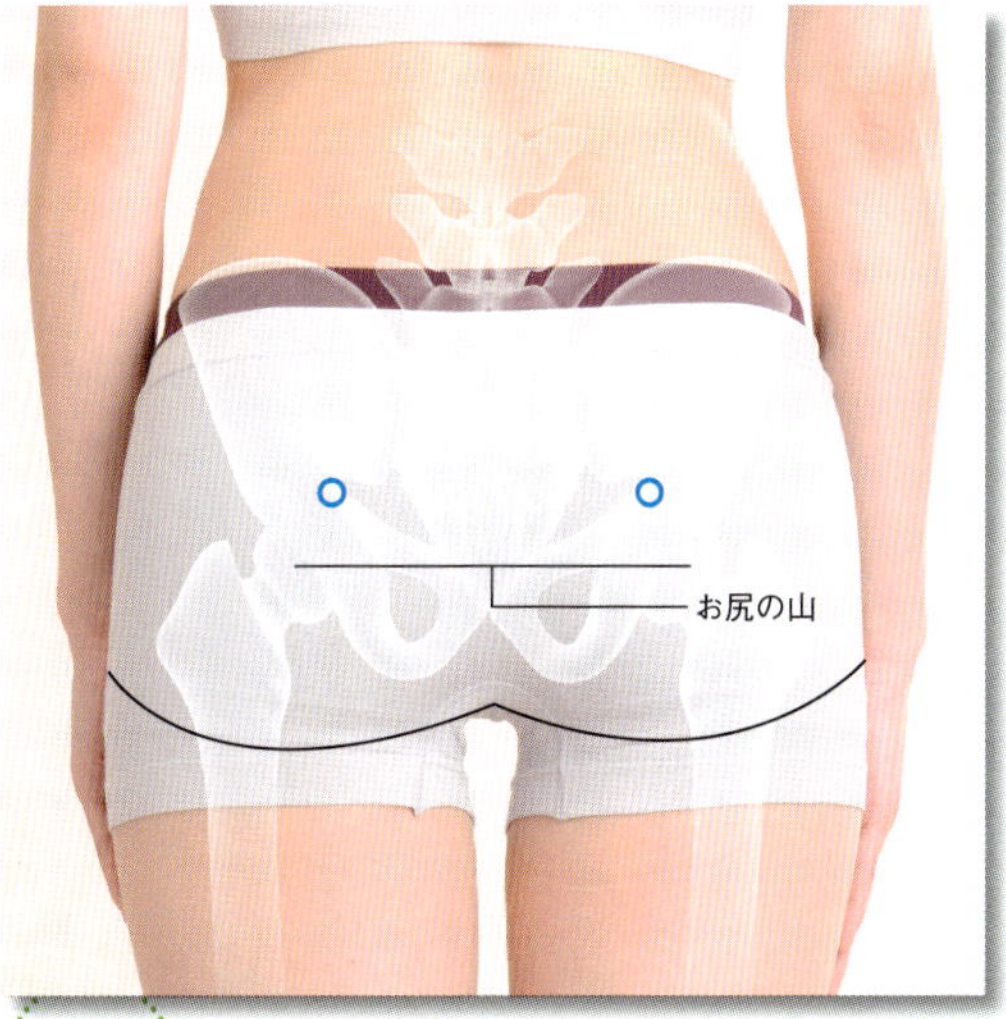

3〜5回押す

ヒップの筋肉にダイレクトに働きかけるツボ。
脚が長く見える効果もある。

ツボの見つけ方

左右のお尻の中央から背骨側に向け、斜め上あたり。

ツボ押しのコツ

親指の腹をツボに合わせ、お尻の中心に向かって押す。左右同時に。

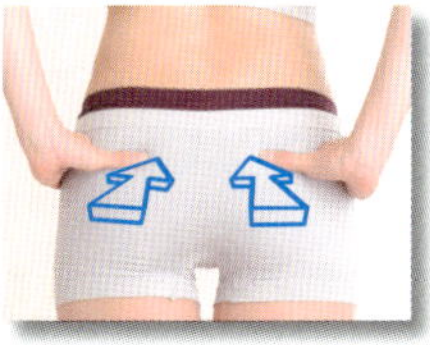

送り、老廃物を取り除きます。太もも→お尻→そけい部のリンパマッサージは、下半身からお尻全体を魅力的に見せてくれます。

マッサージの後は、仕上げにお尻にあるツボ秩《ちっ》辺《ぺん》をキュッと刺激しましょう。

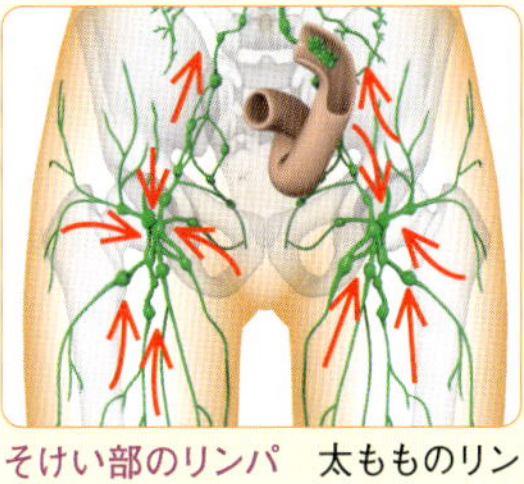

そけい部のリンパ　太もものリンパをそけい部に向けてマッサージを。

二の腕をすっきり①

ツボ

手《て》の五里《ごり》

手や腕のしびれ、神経痛、ひじの関節痛などに効く腕のツボ。肌の代謝を促し、ハリやツヤを与える。

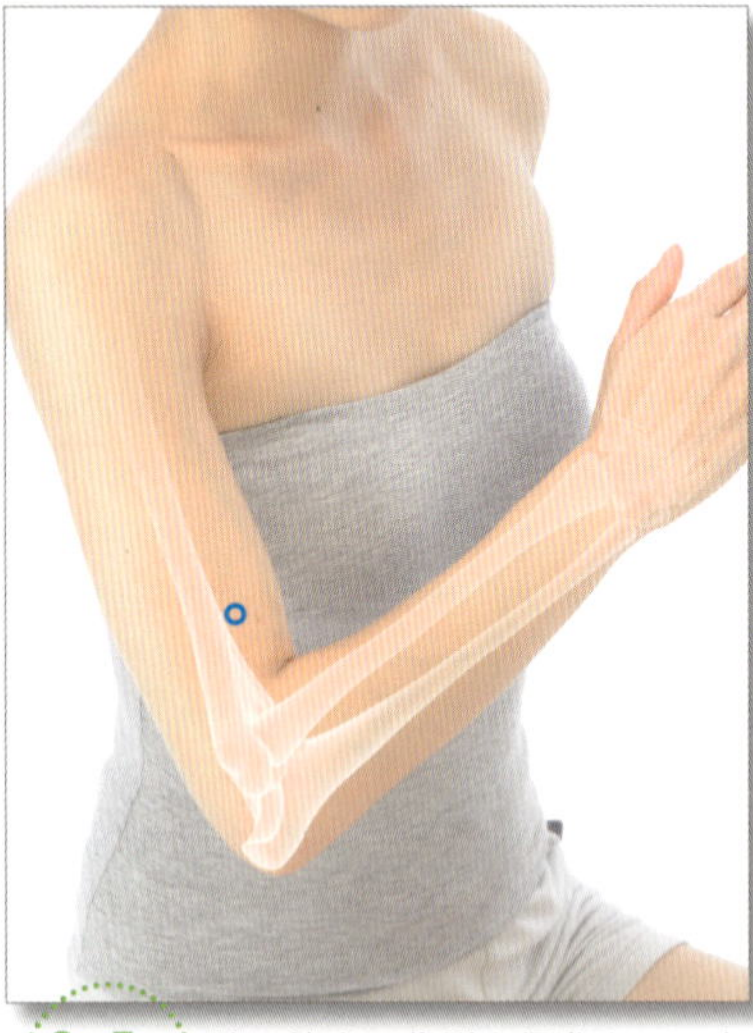

3〜5回押す

腕の筋肉の代謝を促進するツボ。効率よく燃焼させよう。

ツボの見つけ方

左ページにある「曲池」から、指4本分上にある。

ツボ押しのコツ

ひじを曲げ、手で腕をつかむようにして、骨の裏側に指を入れるように。左右交互に。

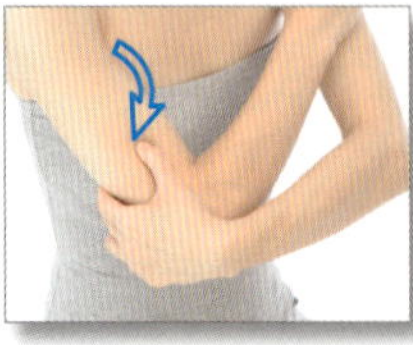

腕のツボを押して代謝をよくする

スリムな体型をキープしていても、二の腕の後ろ側のたるみは気になるもの。

二の腕の前側にある「上腕二頭筋」は、物を持ち上げる時などによく使う筋肉。後ろ側にある「上腕三頭筋」は、物を押す時に使われる筋肉で、日常生活ではあまり使いません。そのため、二の腕の後ろ側はたるみやすいのです。

上腕三頭筋を鍛えるには、エクササイズがいちばんですが、その前にツボ押しで、腕の筋肉

ツボ

曲池《きょくち》

腕やひじ全般のトラブルに効くツボ。五十肩・肩こり、歯痛、皮膚病、胃腸の不調などにも効く。

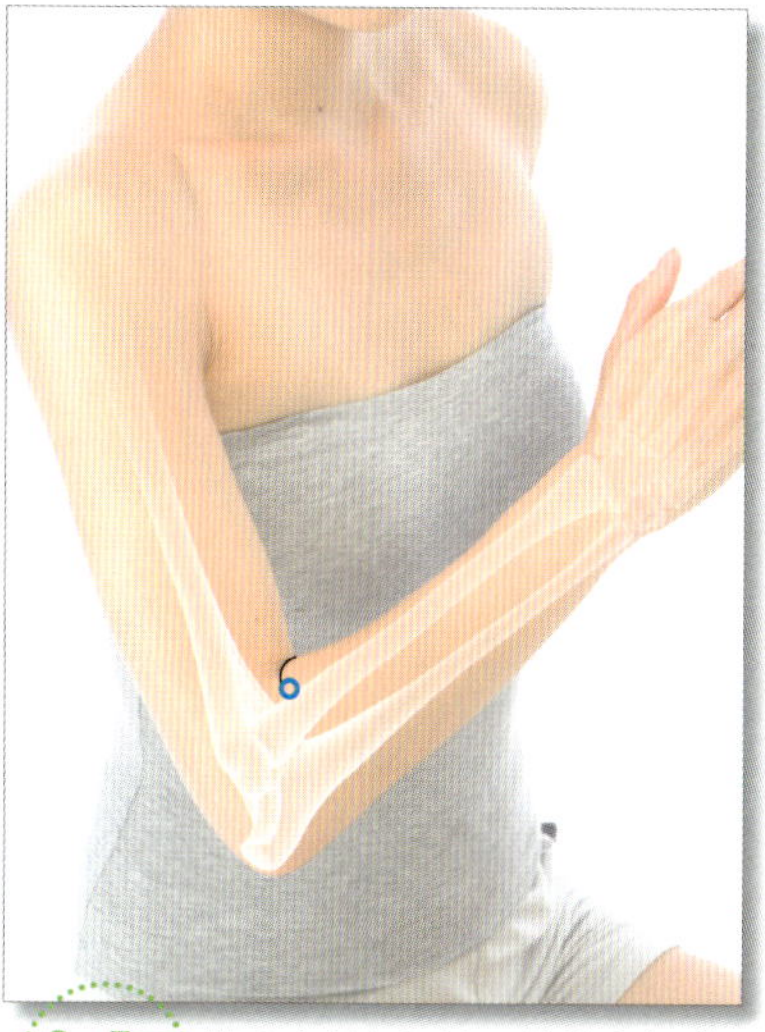

3〜5回押す

腕の血行をよくして代謝を上げよう。美肌づくりにも効果。

ツボの見つけ方

ひじの関節のキワにあるツボ。ひじを曲げてできる横ジワ外側の端にあるくぼみ。

ツボ押しのコツ

ひじを曲げ、手でひじをつかむように親指をツボに当て、骨の裏側に指を入れるように。左右同様に。

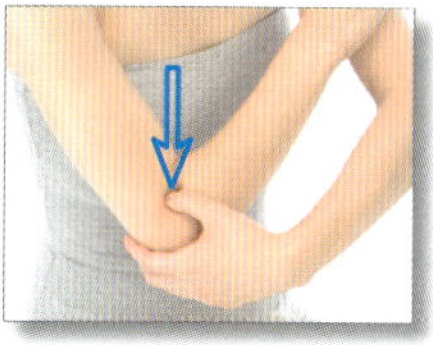

の代謝を上げておきましょう。筋肉の代謝がよくなってくると、少ない運動量でも、効率よく脂肪を燃焼できるのです。代謝をよくする代表的なツボは、手《て》の五里《ごり》と曲池《きょくち》です。セットで押す習慣を。

リンパのツボ話

“火事場のばか力”は存在する!?

火事の時に重い金庫を持ち出した話、理論上、男性の片腕で250kgのものを持ち上げられるが、普段は筋肉や骨を損傷させないよう、1/5程度で抑えている。いざという時は、普段の3〜5倍の力が出せるのだ。

二の腕をすっきり②

リンパマッサージ

ひじのリンパマッサージ

マッサージのコツ

腕のリンパは、手からひじ、ひじから二の腕と流れ、わきの下で合流。マッサージはその流れをイメージしながら行なうと、二の腕のむくみが解消する。

左右各3回

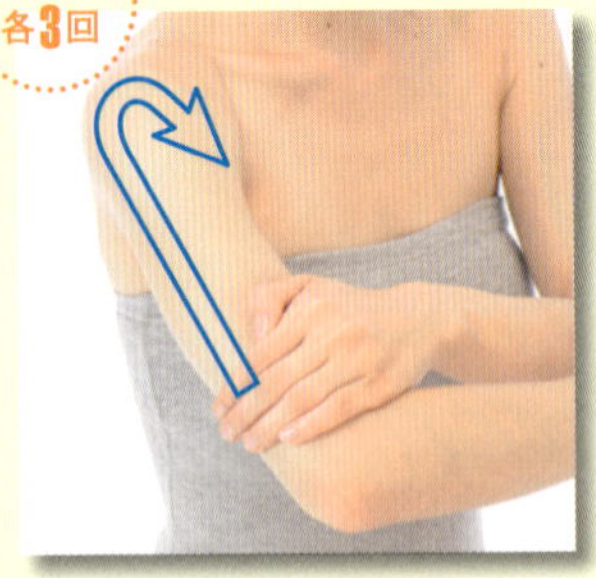

①わきの下のリンパ節を、やさしくなでる程度にマッサージ。
②軽くひじを曲げ、ひじのあたりから腕のラインに沿って、マッサージしていく。
③肩のあたりまで来たら、そのまま下がって、わきの下にリンパを流すようにマッサージ。

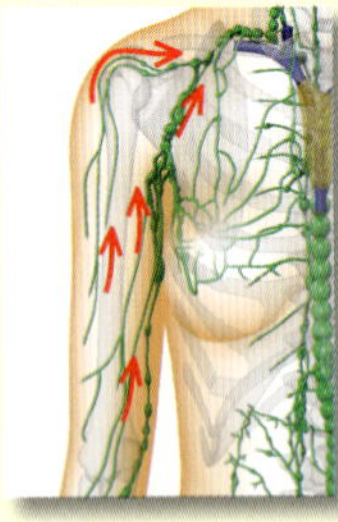

腕のリンパ
手・前腕にある毛細リンパ管はひじに集まり、上肢のリンパと合流してわきのリンパ節へ。

血液・リンパ・筋肉に働きかけ、腕をすっきり

ツボ押しで筋肉の代謝をよくしたら、マッサージをすることで、リンパや血管の流れがよくなり、老廃物を排出しやすくすることで、新陳代謝がアップ。二の腕のむくみがすっきり。「ひじのリンパマッサージ」は、ひじから肩へ、肩からわきの下の順番で。このライン上には、「曲池《きょくち》」「手《て》の五里《ごり》」「肘髎《ちゅうりょう》」という3つのツボがあるので、やさしく刺激します。

わきの下は、手・腕のほか、胸壁、上腹部のリンパが集まっ

リンパマッサージ

二の腕エクササイズ

マッサージのコツ

簡単にでき、使われにくい腕の筋肉の効果的なエクササイズを紹介。特に、腕の後側の筋肉を意識しながら、グーッと力を入れよう。続けているうちに、両腕と内ももがすっきりしてくる。

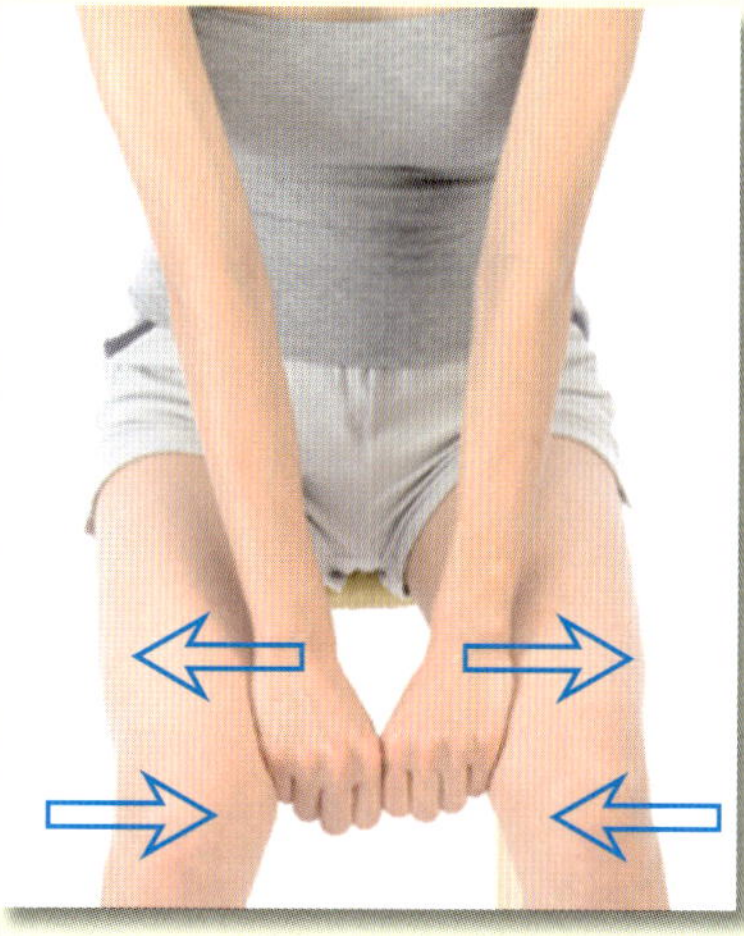

7秒
3セット

①椅子に座り、両手のこぶしを握って、内ももにはさむ。
②そのままの姿勢で、内ももは内側に力を入れ、腕は外側に広げるようにグーッと力を入れる。
③7秒間、思いっきり力を入れ続ける。その後、大きく深呼吸をして呼吸を整えよう。3回繰り返す。

てくるターミナルです。マッサージを始める前に、わきの下をさするようにしてから始めましょう。ひじから肩、わきの下へのリンパの流れや血行がさらによくなります。

次に筋肉を鍛える「二の腕エクササイズ」を始めましょう。

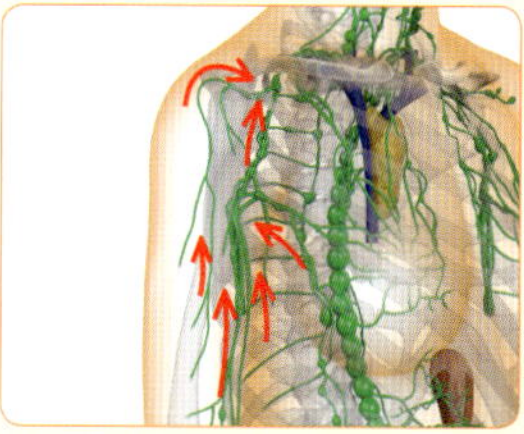

わきの下のリンパ　リンパ節が多く、腕のリンパは、すべてわきのリンパ節に集まる。

美脚をつくる①(太もも)

リンパの流れに沿って太もものマッサージ

ツボ

承《しょう》扶《ふ》

太もものトラブルに効く美脚のツボ。背中、腰の痛み、坐骨神経痛や膀胱炎にも効果。

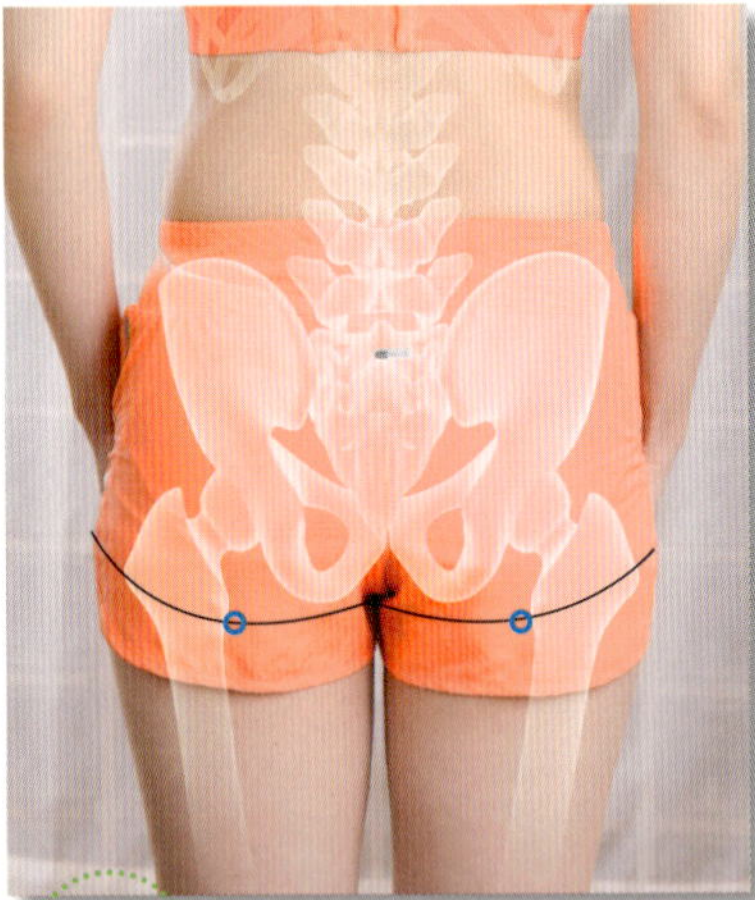

3~5回押す

坐骨神経痛にも効く。お尻にあるツボは押しにくい場合、うつぶせになって押そう。

ツボの見つけ方

お尻の下にできる横ジワの中間にある。左右のお尻の山の中心からおろした線と、お尻の下の横ジワが交わる部分。

ツボ押しのコツ

中指の腹をツボに当て、お尻を持ち上げるように押す。左右同時に。

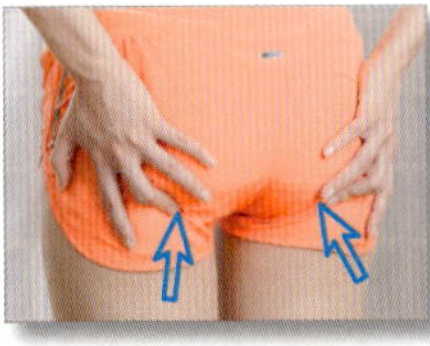

このセルフケアを行なうと、徐々に美脚へと導いてくれます。太ももやふくらはぎは、むくみが出やすいところです。もしかしたらあなたの脚は、むくみのせいで、実際より太くなってしまっているのかもしれません。

脚のむくみの原因の1つに、リンパの滞りがあげられます。リンパが滞ると、水分や老廃物の代謝が悪くなり、水分が体にとどまってしまいます。「太もものリンパマッサージ」で、リ

リンパマッサージ

太ももからヒップにかけてマッサージ

マッサージのコツ

脚のリンパは、浅いリンパ管、深いリンパ管が多くある場所。座り仕事の多い人は、リンパが滞りやすく、いつもむくみがち。美脚をつくるには、まず、下から上へ向かって軽くさすったり、圧をかけてマッサージするなど、圧の強弱でリンパ管の「浅」「深」両方をアプローチ。

左右 各5回

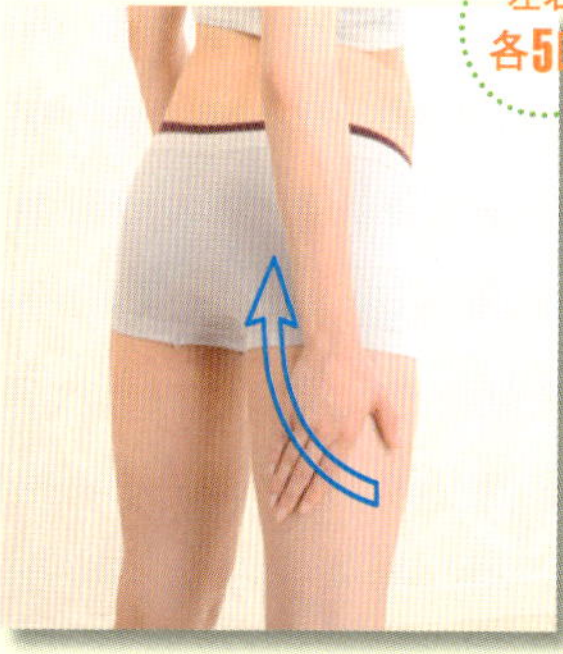

1 太ももの裏側から圧をかけながら、「承扶」を通り、お尻までマッサージしていく。

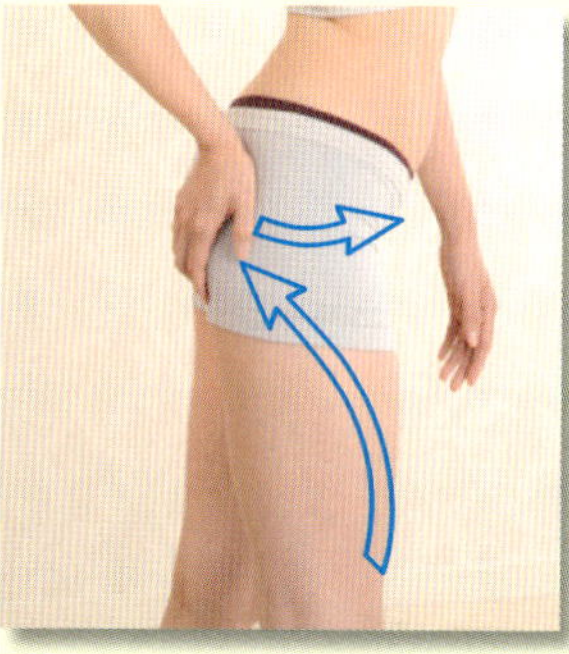

2 次に太ももの表側から圧をかけながら、お尻までマッサージ。お尻に置いた手を、そけいリンパ節まで流していくようにする。左右同様に。

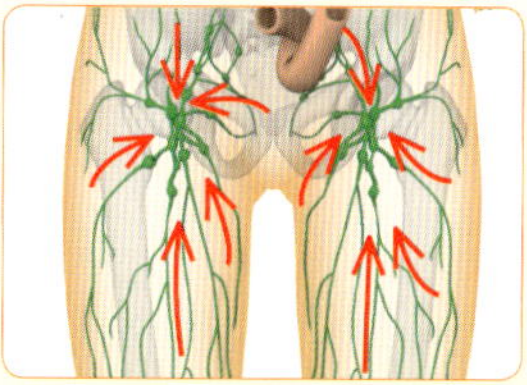

太もものリンパ　足先からふくらはぎにある毛細リンパ管は、ひざに集まり、太もものリンパと合流、そけい部に集まる。

ンパの流れを誘導すると、滞っていたリンパが流れ始めて新陳代謝がよくなり、太ももはすっきりします。

　また、ツボ押しも効果的。承《しょう》扶《ふ》は美脚のツボ。ここを刺激すると、脚のむくみを取り、引き締めます。

美脚をつくる②(ふくらはぎ)

リンパマッサージ

ふくらはぎをマッサージ

マッサージのコツ

ふくらはぎのむくみを解消するのにリンパマッサージは最適。筋肉・血管・リンパに働きかけるように、手のひら全体で下から上へマッサージ。アキレス腱のあたりはもみほぐすと効果的。

左右各3回

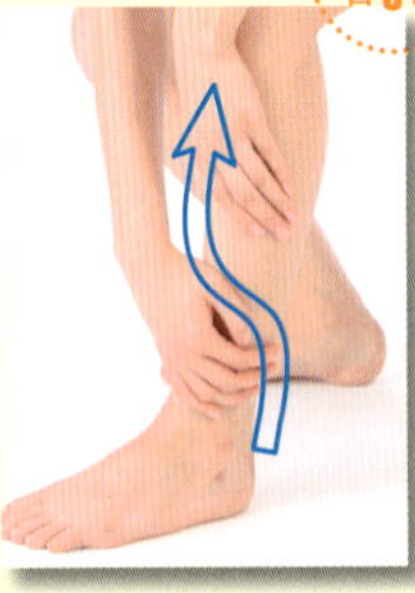

1 椅子に座り、左足をやや前に出す。両手で外くるぶしから「三陰交《さんいんこう》」を通り、そこから内側のふくらはぎへ、マッサージ。

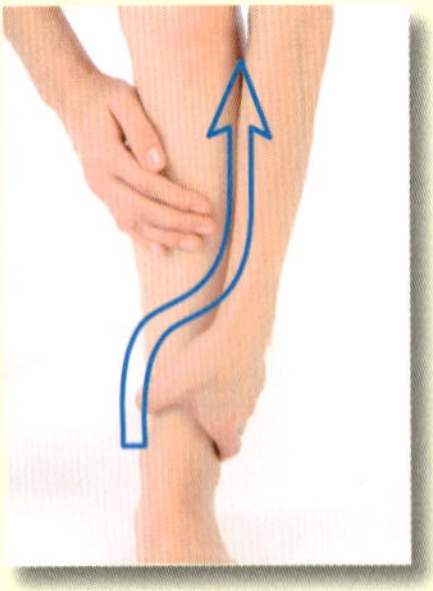

2 内くるぶしから、「三陰交」を通り外側のふくらはぎへ、同様にマッサージする。

左右の脚の隙間で美脚チェック

美脚チェックをしてみましょう。鏡の前に、脚をそろえて立ってみてください。左右の脚の間に隙間があり、太もも、ひざ、ふくらはぎ、内くるぶしの4点だけが付いているのなら、あなたは美脚の持ち主です。美脚とは、脚の各部にバランスよく筋肉が付いた脚です。

特にふくらはぎは重要。「腓腹筋」がふっくらとし、足首が

ツボ

三《さん》陰《いん》交《こう》

ツボの名前は3つの経絡が交わる場所という意味で、めまい、むくみに効くほか、手足の血行をよくする。

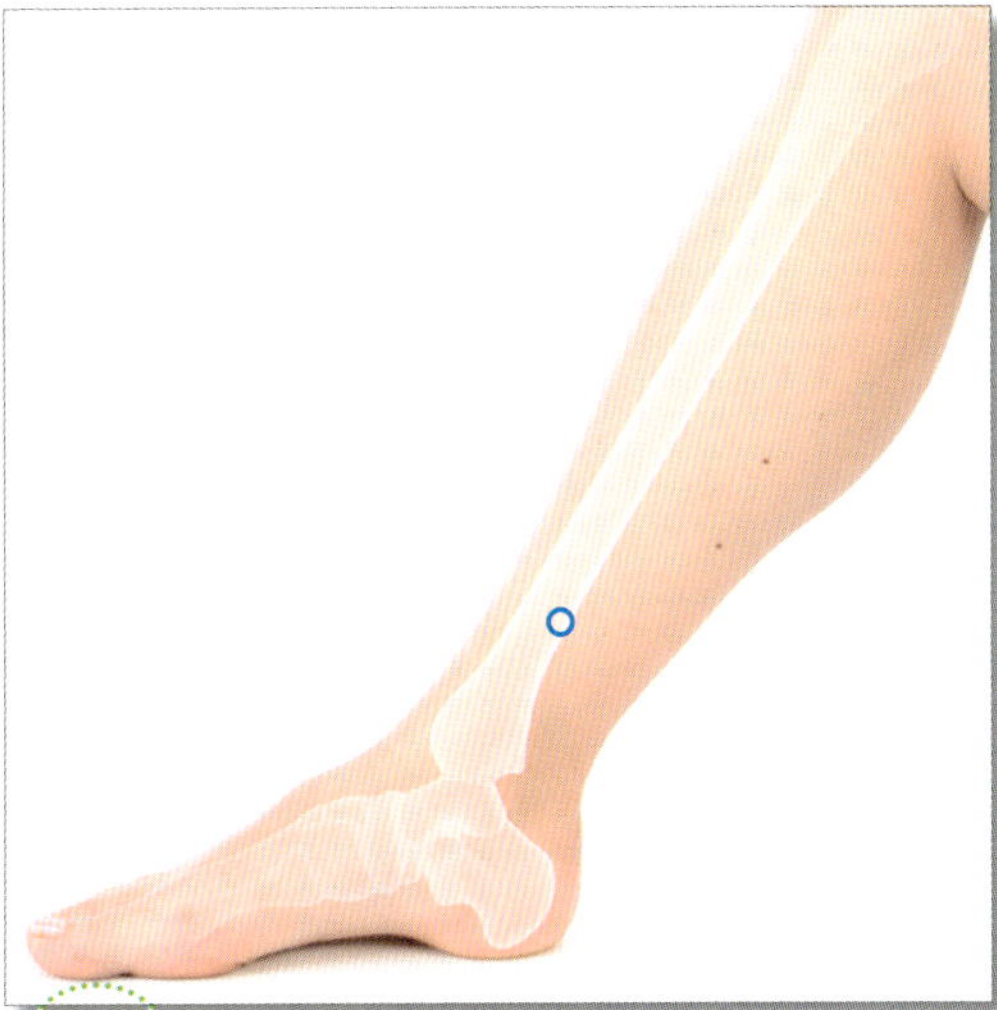

3～5回押す

女性のための万能ツボでもある。むくみや冷えにも効果。

ツボの見つけ方

内くるぶしの中心に小指の端を当て、ひざ方向に指幅4本分のところにある。

ツボ押しのコツ

脚をつかむようにして骨のキワに親指を当て、骨の内側に指を入れ込むようにして押す。左右同様に。

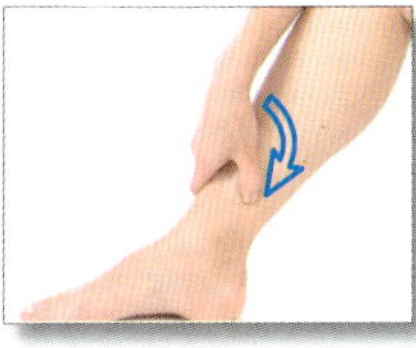

きゅっと締まっていると、美脚の印象です。しかし、ふくらはぎ周辺はむくみやすく、脂肪もつきやすいので、太く見えてしまいがちです。ツボ押しと「ふくらはぎのリンパマッサージ」で、むくみを解消し、ふくらはぎの筋肉の代謝を高めるウォーキングがおすすめです。

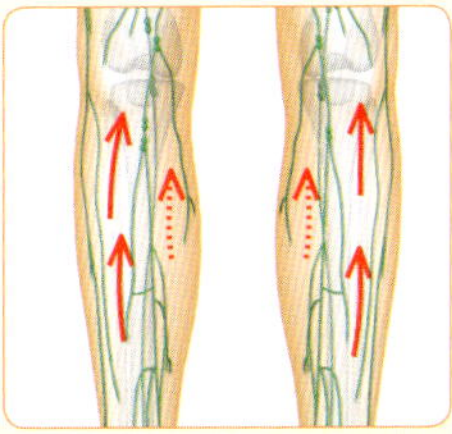

ふくらはぎのリンパ　足先から流れてきたふくらはぎのリンパは、ひざ裏へと流れていく。

代謝アップ・脂肪燃焼

ツボ

気海《きかい》

全身のエネルギーが最後にたどり着く「大海」を示す。おへその下にあり、代謝を上げて、エネルギーを消費しやすい体に導く。

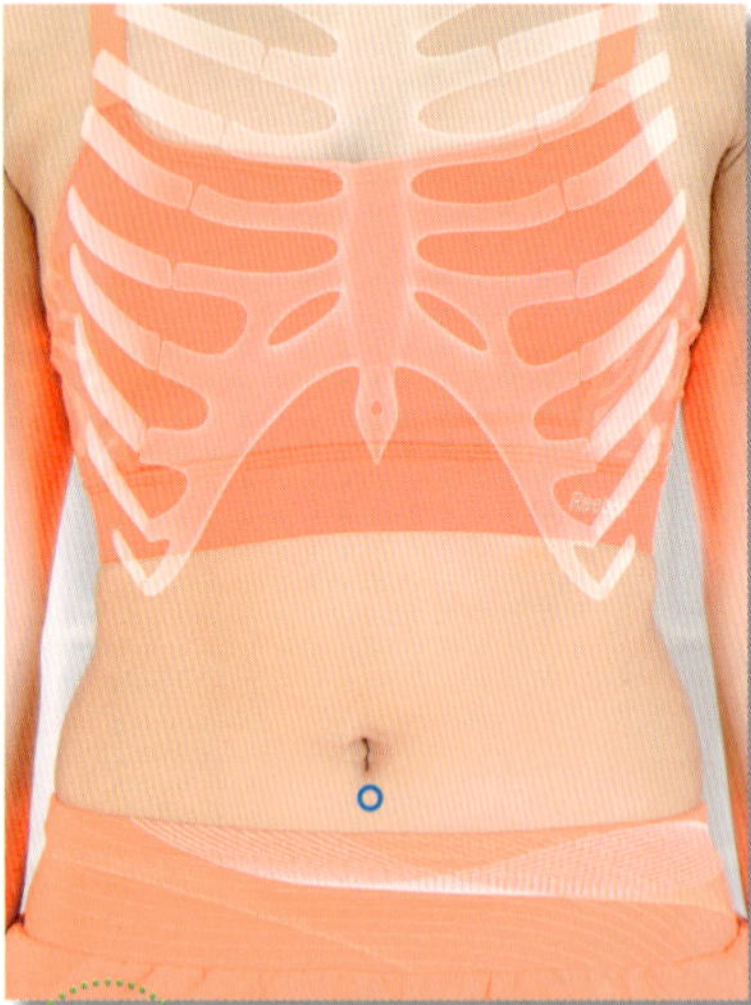

3～5回押す

全身のエネルギーをつかさどるツボ。免疫力の回復にも効果。

ツボの見つけ方

おへその中央下から、指2本分下。

ツボ押しのコツ

人差し指の腹をツボに当て、体の中心に向かってゆっくり押す。

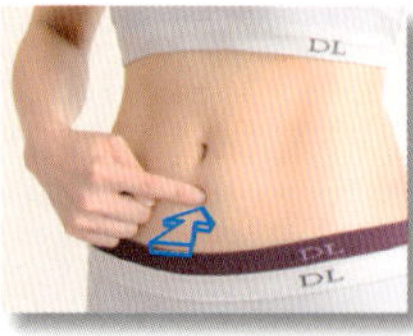

スリムな体への近道は痩せやすい体づくりから

人はなぜ太るのか？　必要以上の食べ物をとり、燃焼できなかった脂肪が体内に蓄積されるから。一方、痩せの大食いの人は、消化と代謝がよい人です。内臓の代謝をアップさせ、痩せやすい体づくりをしましょう。

ツボ押しやリンパマッサージなどで、代謝のよい健康な状態、つまり太りにくい体質に。

中脘《ちゅうかん》は、脂肪燃焼機能を高め、痩せやすい体をつくり、気海《きかい》は、全身のエネルギーに働きかけるツボで、代謝をよくします。ツボを押して、エネルギーを消費しやすい体をつくることが、東洋医学のダイエットなのです。

ツボ

中脘《ちゅうかん》

脂肪を燃焼しやすい体にする、ダイエットの特効ツボ。自律神経を整え、胃腸の働きを正常に戻す。だるさ、髪のトラブルにも。

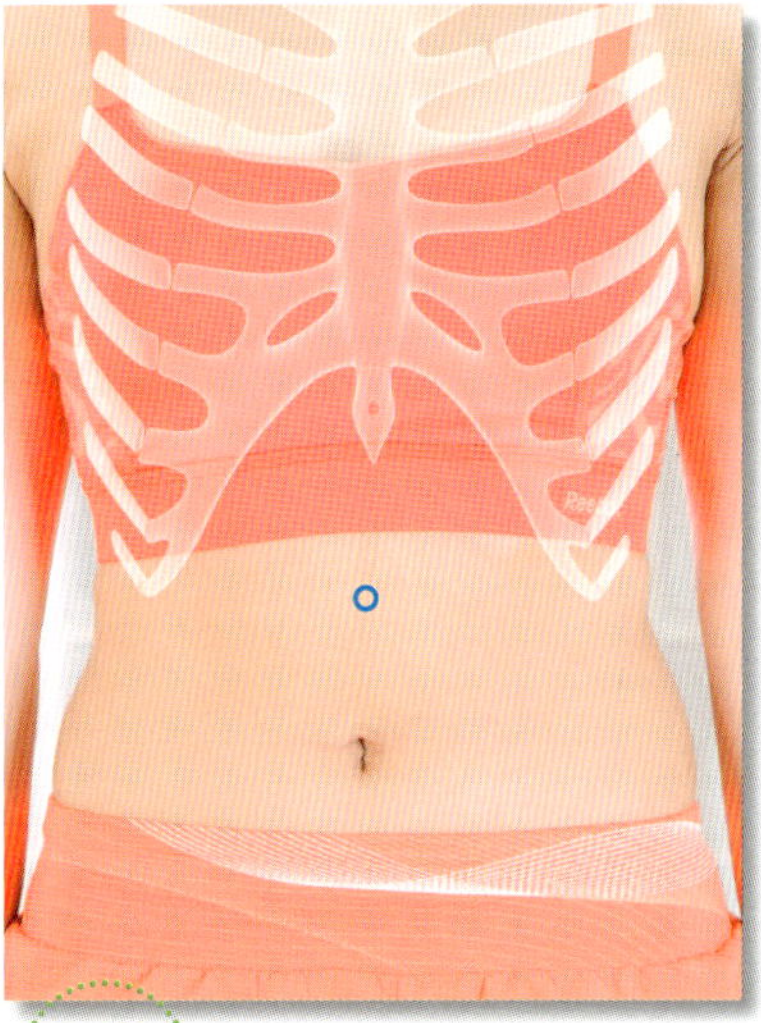

3〜5回 押す

ダイエット効果のあるツボ。一気に押すのではなく、ゆっくりと押す。

ツボの見つけ方

おへその中央上に小指を当て、真上に指幅4本分上がったところ。

ツボ押しのコツ

中指の腹をツボに当て、体の中心に向かってやさしくゆっくり押す。

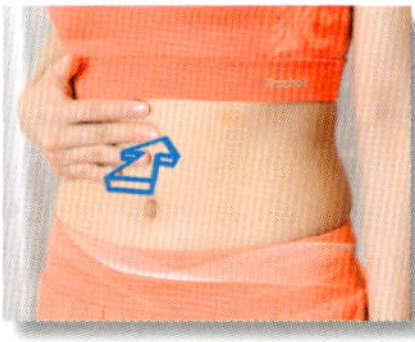

リンパのツボ話

脂肪燃焼にはお肉が必要!?

牛肉や豚肉には「L-カルニチン」という脂肪代謝に関わる物質が含まれている。しかし、人の体の中に入らないと役に立たない。だから、痩せたければ、お肉を食べて筋肉を使う運動をして、脂肪を燃焼させよう。

デトックス

ツボ

水分《すいぶん》

水にかかわる不調を改善するツボ。血液、リンパの流れをよくし、むくみ、泌尿器系のトラブルに効く。

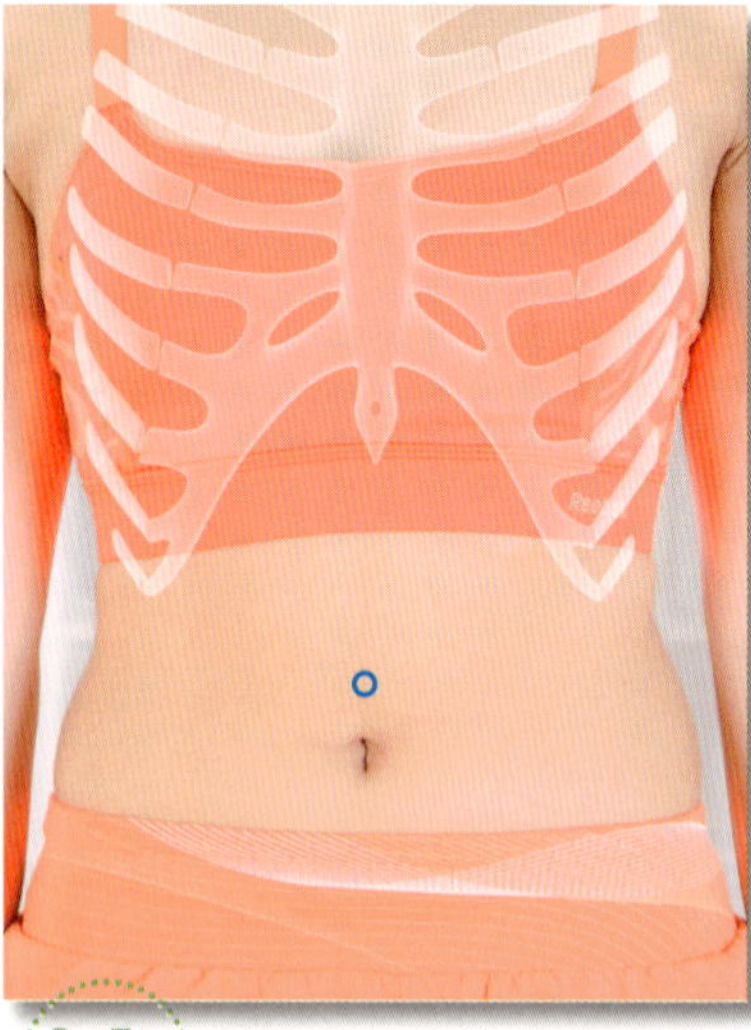

3〜5回押す

血液やリンパなど、体内の水分の代謝を促すツボで、老廃物の排泄を促す。

ツボの見つけ方

おへその中央上から親指1本分上がったところにある。

ツボ押しのコツ

人差し指の腹をツボに当て、体の中心に向かってゆっくり押す。おなかの奥に圧をかけるイメージで。

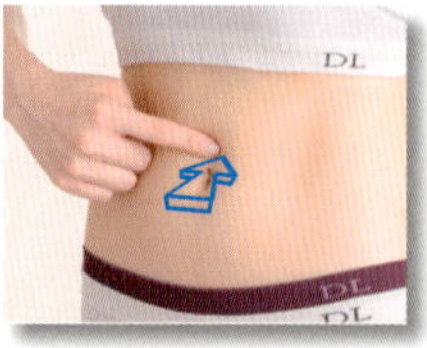

おなかのツボでデトックス効果を促す

食品に含まれる添加物やさまざまな化学物質など、私たちは知らないうちに、体内に毒素を取り込んでいます。「デトックス」とは、体内の、老廃物や有害物質を取り除いて、健康な体をつくろうという考え方です。

このデトックスには、リンパの機能が大いに関係。体内にとどまった老廃物や有害物質を回収するのがリンパ管で、それをクリーンにするのがリンパ節だからです。

この本で紹介しているさま

ツボ

天枢《てんすう》

自律神経の集まる太陽神経叢《たいようしんけいそう》にあるツボ。腸の働きを活発にし、老廃物の排出を促す。

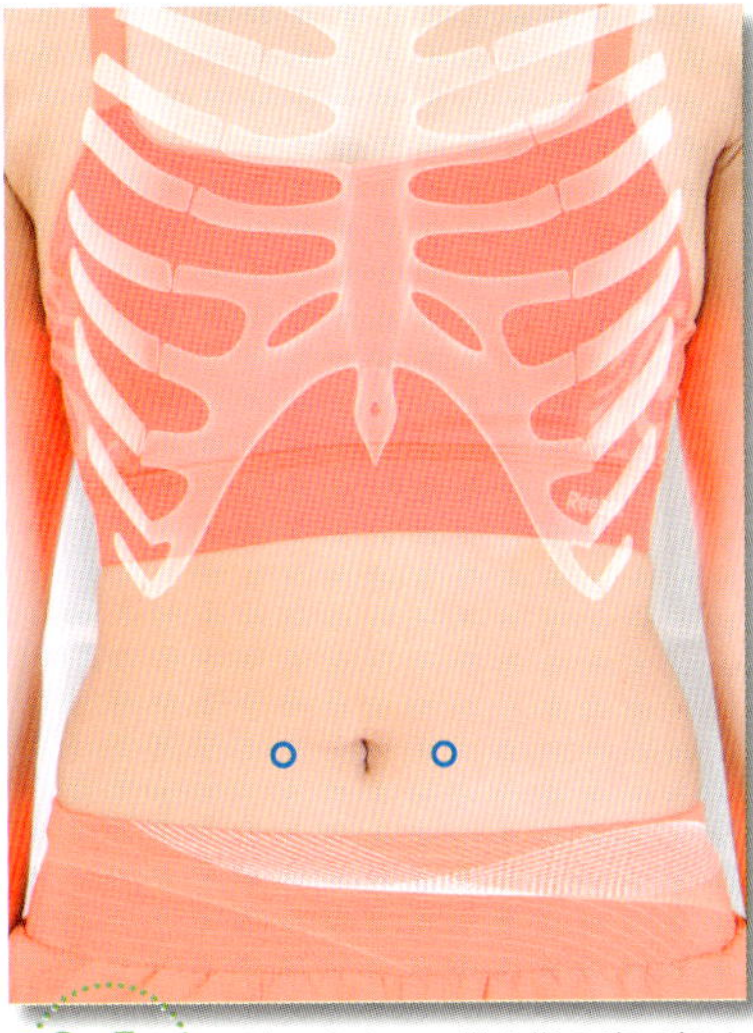

3〜5回押す

お腹のあたり一帯を指の腹で押すだけでもOK。

ツボの見つけ方

おへそを中心に、左右に、指幅3本分横にある。

ツボ押しのコツ

ツボの位置に中指の腹を当て、中心に向かってゆっくり押す。両手で左右同時に。

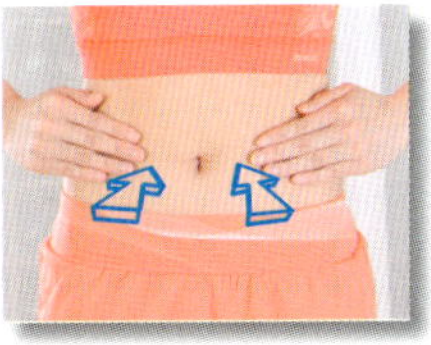

ざまなリンパマッサージは、すべてがデトックスのためのメニューでもあるのです。

ツボ押しも、自分でできる、手軽なデトックスです。水分《すいぶん》と天枢《てんすう》は、どちらもおなかにあるツボで、毒素の排出を促します。

リンパのツボ話

腹巻きでデトックス!?

昔からの伝承は理にかなっているものが多い。内臓の冷えは健康の大敵。腹巻きでおなかまわりを温めれば、新陳代謝が高まり、デトックス効果にもつながる。オシャレな腹巻きをして、毒素をためない健康生活を。

食欲のコントロール

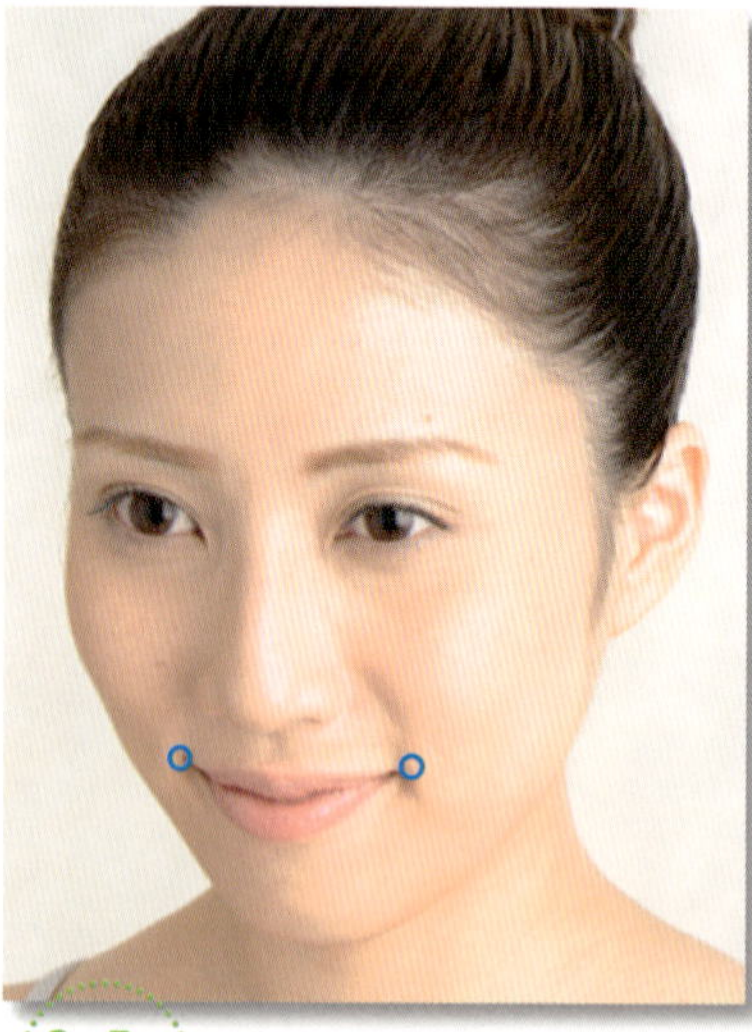

ツボ

地倉《ちそう》

「地」は大地を、「倉」は食物の蔵を表す。胃のトラブルに強く、食欲を健全な状態に戻し、食べ過ぎを防止。

3〜5回押す　口角のやや外側にある。食前に押すと食べ過ぎ防止に。

ツボの見つけ方

口角の外側にあるくぼみ。くちびるを閉じて、口角を引き上げてみよう。

ツボ押しのコツ

くちびるを閉じ、両手の人差し指をくぼみに引っ掛けるようにして押す。左右同時に。

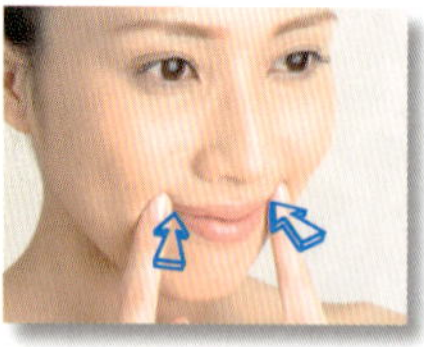

おなかのツボでデトックス効果を促す

太るのは、消費カロリーより摂取カロリーが上回るから。摂取カロリーを抑えればダイエットは成功します。

ダイエット中の最大の敵が「空腹感」です。食欲を鎮めたい時に頼りになるのが、この2つのツボです。

地倉《ちそう》は、食欲を正常な状態に戻す働きがあり、百会《ひゃくえ》は自律神経をコントロールし、安定させます。「おなかが空いた」と感じたら、このツボを押してみましょう。気持ちが落ち着き、食欲も収まってくるはずです。

ツボ

百《ひゃく》会《え》

「百会」の「百」は、たくさんの効果があることを示す。頭頂部の中央にあり、めまい、たちくらみ、頭痛、寝違えなどにも効く。

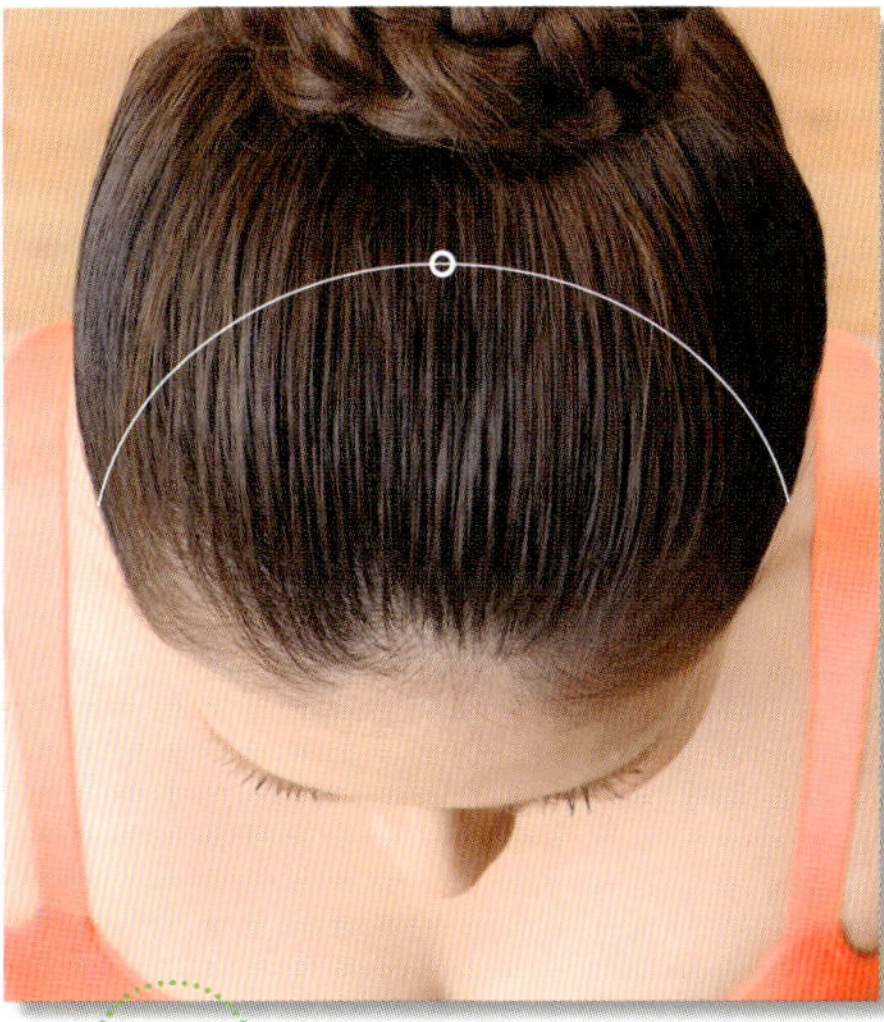

3〜5回押す

応用範囲が広い「万能ツボ」。自律神経に直結しているので精神の安定にも効果。

ツボの見つけ方

左右の耳の上端を結んだ線の真ん中にあるツボ。眉の間の線上。頭の中心にある。

ツボ押しのコツ

中指を立ててツボに当て、頭の中心に向かってゆっくりと押す。

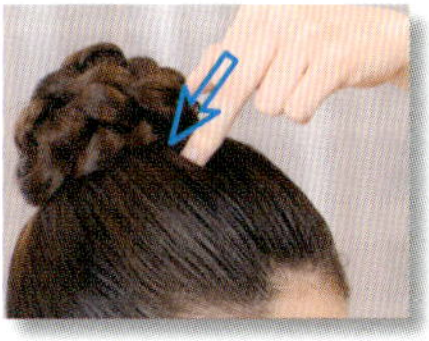

過度なダイエットは禁物。ツボは、あくまでもダイエットのサポート。栄養は過不足なくとって体の機能を高め、適度な運動をすること。

リンパのツボ話

「おなかがいっぱい」？

「おなかがいっぱい」とは、おなかが食べ物でいっぱいになった状態ではない。水をいっぱい飲んでも食欲は満たされない。「満腹」とは、食べ物を食べて血糖値が上がることで、脳が「満足」を感じている状態のこと。

「植物化粧品」で素肌美人に

植物エキスが配合されている化粧品のことを「自然化粧品」といいますが、表示に書かれている植物エキスを使用していてもごく少量で、肌に負担をかける化学物質のほうが多いのでは、あまり意味がありません。

ラベルに「自然化粧品」と書かれていても有効な植物成分をどれだけ含んでいるか、化学物質や香料を使っていないかなど、成分表から読み取る努力も必要です。私は、100%ナチュラルな植物のチカラを使った「植物化粧品」をおすすめしています。

私がサロンで使っているのは、「Jurlique(ジュリーク)」というブランドのシリーズ。南オーストラリアにある自社農園で無農薬有機農法で育てられた、植物を使った化粧品です。マッサージの時には、お客様の体調や症状に合わせてマッサージオイルをブレンドしています。

また、アロマの知識がある方なら、精油を使ってオリジナルの化粧水づくりに挑戦してみるのもよいでしょう。

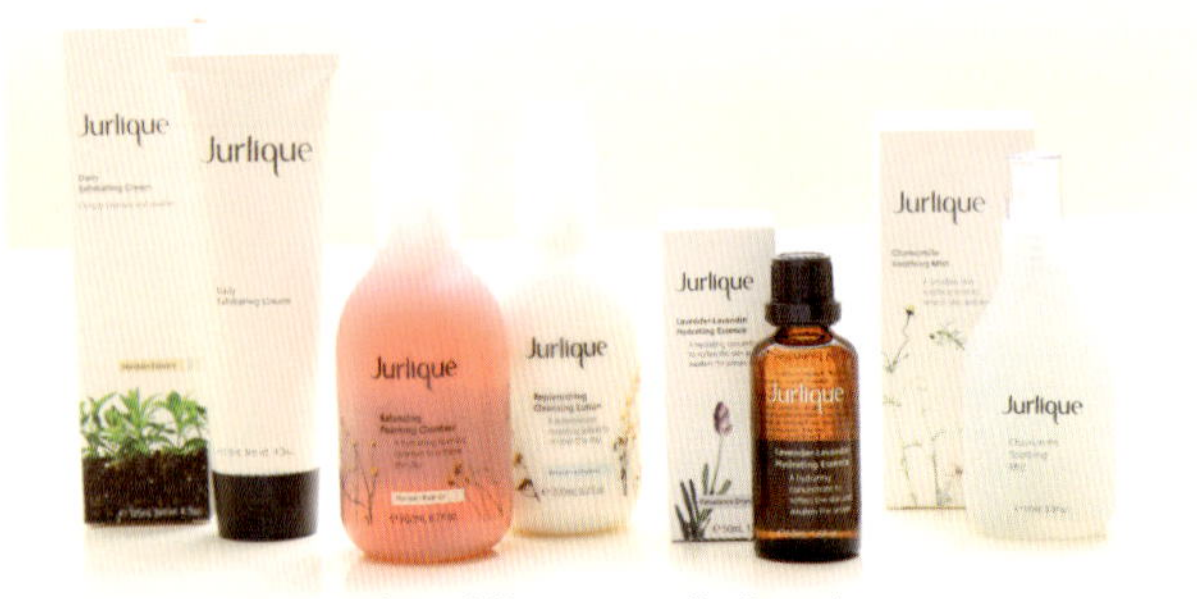

http://jht-ac.com/jurlique/

症状別INDEX

本書で掲載している症状を50音順に紹介。
体のどこが不調かをしっかり確認して、各ページを見てみよう。

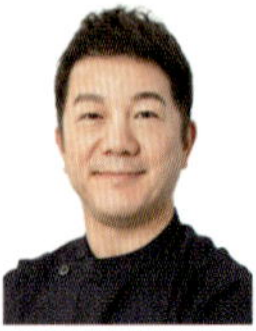

【著者紹介】
加藤 雅俊（かとう まさとし）
プロフィール
ミッツ・エンタープライズ株式会社 代表取締役社長。
JHT 日本ホリスティックセラピー協会会長。
JHT 日本ホリスティックセラピストアカデミー校長。
薬剤師。体内環境師®。薬学予防医療家。

「薬に頼らずに若々しく健康でいられる方法」を食事＋運動＋心のケアと一緒に研究する。1995年に予防医療を目指し起業。「心と体の両方」をみるサロンやセラピスト養成のためのアカデミーを展開。他に例を見ない「食事と運動の両方をみる医学」がテレビ・雑誌等で取上げられ話題となり、モデルや女優の体内環境のケアを担当。また、プロ野球チームやアスリートのコンディショニングケアを担当する。著書に『Dr. クロワッサン 新装版 リンパストレッチで不調を治す!』（マガジンハウス）『1 日1分で血圧は下がる!』（講談社）『ホントによく効くリンパストレッチダイエット』（日本文芸社）など多数。著書累計は265万部を超える。

<加藤雅俊から直接学べるセミナーやストレッチ教室を随時開催>
JHT 日本ホリスティックセラピストアカデミー
http://www.jht-ac.com

編集協力 ● 株式会社全通企画
本文デザイン ● 大久保敏幸デザイン事務所
校正・校閲 ● 株式会社サンクロス
イラスト ● 株式会社BACKBONEWORKS ／はやしゆうこ
写　　真 ● 平塚修二・天野憲仁（株式会社日本文芸社）
モデル ● 真田あゆみ・平野茉莉子
ヘアメイク／スタイリング ● 木村富貴子

ひと目でわかる　ホントによく効くリンパとツボ
2011年11月30日　第1刷発行
2025年4月10日　第26刷発行

著　　者　加藤《かとう》 雅俊《まさとし》
発 行 者　竹村 響
印 刷 所　TOPPANクロレ株式会社
製 本 所　TOPPANクロレ株式会社

発 行 所　株式会社日本文芸社
〒100-0003　東京都千代田区一ツ橋1－1－1　パレスサイドビル8F

Printed in Japan　112111115－112250328　Ⓝ26（232020）
ISBN978－4－537－20945－7
URL　https://www.nihonbungeisha.co.jp/

（編集担当：三浦）